J. M. Hackl
Leitfaden der parenteralen Ernährung

J. M. Hackl

Leitfaden der parenteralen Ernährung

2. Auflage

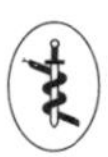

W. Zuckschwerdt Verlag München · Bern · Wien · New York

Der Autor:

Univ.-Prof. Dr. Johann Michael Hackl
Klinik für Anästhesie und Allgemeine Intensivmedizin
Anichstraße 35
A–6020 Innsbruck

Auslieferungen W. Zuckschwerdt Verlag GmbH

Deutschland:	Schweiz:	Österreich:	USA:
Brockhaus Kommission	Hans Huber Verlag	Maudrich Verlag	Scholium International Inc.
Verlagsauslieferung	Längassstrasse 76	Spitalgasse 21a	14 Vanderventer Ave
Kreidlerstrasse 9	CH-3000 Bern 9	A-1097 Wien	Port Washington
D-70806 Kornwestheim			11050 New York

Die Deutsche Bibliothek – CIP-Einheitsaufnahme
Hackl, Johann, M.: Leitfaden der parenteralen Ernährung / J. M. Hackl. – 2. Aufl. – München ; Bern ; Wien ; New York : Zuckschwerdt, 1994
ISBN 3-88603-527-1

Printed in Germany by Presse-Druck Augsburg

ISBN 3-88603-527-1

Einleitung

Aufgabe dieses Buches soll sein, dem interessierten und praktisch tätigen Mediziner einen Einblick in die Grundlagen des Stoffwechsels zu gewähren und dem Praktiker realisierbare Vorschläge zur künstlichen Ernährung von Patienten mit unterschiedlichen Krankheitsbildern an die Hand zu geben.
Nach der Darstellung des physiologischen Energiebedarfes wird auf die Extremsituationen des Hunger- und Postaggressionsstoffwechsels eingegangen. Im folgenden Abschnitt werden die einzelnen Nährsubstrate, ihr physiologischer Metabolismus und ihr Verhalten in den obigen Extremsituationen besprochen. Abschließend erfolgt die Diskussion der therapeutischen Einsetzbarkeit der einzelnen Nährsubstrate, zudem wird auch die zunehmende Bedeutung der Spurenelemente und Vitamine diskutiert.
Nach der Darlegung der grundsätzlichen Kriterien für die künstliche Ernährung werden die technischen Aspekte, die Gefahren, die sich mit der Durchführung der parenteralen Ernährung ergeben, und die Überwachung der Ernährungstherapie besprochen.
Im nächsten Abschnitt werden in einzelnen Kapiteln verschiedene Krankheitszustände abgehandelt, wobei die metabolischen Veränderungen, die für die jeweilige Erkrankung spezifisch sind, besprochen und Anleitungen für eine Ernährungstherapie gegeben werden.
Den Abschluß bilden verschiedene Tabellen, die in Kurzform wesentliche praktische Anleitungen bieten sollen.
Diese Fibel soll jedem Interessierten einen Leitfaden bieten, mit dessen Hilfe er die Probleme und Möglichkeiten der künstlichen Ernährung erarbeiten kann. Die angefügten Literaturangaben stellen nur eine kleine Auswahl zur Erarbeitung detaillierterer Kenntnisse auf diesem Gebiet dar. Das gesamte Werk ist persönlich gefärbt, da es vor allem die eigenen Erkenntnisse und Erfahrungen verarbeitet.
Da in die Ernährungstherapie noch immer neue Erkenntnisse einfließen, kann hier keine allumfassende Darstellung angeboten werden, sondern es kann nur auf bestimmte Fragestellungen und Therapieschemata hingewiesen werden.

J. M. Hackl

Inhalt

Anhang:

Abkürzungen

ACTH = Adreno-Cortico-Tropes Hormon
ADP = Adenosin-Di-Phosphat
AKE = Arbeitsgemeinschaft für Klinische Ernährung (Österreich)
ANP = Atriales Natriuretisches Peptid
ANV = Akutes Nieren-Versagen
APA = Acute Parenteral Alimentation
ARDS = Adult (Acute) Respiratory Distress Syndrome
AS = Aminosäure(n)
ATP = Adenosin-Tri-Phosphat
BIPAP = Biphasic Positive Air Pressure
BMI = Body Mass Index
cAMP = cyclisches Adenosin-Mono-Phosphat
CI = Cardiac Index
CMV = Cytomegalie-Virus
CNV = Chronisches Nieren-Versagen
CoA = Coenzym A
COPD = Chronic Obstructive Pulmonary Disease
CPAP = Continuous Positive Air Pressure
DAKE = Deutsche Arbeitsgemeinschaft für Künstliche Ernährung
DGE = Deutsche Gesellschaft für Ernährung
DM = Diabetes Mellitus
DO_2 = Oxygen Delivery (Sauerstoff-Angebot)
DPG = Di-Phospho-Glycerat
E/T-Quotient = Quotient von essentiellen zu totalen Aminosäuren
FAD = Flavin-Adenin-Dinukleotid
FFA = Free Fatty Acid
FFS = Freie Fettsäuren
FSH = Follikel Stimulierendes Hormon
GABA = Gamma-Amino-Butter-Säure
GOT = Glutamin-Oxalat-Transferase
GPT = Glutamin-Pyruvat-Transferase
GSH-Px = Glutathion-Peroxidase
GTF = Glukose-Toleranz-Faktor
GU = Grund-Umsatz
HDL = High Density Lipoprotein
HFV = High Frequency Ventilation
HGH = Human Growth Hormone
HMG = Hydroxy-Methyl-Glutaryl (-Reduktase)
HPR = Harnstoff-Produktions-Rate
HTI-Score = Human Trauma Index
HZV = Herz-Zeit-Volumen
IDDM = Insulin Dependent Diabetes Mellitus
IDL = Intermediate Density Lipoproteins
IGF = Insulin like Growth Factor
(S)IMV = (Synchronuous) Intermittent Mandatory Ventilation
IPPV = Intermittent Positive Pressure Ventilation
IRV = Inversed Ratio Ventilation
ISS-Score = Injury Severity Score
KH = Kohlenhydrate
KI = Kreatinin- oder Katabolie-Index
KOD = Kolloidosmotischer Druck
KP = Kreatin-Phosphat
LBM = Lean Body Mass
LCAT = Lecithin-Cholesterin-Acyl-Transferase
LCT = Long Chain Triglycerides
LDL = Low Density Lipoproteins
LP = Lipo-Proteine
LPL = Lipo-Protein-Lipase
MCT = Middle Chain Tryglycerides
MOF = Multi Organ Failure
NA = Noradrenalin
NAD = Nikotin-Adenin-Dinukleotid

NADP = Nikotin-Adenin-Dinukleotid-Phosphat
NBZ = Nüchtern-Blut-Zucker
NEFA(S) = Non Esterfied Free Fatty Acids (nicht veresterte Fettsäuren)
NIDDM = Non Insulin Dependent Diabetes Mellitus
P/S = Verhältnis von polyunsaturated (mehrfach ungesättigten) zu saturated (gesättigten) FS
PALP = Pyridoxal-Phosphat
PAS = Post-Aggressions-Stadium
PCWP = Pulmonary Capillary Wedge Pressure (Verschlußdruck)
PDA = Periduralanästhesie
PEEP = Positive End-Exspiratory Pressure
PET = Positronen-Emmissions-Tomographie
PFS = Polyen-Fett-Säuren
PMNs = Polymorphkernige Leukozyten (PMZ)
RDA = Recommended Dietary Allowances
RES = Retikulo-Endothelial-System
RQ = Respiratorischer Quotient
SDD = Selektive Darm-Dekontamination
SHT = Schädel-Hirn-Trauma
SOD = Super-Oxid-Dismutase
T3 = Trijod-Thyronin
T4 = Thyroxin
TBW = Total Body Water (Gesamtkörperwasser)
TG = Triglyzeride
TNF = Tumor-Nekrose Faktor (Kachektin)
TPE = Totale Parenterale Ernährung
TPN = Total Parenteral Nutrition
TSH = Thyroxin-Stimulierendes Hormon
UN = Urea Nitrogen (Harnstoff-Stickstoff)
VLDL = Very Low Density Lipoproteins
VO_2 = Sauerstoffverbrauch
VZKA = Verzweigtkettige Aminosäuren
ZNS = Zentral-Nerven-System
ZVD = Zentralvenöser Druck

1 Geschichte der künstlichen Ernährung

Eine künstliche Ernährung kranker Menschen konnte durch lange Zeit nur über den oralen Weg oder als Klistier erfolgen. Die Geschichte der enteralen Ernährung beginnt wahrscheinlich schon vor Christus in Ägypten *(Herodot)* mittels Nährstoffklistieren. Im 16. Jahrhundert soll dann *Cappivacceus* aus Venedig die Sondentechnik eingeführt haben. Der Chirurg und Physiologe *Hunter* ließ dann erstmalig einen hohlen beweglichen Schlauch zur Ernährung in den Magen einführen.
Erst die Kenntnisse des Körperkreislaufes *(Serveto, Vesalius, Harvey)* erbrachten die Grundlagen zur Entwicklung der Infusionstherapie. *Sir Chr. Wren* demonstrierte 1656 erstmalig eine Infusionstherapie am Hund durch Infundieren von Wein, worauf dieser stark betrunken wurde. W. *Courten* führte 1712 die erste parenterale Applikation von Fett durch, jedoch zeigten seine Versuche nur begrenzten Erfolg. Weitere Versuche in den nächsten Zeiten brachten die Infusionstechnik nur langsam voran, so wies *Dieffenbach* zu Beginn des 18. Jahrhunderts auf den Nutzen der intravenösen Zufuhr von Flüssigkeit bei der Cholera hin. Versuche, filtrierte Milch oder Bier zu infundieren, zeitigten zahlreiche Mißerfolge.

Erst die Entwicklung der Sterilisation und geeigneter Infusionslösungen führte zum endgültigen Durchbruch der Infusionstherapie. Die ersten Lösungen bestanden aus Salzlösungen und am Ende des 19. Jahrhunderts empfahl *Loderer* die Kombination einer Kochsalz- mit einer Zuckerlösung. 1915 publizierte *Woodyatt* ihre Studie zur Verwertung. Die ernährungsphysiologischen Grundlagen für die parenterale Ernährung wurden dann vor allem von *Magendie, Gowland, Abderhalden* und *Rose* erarbeitet, wobei *Magendie* auf die Wichtigkeit der Eiweißzufuhr hinwies.

Rose konnte in seinen Experimenten die Einteilung der Aminosäuren in essentielle und nichtessentielle erarbeiten und errechnete ihren täglichen Mindestbedarf. Die ersten Aminosäureninfusionen erfolgten 1937 durch *Elman* durch die kontinuierliche Zufuhr von Proteinhydrolysaten und Aminosäuren am Patienten. 1960 wurden die ersten synthetischen Aminosäurenrazemate in die Therapie eingeführt und Ende der 60er Jahre die L-Aminosäuren.
Murlin und *Richie* injizierten 1915 eine Fettemulsion intravenös in Hunde; diese war jedoch von ernsten Nebenwirkungen begleitet. 1961 gelang es dann *Wretlind,* eine verwertbare und sichere intravenöse Fettemulsion für den klinischen Gebrauch zu entwickeln.

Inzwischen hat sich die Infusionstherapie allgemein durchgesetzt und mit dem Aufschwung der modernen Operations- und Anästhesietechniken (Intensivtherapie) rasch an Bedeutung gewonnen. Grundlegende Arbeit hat dazu 1963 *Lang* geleistet.
1960 wurde dann von *Greenstein* et al. für die Weltraumfahrt eine wasserlösliche chemischdefinierte Diät erprobt, wobei die Entwicklung der Sondennahrungen in den kommenden Jahren zügig voranschritt. Neben der Entwicklung verschiedener Grundkonzepte (chemischdefinierte und nährstoffdefinierte Diät) hat auch die Herstellung entsprechender Sonden viel zur Einführung dieser Ernährungsform beigetragen.
In den letzten 30 Jahren haben sich zahlreiche Forscher und Kliniker mit den Problemen des Stoffwechsels unter physiologischen und pathologischen Bedingungen (Postaggressionsstoffwechsel, Immunologie usw.) befaßt und weitere Einblicke in die einzelnen Stoffwechselvorgänge gewährt. Durch die indirekte Kalorimetrie kann nun auch der tatsächliche Energiebedarf erarbeitet werden, nachdem lange Zeit die Ernährungstherapie vorwiegend in Form der „Hyperalimentation“ erfolgte. Daneben hat man sich in der letzten Zeit vor allem mit den Mediatoren (TNF, Interleukin) und Hormonen (Insulin, HGH), die das Stoffwechselverhalten beeinflussen, befaßt.

Literatur

Cuthbertson DP (1932): Metabolic response to injury and its nutritional implications: retrospect and prospect. JPEN 3:108

Elman R (1937): Amino acid content of the blood following intravenous injection of hydrolyzed casein. Proc Soc Exp Biol Med 37:437

Fürst P, Stehle P (1990): Künstliche Ernährung – gestern, heute, morgen. Infusionstherapie 17:237

Greenstein JP, Birnbaum SM, Winitz M (1957): Quantitative nutrional studies with watersoluble, chemically defined diets. Growth, reproduction and lactation in rats. Arch Biochem 72:396

Lang K (ed.)(1963): Parenterale und Sondenernährung. 9. Wissenschaftlicher Kongreß der DGE. Steinkopff, Darmstadt

Levenson SM, Hopkins BS et al (1984): Early history of parenteral nutrition. Fed Proc 43:1391

Meyer-Steineg (1965): Primitive Medizin – Medizin des alten Orients und des klassischen Mittelalters bis Galenos. In: Herrlinger R (ed) Illustrierte Geschichte der Medizin. Fischer, Stuttgart, pp 16

Wretlind A (1981): Development of fat emulsions. JPEN 5:230

2 Der Stoffwechsel unter verschiedenen Bedingungen

Um eine effiziente Ernährungstherapie durchzuführen, ist es wichtig, den Stoffwechsel in seinen Funktionen zu kennen. Dabei ist eine genaue Kenntnis der physiologischen Stoffwechselvorgänge vorauszusetzen, wobei über die Notwendigkeit der Energiezufuhr und den Energieverbrauch unter bestimmten physiologischen Bedingungen gesprochen werden muß. Hieraus ergeben sich auch Beziehungen zur Atmung und zu den verschiedenen Atemparametern, und es werden die einzelnen Begriffe der Energieverwertung definiert.

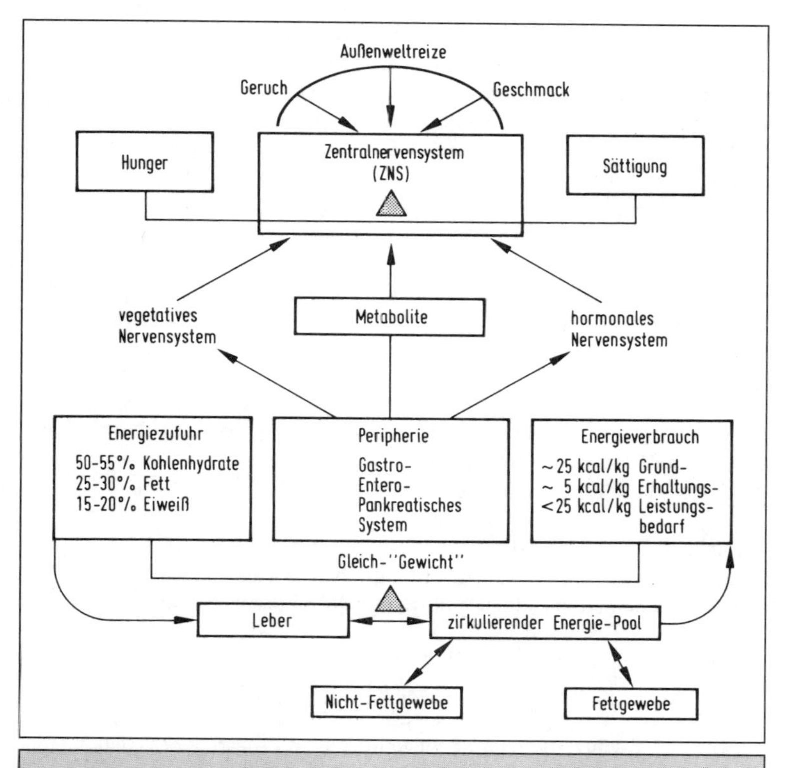

Abb. 2/1: Beziehungen zwischen Nahrungsaufnahme und Energiestoffwechsel.

Die Nahrungs- bzw. Energiezufuhr kann nicht für sich allein gesehen werden, sondern sie ist Bestandteil eines vernetzten Systems (Abb. 2/1), das das zentrale Nervensystem und die Peripherie umfaßt. Dazwischen liegen die einzelnen Regulationssysteme des hormonellen und nervalen Systems. Auch Außenreize beeinflussen die Nahrungsaufnahme bzw. die Verwertung. Wer Energiezufuhr nur als Bedarfsdeckung für die periphere Energieversorgung sieht, will sich nicht mit dem „gesamtheitlichen System" des Organismus befassen.
Nach der Besprechung des „normalen" Stoffwechsels sollen die beiden Extreme besprochen werden, nämlich der Hunger- und Postaggressionsstoffwechsel. Diese beiden Situationen treten bei den von uns zu behandelnden Patienten immer wieder auf, und wir müssen über ihre Regulationen Bescheid wissen. Unsere Patienten unterlaufen immer wieder Phasen des Postaggressionsstoffwechsels (Operation, Trauma), befinden sich dabei aber gleichzeitig in der Situation der Nahrungsunterversorgung (tagelanges Fasten, Malnutrition, Fehlernährung). Aus dem dadurch entstehenden vielgestaltigen Regulationssystem resultiert eine spezifische Behandlung.

2.1 Der normale Stoffwechsel

Der menschliche Organismus steht in einem ständigen Austausch von Energie und Substanz. Dieser Vorgang wird als Metabolismus bzw. Stoffwechsel bezeichnet. Der Stoffwechsel läßt sich durch zwei Prozesse beschreiben:

1. **Die anabole Stoffwechsellage:** darunter versteht man die Aufnahme von Substanzen und deren Einbau zu spezifischen körpereigenen Stoffen.
2. **Die katabole Stoffwechsellage:** darunter versteht man den Abbau körpereigener Substanzen und deren Ausscheidung.

Diese beiden Prozesse verlaufen beim gesunden Menschen parallel und führen zu einem ständigen Wechsel aller biologischen Organisationen. Sie umfassen sowohl die energetische als auch die materielle Seite des Organismus, d. h. den Energie- und Baustoffwechsel.
Der Energiestoffwechsel und seine Regulation stehen in einem Gleichgewicht, wobei zentrale Regulationsmechanismen steuernd eingreifen (Abb. 2/1) und die Peripherie aber über ein Feed-back die Signale gibt. Auch in der Peripherie soll ein Gleichgewicht zwischen Energieverbrauch und Angebot bestehen, regulativ wirken hier noch Darm, Leber und Nieren.

2.1.1 Zellulärer Energiestoffwechsel

Zur Aufrechterhaltung der Strukturen und der entsprechenden Stoffwechselfunktionen (endogene und exogene Arbeitsleistung) ist ein permanenter Einsatz von Energie erforderlich, da sich der Organismus in energetischer Hinsicht in einem Ungleichgewicht (2. Hauptsatz der Wärmelehre, Entropie) befindet. Die Energiebereitstellung läuft vorrangig ab, d.h. bei fehlender Zufuhr von außen wird die eigene Körpersubstanz angegriffen, woraus auch die Notwendigkeit der Ernährung resultiert. Diese in der Nahrung enthaltene Energie kann als solche nicht direkt verwendet werden, sondern muß unter Oxidation mit Sauerstoff verbrannt werden, wobei Energie freigesetzt wird. Die Energiebereitstellung kann auf einen Grundprozeß reduziert werden, nämlich aus der Reaktionsgleichung zwischen Hydrolyse und Phosphorylierung von energiereichen Phosphaten (Kreatinphosphat, ATP/ADP) (Abb. 2.1/1).

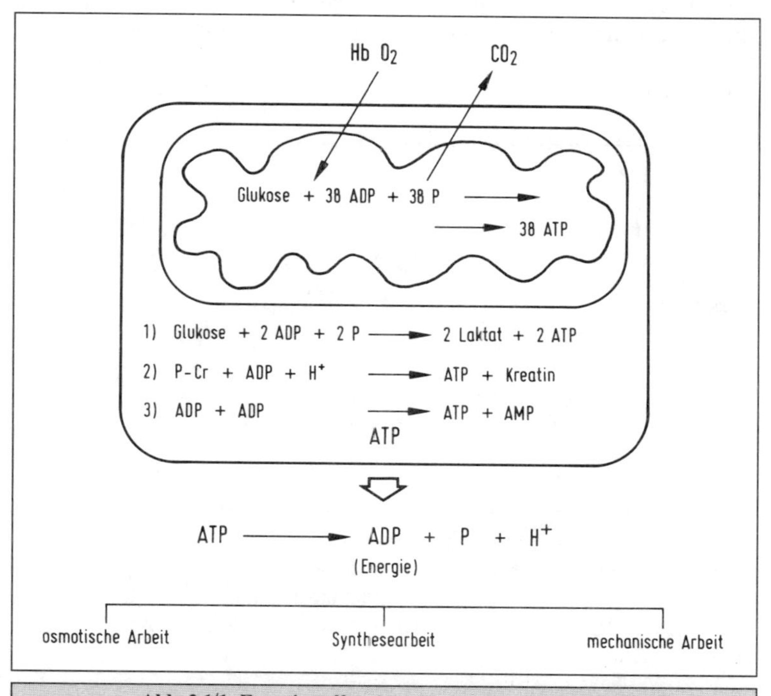

Abb. 2.1/1: Energiestoffwechsel unter normoxischen und hypoxischen Bedingungen.

Bei adäquater O_2-Zufuhr (DO_2) erfolgt die Synthese von ATP ausschließlich aerob. Das O_2 dissoziiert in den peripheren Kapillaren vom Hämoglobin und diffundiert entlang seines Konzentrationskoeffizienten bis zu den Mitochondrien, wo der $pO_2 < 0{,}5$ mm Hg beträgt. Die ATP-Produktion erfolgt in den Mitochondrien durch Übertragung von Elektronen auf molekularen Sauerstoff und verläßt diese mittels der ATP/Adenosin-5´-Phosphat-Translokase, wobei es zu den Orten der Energielokalisation diffundiert. Das hoch energiegebundene Phosphat (ATP) wird durch die ATP-Phosphatase hydrolysiert und es werden dabei Energie, anorganisches Phosphat und H-Ionen frei.

Z. B. werden unter normalen Umständen im Myozyten annähernd 60% an Fettsäuren (Palmitat) metabolisert, 11% an Glukose und 29% an Laktat. Bei zellulärer Hypoxie ändern sich diese Verbrennungsvorgänge. Die Verarbeitung von Fett (Inhibierung der Karnitin-Azylkarnitin-Transferase) und Laktat fällt ab, die Glukoseoxidation steigt bis auf 90% des Gesamtenergieverbrauches an. Mit der Begrenzung der O_2-Zufuhr fällt die aerobe ATP-Produktion unter die der Hydrolyse ab, während andererseits intrazellulär ADP, anorganisches Phosphat und H-Ionen akkumulieren. Diese Akkumulation wirkt durch Feedback-

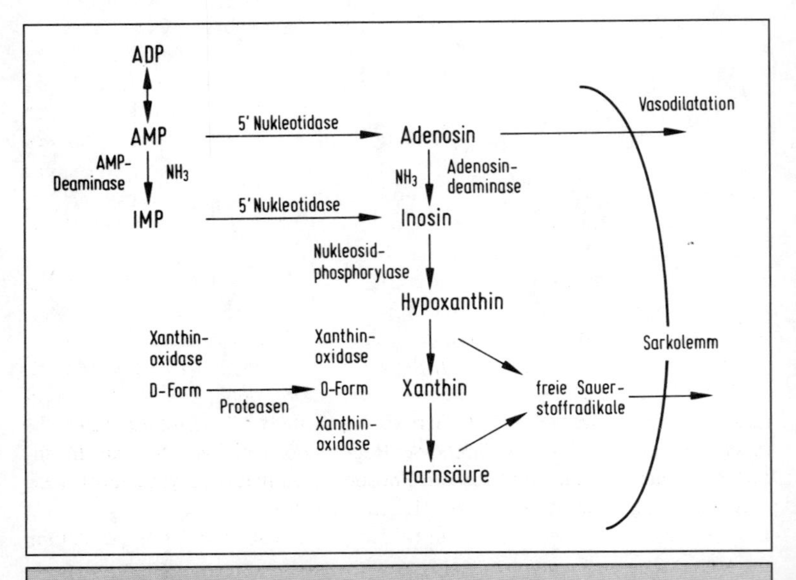

Abb. 2.1/2: Abbau der Adenin-Nukleotide und Bildung von freien O_2-Radikalen.

Signale auf die anaerobe Synthese von ATP durch vermehrte Glykolyse, durch die Kreatinkinase-Reaktion und die Adenylatkinase-Reaktion.
Bei der anaeroben Glykolyse wird Glukose oder Glykogen zu Laktat metabolisiert (Abb. 2.1/1(1)), wobei ATP gebildet wird und diese durch die Aktivität an Phosphofruktokinase reguliert wird. Die Phosphofruktokinase-Aktivität wird inhibiert durch ATP und aktiviert durch deren Metaboliten (ADP, AMP, anorganisches Phosphat), deren Konzentrationen mit der Hypoxie ansteigen.
Organe mit einer hohen metabolischen Rate (Gehirn, Herz, Muskulatur) besitzen einen zusätzlichen Mechanismus zur anaeroben ATP-Gewinnung, die sog. Kreatinkinase-Reaktion. Bei ihr wird Phosphokreatin zu ATP und Kreatin metabolisiert (Abb. 2.1/1(2)), sie verhilft dabei die ADP- und H-Ionen-Konzentration im Zytosol zu vermindern.

Bei der Adenylatkinase-Reaktion (Abb. 2.1/1(3)) steigert die erhöhte ADP-Konzentration die Aktivität der Reaktion und es wird vermehrt AMP gebildet. Sie führt zur Entleerung der Adenin-Nukleotid-Speicher der Zelle.
Beim O_2-Mangel der Zelle kommt es zu hypoxischen Schäden dieser durch zelluläre Azidose, durch den Verlust an Adenin-Nukleotiden, durch die Bildung von freien O_2-Radikalen, durch den Anstieg der intrazellulären Kalziumkonzentration und durch den Abbau von Phospholipiden in der Zellmembran.
Der Hauptanteil der intrazellulären H-Ionen (intrazelluläre Azidose) bei der Hypoxie stammt aus der Hydrolyse von ATP. Wird die mitochondriale Funktion durch das O_2-Angebot limitiert, so fällt das Recycling der Protonen durch die oxidative Phosphorylierung ab und die Konzentration der H-Ionen im Zytosol ($pH < 6{,}2$) steigt an. Daraus resultiert eine direkte Schädigung, ein Verlust von Adenin-Nukleotiden der Mitochondrien durch die Inhibition der Carrier-Systeme, eine Inhibition des Na/Ca-Austausches, ein Anstieg der AMP-Deaminase und ein Abfall des NADH/NAD-Pools.
Der Verlust von ATP-Präkursoren (Verlust der Adenin-Nukleotide) unter der Hypoxie führt zu einem irreversiblen Zelluntergang. Adenosin verläßt die Zelle durch Diffusion durch die Membran und wirkt dann als potenter Vasodilatator in den meisten Gefäßsystemen (Niere als Ausnahme – Vasokonstriktor). AMP kann auch zu Inositphosphat und Ammonium durch die AMP-Desaminase desaminiert werden und fördert so die weitere ATP-Bildung durch die Adenylatkinase-Reaktion. Während der Reperfusionszeit kann ATP aus Inositphosphat durch die Succinyl-Adenin-Phosphat-Synthetase resynthetisiert werden, dies ist aber ein langsam vor sich gehender Prozeß.
Bei schwerer Hypoxie kommt es zur Bildung von Inosin und von Hypoxanthin, das weiter zu Xanthin und Harnsäure umgewandelt wird (Xanthinoxidase), bei der Umwandlung kommt es durch die Hypoxie zur Reduktion von O_2 anstatt von NADH, so daß freie O_2-Radikale entstehen (Abb. 2.1/2).

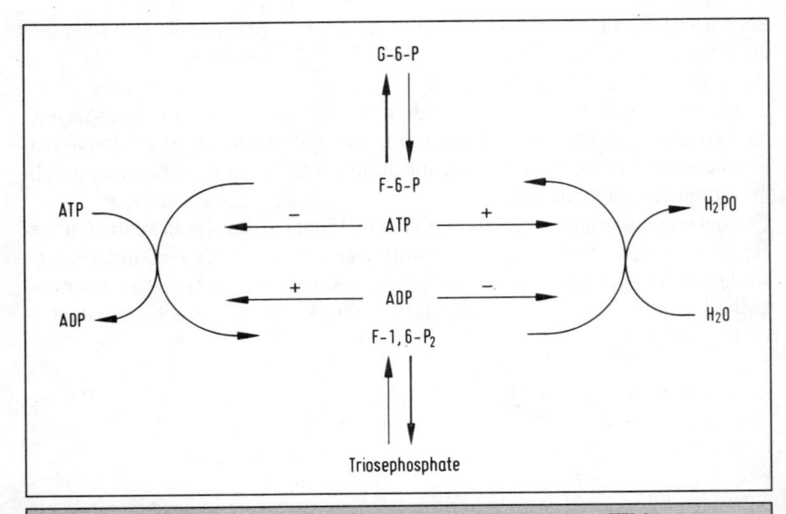

Abb. 2.1/3: „Futile cycle" in der Glykolyse durch kombinierte Wirkung von Phosphofruktokinase und Fruktosebiphosphatase.

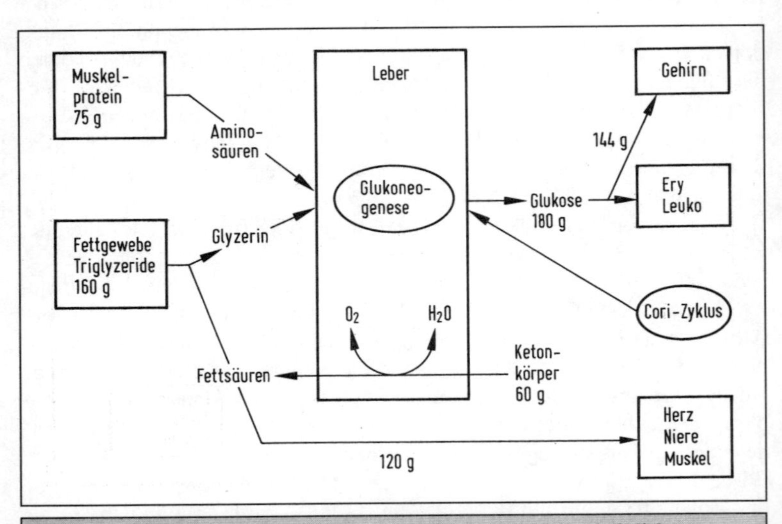

Abb. 2.1/4: Postabsorptiver Energiefluß bei einer durchschnittlichen erwachsenen Person (g/Tag).

Hypoxie führt zu einem intrazelluären Ca-Overload durch die Inhibition der ATP-betriebenen Membranpumpen und Na/Ca-Austauschsysteme, aggraviert durch die intrazelluläre Azidose.
Für den Abbau der Membranphospholipide sind bei der Hypoxie die Aktivierung der Phospholipasen durch Kalzium, die Unterdrückung der Phospholipidsynthese durch den Energiemangel und die physikalischen Alterationen der Zellmembranen verantwortlich.
Die nutzbare Energie in Form von ATP wird nicht vollständig in Wärme umgesetzt (60 – 70%): fehlender Temperaturgradient, Energie für Baustoffwechsel. Zudem bestehen mehrere Reaktionszyklen, bei denen einerseits durch Entkopelung die Oxidationsmenge in Wärme umgesetzt wird, andererseits wieder energiereiche Substratzyklen, z.B. Fruktose-6-Phosphat in Fruktose-2,6-Phosphat aufgebaut werden (Abb. 2.1/3). Diese Reaktionen (**„futile cycles“**) sind

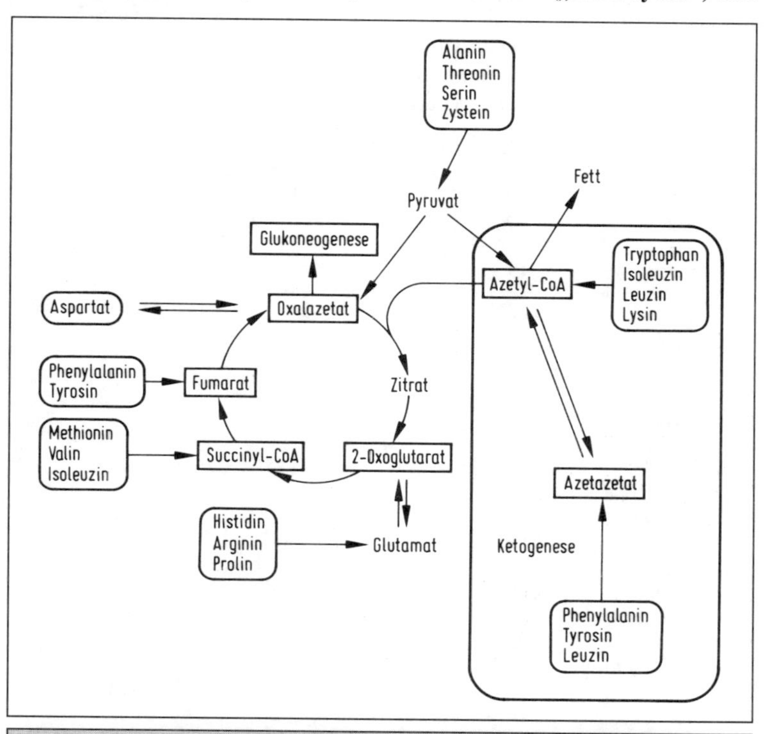

Abb. 2.1/5: Ablauf des Trikarbonsäurezyklus (Krebszyklus).

zumeist entgegengesetzt gerichtet und so reguliert, daß sie nicht immer nur in einer Richtung – Glykolyse oder Glukoneogenese – ablaufen, bei dieser Reaktion geht Energie in Wärme verloren.
Die Substrate, die der Energiebereitstellung dienen, sind Kohlenhydrate, Fette und Proteine (Abb. 2.1/4). Die Kohlenhydrate (KH) werden über die Glykolyse und den Pentoseshunt über Pyruvat zu Azetyl-CoA, die Fette durch Beta-Oxidation zu Azetyl-CoA und die Aminosäuren über Desaminierung und Transaminierung zu Azetyl-CoA und anderen Ketosäuren aufbereitet, wobei diese Stoffwechselschritte anaerob erfolgen. In der Endabbaustufe münden die energiebildenden Substrate unter CO_2-Bildung in den **Trikarbon- oder Krebszyklus** (Abb. 2.1/5), wobei die Energieübertragung unter Mitwirkung bestimmter Enzyme (Zytochrom usw.) erfolgt, es entsteht ATP. Für diesen Schritt ist Sauerstoff erforderlich, es wird von einer aeroben Energiebildung gesprochen.
Bei den KH wird ein Teil unmittelbar oxidiert, ein Teil wird in der Leber und im Muskelgewebe als Glykogen eingelagert und der Rest wird in Fett (Fettgewebe) umgewandelt. Durch die Umwandlung über die Glykolyse und den Trikarbonsäurezyklus sind Glukose und einfache Fette untereinander austauschbar.

Substrat	Physikalische Brennwerte kcal/100 g	Energie kcal/100 g	ATP Mol/100 g	ATP kcal/Mol
Kohlenhydrat:	420	420		
Glukose	375		21,1	17,7
Xylit	375		22,8	17,9
Glyzerin	454			
Stärke	420			
Zellulose	418			
Fett:	940	940	51,4	18,1
Cholesterin	990			
Pflanzenfett	952			
Butterfett	922			
Protein:	560	425	24,1	21,3
Kasein	578			
Leuzin	652			
Alanin	435			
Asparaginsäure	290			
Alkohol:	700	700	39,4	17,8

Abb. 2.1/6: Physiologische Energieausbeute.

Die einzelnen Substrate verfügen über einen bestimmten Energiegehalt und es zeigt sich, daß zwischen der physikalischen und der physiologischen Energieausbeute ein bestimmter Unterschied besteht (Abb. 2.1/6).
Dieser Unterschied ist dadurch bedingt, daß zur ATP-Synthese aus Fett und Proteinen durch deren Umwandlung in Azetyl-CoA Extraenergie benötigt wird.
Bei der Oxidation eines Nährsubstrates läßt sich die O_2-Menge und die CO_2-Produktion bestimmen, die verbraucht werden bzw. anfallen. Die Energiemenge, die pro 1 l Sauerstoff bei der Oxidation entsteht, nennt man das energetische Äquivalent (kalorisches Äquivalent), das Volumenverhältnis von CO_2/O_2 bezeichnet man als den respiratorischen Quotienten (RQ) (Abb. 2.1/7).
Aus der Energiezufuhr bzw. Oxidation der Nahrungsbestandteile und der Atmung (insbesondere der künstlichen Beatmung) ergeben sich dadurch bestimmte Zusammenhänge:

Bei einer Energiezufuhr von 2400 kcal fallen ca. 450 l CO_2 an, wenn die Energiezufuhr ausgeglichen ist. Dies bedeutet ein Atemminutenvolumen von ca. 7,8 l/min bei einem mittleren CO_2-Anteil von 4% in der Ausatmungsluft. Bei einer hyperalimentären Ernährung mit 4800 kcal verdoppeln sich diese Werte, d.h. das mittlere Atemminutenvolumen steigt auf 15,6 l an.

Neben dem Verbrauch von O_2 und der Produktion von CO_2 kommt es auch zur Freisetzung von Wasser, dem **Oxidationswasser**. So entstehen bei der Oxidation von

100 g	Kohlenhydraten	55	ml,
100 g	Proteinen	41	ml und
100 g	Fett	107	ml Wasser.

Die Energieproduktion besteht also aus Arbeit, Wasser- und Wärmeproduktion. So liegt der Nutzeffekt bei Muskelarbeit bei ca. 20% des Energieumsatzes, der Rest geht als Wärme verloren.

Energieausbeute

Substrat	Kalorienwert je 1 l Sauerstoff	Kalorienwert je 1 l CO_2	RQ
Glukose	5,05	5,05	1
Eiweiß	4,5	5,57	0,8
Fett	4,69	6,64	0,71

Abb. 2.1/7: Sauerstoffverbrauch, CO_2-Produktion und RQ bei den verschiedenen Substraten.

2.1.2 Energiemessung

Um den oxidativen Stoffwechsel zu untersuchen, stehen uns zwei Methoden zur Verfügung: die direkte und die indirekte Kalorimetrie. Während die direkte Kalorimetrie mittels Ganzkörperplethysmographie äußerst aufwendig und fast nur unter Laborbedingungen möglich ist, ist die indirekte Kalorimetrie eine relativ einfach durchzuführende Methode. Sie beruht auf den oben dargestellten Grundlagen.
$\dot{V}O_2$, $\dot{V}CO_2$ und $\dot{V}H_2O$ stellen somit ein Maß für die Quantität und Qualität der oxidierten Substrate dar. Mit Hilfe einfacher stöchiometrischer Formeln und unter Berücksichtigung der Brennwerte der einzelnen Substrate kann man die Oxidationsraten und den Energieumsatz berechnen. Um die Berechnungen einfach durchzuführen, muß jedoch ein Kunstgriff angewendet werden: da die Aminosäuren vor der Oxidation desaminiert werden müssen und die dabei anfallende Aminogruppe über Harnstoff eliminiert wird, kann über die Berechnung der Harnstoffproduktionsrate mit einem Multiplikationsfaktor von 3 die Proteinoxidation bestimmt werden. Der Rest des Umsatzes fällt dann unter normalen Ernährungsbedingungen auf Kohlenhydrate und Fette, der sog. Nicht-Protein-RQ stellt dann das Mischverhältnis aus diesen beiden Substraten dar.
Folgende Formeln finden dabei Anwendung, wobei hier der Energie- bzw. Substratumsatz pro Minute berechnet wird:

$$\text{Energieumsatz (kcal/min)} = 4{,}18 \times \text{Glukose (g)} + 9{,}46 \times \text{Fett (g)} + 4{,}32 \times \text{Protein (g)}$$

oder nach *Consolazio:*

$$\text{EE (kcal/min)} = 3{,}78 \times \dot{V}O_2\,(l) + 1{,}16 \times \dot{V}CO_2\,(l) - 1{,}45/1440 \times \text{HPR}$$

(Harnstoffproduktionsrate)

oder vereinfacht:

$$\text{Energieaufwand (kcal/min)} \approx \dot{V}O_2\,\text{(ml/min)}/200 \text{ oder}$$

$$\text{pro Tag (kcal/Tag)} \approx 7 \times \dot{V}O_2\,\text{(ml/min)}$$

$$\text{Proteinoxidation (g/min)} = 3/1440 \times \text{HPR}$$

$$\text{Glukoseoxidation (g/min)} = 4{,}55 \times \dot{V}CO_2\,(l) - 3{,}21 \times \dot{V}O_2\,(l) - 2{,}87/1440 \times \text{HPR}$$

$$\text{Fettoxidation (g/min)} = 1{,}67 \times \dot{V}O_2\,(l) - 1{,}67 \times \dot{V}CO_2\,(l) - 1{,}92/1440 \times \text{HPR}$$

Zur Bestimmung des Sauerstoffverbrauches ($\dot{V}O_2$) werden die Sauerstoffkonzentration in der Inspirations- und Exspirationsluft und das exspiratorische Atemminutenvolumen gemessen. Die Errechnung des Sauerstoffverbrauches erfolgt unter der Annahme eines Stickstoffwechselgleichgewichtes, d. h. es wird weder Stickstoff verbraucht noch produziert. Die Kohlendioxidproduktionsra-

te läßt sich einfach messen, da die Konzentration in der Einatmungsluft vernachlässigbar gering ist.
Der Sauerstoffverbrauch bei beatmeten Patienten ist schwierig zu erheben, da bei höheren Sauerstoffkonzentrationen (> 0,5) die Bestimmungsfehler relativ hoch sind, d. h. bei beatmeten Patienten ist die Methode sehr ungenau und es wurden bisher nur wenige Geräte entwickelt, die diese Fehlerquelle suffizient ausschalten. Weitere Bestimmungsschwierigkeiten liegen darin, daß sich die Patienten kaum in einer ausgeglichenen Stoffwechsellage befinden und daß die CO_2-Verteilung bei beatmeten Patienten nicht gleichmäßig verläuft; zudem können beatmete Patienten eine gewisse Sauerstoffschuld eingehen.
Dennoch ist die indirekte Kalorimetrie ein brauchbares Instrument, um den Energiebedarf bei künstlich ernährten Patienten zu berechnen. Die Messung pro Minute ist deshalb angebracht, da Intensivpatienten in ihrem Energieverbrauch relativ großen Schwankungen unterliegen.

Der RQ dient nicht nur als formale Rechengröße, sondern gibt Aufschluß über eine Reihe von Stoffwechselvorgängen. Neben der Zusammensetzung der oxidierten Nährstoffe zeigt er, ob Anteile der zugeführten Substrate umgewandelt und dann gespeichert (Depotfett, Glykogen) und erst unter bestimmten Bedingungen wieder mobilisiert werden. Der RQ gibt weniger den Ernährungszustand eines Menschen an, sondern vielmehr Auskunft über dessen augenblickliches Stoffwechselgeschehen:
Werden z. B. Kohlenhydrate in Fett umgewandelt (Lipogenese), so entsteht ein O_2-Überschuß im Gewebe, der zur weiteren Oxidation bereitsteht, und es wird die O_2-Aufnahme von außen vermindert, der RQ steigt über 1,0 an (Fettmast mit Kohlenhydraten). Im Hungerzustand treten hingegen durch entgegengesetzte Reaktionen abnorm niedrige RQ-Werte auf (Glukoseneubildung aus Fett und Eiweiß), der RQ kann unter 0,6 abfallen.

2.1.3 Energieverbrauch

Um für den Nährstoffbedarf vergleichbare Ergebnisse zu erzielen, müssen Energieverbrauchsmessungen unter standardisierten Bedingungen erfolgen. So wird mit dem **Grundumsatz** (basic energy expenditure, BEE, oder basic metabolic rate, BMR) jener minimale Basisstoffwechsel definiert, der am liegenden Patienten, nüchtern (letzte Nahrungsaufnahme mindestens 12 Stunden zurückliegend), in völliger körperlicher Ruhestellung und bei indifferenter Umgebungstemperatur bestimmt wird. Er unterliegt einer gewissen Streuung der einzelnen Meßwerte und hängt von der Körpergröße, dem Körpergewicht und dem Alter ab.

Jede zusätzliche Tätigkeit oder vermehrte Organfunktion steigert den Stoffwechsel. Ein Anstieg der Körpertemperatur um 1 Grad Celsius führt zu einer Grundumsatzsteigerung um 15%.

Jede Nahrungsaufnahme erhöht den Energieumsatz, dies sowohl bei parenteraler als auch bei enteraler Ernährung. Dieser Energieverbrauch wird als **spezifische thermodynamische Wirkung** oder Äquivalent bezeichnet. Darunter verstand man ursprünglich die Verdauungsarbeit – heute ist damit die Umsetzung der einzelnen Substratformen bzw. deren Speicherung gemeint. Dieser spezifische Energieverbrauch wird ca. 3 – 4 Stunden nach der Nahrungsaufnahme beobachtet und liegt bei der parenteralen Ernährung etwas höher. Bei der Eiweißzufuhr beträgt das thermodynamische Äquivalent 14 – 20%, bei Fetten 2 – 4% und bei Kohlenhydraten bei 10%.

Der oben erwähnte Grundumsatz und die spezifisch dynamische Wirkung ergeben den **Ruhe- bzw. Erhaltungsumsatz** (resting energy expenditure, REE). Aus dem Grundumsatz und den zusätzlichen energetischen Leistungen ergibt sich der **Gesamtumsatz** (energy expenditure, EE) eines Menschen. Er ist abhängig von Geschlecht, Alter, Nahrungsaufnahme, Klima und Körpertemperatur, dem hormonellen Zustand (Wachstum, Gravidität, Laktation usw.) und der körperlichen Aktivität.

Für die Berechnung des Umsatzes (REE oder BEE) gibt es mehrere Formeln, die aus einfachen Algorithmen weiterentwickelt wurden. Hier sollen nur drei der Formeln vorgestellt werden, da sie für den klinischen Gebrauch ausreichend sind:
Formel nach *Harris* und *Benedict* für den Grundumsatz (BEE):

$$\text{BEE (männl.)} = 66 + (13{,}7 \times \text{kg}) + (5 \times \text{l}) - (6{,}8 \times \text{A})$$
$$\text{BEE (weibl.)} = 655 + (9{,}6 \times \text{kg}) + (1{,}8 \times \text{l}) - (4{,}7 \times \text{A})$$

oder vereinfachte Formel:

$$25 \times \text{kg}$$

Formel nach *Long* für den Energieverbrauch (EE):

$$\text{EE (männl.)} = (66{,}47 + (13{,}75 \times \text{kg}) + (5 \times \text{l}) - (6{,}76 \times \text{A})) \times \text{AT} \times \text{TF}$$
$$\text{EE (weibl.)} = (655{,}1 + (9{,}56 \times \text{kg}) + (1{,}85 \times \text{l}) - (4{,}68 \times \text{A})) \times \text{AT} \times \text{TF}$$

wobei: kg = Gewicht in kg, l = Größe in cm, A = Alter in Jahren; AF = Aktivitätsfaktor (1,2 bettlägrig, 1,3 nicht bettlägrig), TF = Traumafaktor (1,2 kleine Operation, 1,35 schwerer Unfall, 1,6 Sepsis, 2,1 schwere Verbrennung).

Bei einem 70 kg schweren und 170 cm großen 40jährigen Mann ergibt das z. B. einen REE von 1600 kcal nach *Harris* und *Benedict* und 1750 kcal nach der einfachen Formel und 2000 kcal nach *Long* bei einem bettlägrigen, operierten Patienten.

Für die täglichen Bewegungen ohne berufliche Tätigkeit ist ein Umsatz von 200 – 300 kcal einzubeziehen, ansonsten ist die tatsächliche Arbeitsleistung maßgebend. Tabelle 2.1/1 (siehe Anhang) gibt den Energieaufwand für verschiedene Sportarten (kcal/min/kg) in durchschnittlichen Werten an.
Die Art der Energiebereitstellung hängt vom Typ der jeweiligen Belastung ab. Der Organismus ist über weite Bereiche wechselnden O_2-Angebotes (DO_2) in der Lage, seinen O_2-Verbrauch ($\dot{V}O_2$) konstant zu halten (O_2-Regulierer). Um den O_2-Verbrauch bei sinkendem Angebot konstant zu halten, bestehen Adaptationsmechanismen akuter (Steigerung des AMV, Cl, Änderung der Bindungskurve) und chronischer Art (Steigerung der Erythrozytenzahl, Änderung der Gewebszusammensetzung).
Zur Differenzierung nach Belastungskriterien (Sportler) dienen folgende Begriffe (Abb. 2.1/8 und 9):

a) **Kurze Maximalleistungen:** Für sie ist die Größe der Phosphatspeicher relevant. Bei Maximalleistungen tritt bereits nach Sekunden (6 – 8) die anaerobe Glykolyse in den Vordergrund.

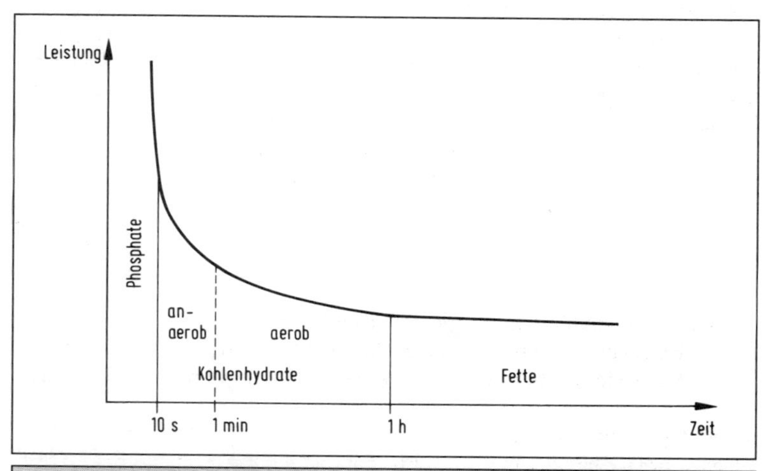

Abb. 2.1/8: Abhängigkeit der Leistungsintensität von der Belastungsdauer bzw. den energieliefernden Prozessen.

b) **Intensive Langzeitdauerbelastung:** Diese erfordert hohe energetische Flußraten, die vorwiegend über den Kohlenhydratstoffwechsel abgedeckt werden.
c) **Aerobe Langzeitausdauer:** Belastungsintensität von über 30 Minuten bis etwa 2 Stunden, leistungsbegrenzend wirken dabei die relative maximale O_2-Aufnahme (~50 –80 ml/kg KG/min) sowie die anaerobe Schwelle. Es dominiert der sehr hohe Anteil der Verbrennung freier Fettsäuren gegenüber dem Glykogenverbrauch.

D. h. bei kurzzeitigen größeren Anstrengungen (bis 10 Sekunden; z.B. 100-Meter-Lauf) werden zuerst das verfügbare ATP und Kreatininphosphat im Muskel verbraucht, anschließend werden die Glykogenspeicher angegriffen und die Energiebereitstellung erfolgt anaerob mit einer hohen Laktatausschüttung (Leistungssport). Ist der Energieverbrauch jedoch von geringerer Intensität und muß er für längere Zeit aufrechterhalten werden, so wird die Energie hauptsächlich durch oxidative Prozesse gewonnen. Neben der aeroben Glykolyse übernimmt die Lipolyse immer mehr die Rolle des Energielieferanten, so daß sich schließlich die einzelnen Energiemobilisierungsprozesse überschneiden. Es zeigt sich, daß bei Tätigkeiten mit niedrigerer Intensität hauptsächlich Fett zur Energiebereitstellung verbraucht wird, der RQ kann bis auf 0,75 absinken. Je höher das Leistungsniveau liegt, umso größer wird der Anteil der Kohlenhydratverwertung an der Energiebereitstellung, der RQ steigt bis auf 0,95 an. Proteine liefern in Ruhe etwa 10% der Stoffwechselenergie, bei normaler Belastung (körperliche Tätigkeit) sinkt dieser Prozentsatz weiter ab. Fett wird beim ruhenden Menschen zu ca. 40 – 50% zur Energiegewinnung herangezogen, Kohlenhydrate im ähnlichen Ausmaß. Im sportlichen Bereich haben diese Gegebenheiten zur Einführung bestimmter Ernährungsregimes geführt.

Energieverbrauch einzelner Organe

Organ	Gewicht kg	Körpergew. %	Blutfluß ml/min	Blutfluß %	Grundumsatz %
Leber	1,5	2,1	1350	27	26,4
Gehirn	1,4	2,0	700	14	18,3
Herz	0,3	0,43	200	4	9,2
Niere	0,3	0,43	1100	22	7,2
Skelettm.	27,8	39,7	750	15	25,6

Abbildung 2.1/9: Gewichtsrelation, Blutfluß und relativer Energieanteil einzelner Organe.

Die Berechnung des Gesamtenergieverbrauches ist äußerst kompliziert und bedarf zahlreicher Analysen und Berechnungen. Für die Praxis ergibt sich bei Erwachsenen ein täglicher Gesamtumsatz zwischen 1800 und 2400 kcal, in unserer Gesellschaft liegt die Energiezufuhr jedoch bei ca. 2800 kcal.

Der Energieverbrauch ist zudem im Organismus nicht gleichförmig verteilt, sondern es gibt organspezifische Unterschiede (Abb. 2.1/9).
Durch die oben erwähnte Austauschbarkeit der Nährstoffe und die unterschiedliche Nahrungsverwertung können die Hauptnährstoffe relativ breit variieren und folgendermaßen umgrenzt werden:

Kohlenhydrate	20	–	70	%	
Proteine	8	–	20	%	
Fette	10	–	40	%	
Alkohol			bis 400	kcal	bei erhöhtem Energiebedarf.

Die intermediären Vorgänge bei der Verstoffwechselung der einzelnen Nährsubstrate werden in den entsprechenden Kapiteln abgehandelt.

Die oben beschriebenen Gegebenheiten finden auch beim kranken Menschen statt, jedoch unterliegen sie bestimmten Variationen. Neben den physiologischen Vorgängen sind noch zwei Extremsituationen zu beschreiben, die das Stoffwechselgleichgewicht verändern können und zu spezifischen Vorgängen im Intermediärstoffwechsel führen: der Hunger- und der Postaggressionsstoffwechsel. Patienten, die einer künstlichen Ernährung bedürfen, befinden sich meistens in einer dieser Stoffwechselsituationen (postoperativ, posttraumatisch, Tumorkachexie). In zahlreichen Fällen bestehen jedoch Hunger- und Postaggressionsstoffwechsel nebeneinander, d.h. die Patienten befinden sich in einem Nährstoffdefizit bzw. in einer Hungerperiode nach einem Trauma bzw. in der postoperativen Phase.

Literatur

Adolph M, Eckart J (1987): Klinische Anwendung der Kalorimetrie bei Erwachsenen. In: Dietze G et al (Hrsg) Wertigkeit metabolischer Parameter in der parenteralen Ernährung, Bd. 29 Klinische Ernährung. Zuckschwerdt, München; pp 181

Bässler KH (1982): Basaler Energiestoffwechsel und seine physiologischen Varianten. In: Kleinberger G et al (Hrsg) Der Energiebedarf und seine Deckung, Bd. 7 Klinische Ernährung. Zuckschwerdt, München; pp 89

Behrendt W, Surmann M, Raumann J, Gioani G (1991): How reliable are short-term measurements of oxygen uptake in polytraumatized and long-term ventilated patients? Infusionstherapie 18: 20

Feurer ID, Mullen JL (1986): Bedside measurement of resting energy expenditure and respiratory quotient via indirect calorimetry. Nutr Clin Pract 1: 43

Gutierrez G (1991): Cellular energy metabolism during hypoxia. Critical Care Med 19: 619

Kleiber M (1975): The fire of life. An introduction of animal energetics. Krieger, New York

Moesch H (1982): Energiebedarf und -versorgung der Sportler. Ernährung/Nutrition 6: 579

Veitl V (1983): Energiebedarf unter physiologischen und pathologischen Bedingungen. Ernährung/Nutrition 8: 463

2.2 Der Hungerstoffwechsel

Der Hungerstoffwechsel ist charakterisiert durch das Fehlen oder eine unzureichende exogene Zufuhr von Energie und essentiellen Nahrungsbestandteilen. Der Organismus zielt durch seine metabolischen Veränderungen auf eine Reduktion des Energieumsatzes und auf die Erhaltung der vitalen Funktionen ab. Vital nicht unmittelbar erforderliche Funktionen werden reduziert oder eingestellt.
Zur Erhaltung der vitalen Funktionen sind die Proteinsynthese mit der Produktion von Enzymen, Hormonen und Transmittersubstanzen sowie die Aufrechterhaltung der Membranpotentiale und Ionengradienten, der Körpertemperatur und gewisser mechanischer Arbeitsleistungen (Atmung, Herz-Kreislauf, Darmmotorik) zu rechnen.

chemische Leistung (z.B. Synthesefunktionen)	**kaum einsparbar**
physikalische Leistung (z.B. Membranpotentiale, Osmolarität)	**kaum einsparbar**
mechanische Leistung (z.B. Atemarbeit)	**gering einsparbar**

2.2.1 Allgemeine Veränderungen

Die Stoffwechselumstellung während des Fastens umfaßt folgende prinzipielle Regulationsprinzipien:

1. Der Organismus muß zu jedem Zeitpunkt mit Energie (ATP) versorgt werden.
2. Während der Nahrungskarenz muß die Versorgung der glukoseabhängigen Gewebe (Blutzellen, Nervengewebe, Niere) sichergestellt sein.
3. Proteine können nur für eine begrenzte Zeit zur Energieversorgung herangezogen werden.

Im Hungerstoffwechsel erfolgt eine Einsparung des Stoffwechsels durch gewisse Funktionen wie Verminderung der Proteinsynthese, Absenken der Körpertemperatur, des Muskeltonus und der Herzleistung.
Die Energiedepots des Erwachsenen bei vollständiger Oxidation aller Substanzen sind mit annähernd 150 000 kcal relativ groß (Abb. 2.2/1), jedoch ist die

Verteilung der einzelnen Substrate äußerst unterschiedlich. Die kalorischen Reserven reichen bei einem normal ernährten Erwachsenen für annähernd 100 Tage, bei einem Kind nur 40 Tage (Abb. 2.2/2). Die Kohlenhydratreserven sind äußerst gering und umfassen nur ca. 900 kcal (Blutglukose, Glykogen), sie entsprechen dem Grundumsatz für ca. 12 Stunden.

	kg	kcal
Glukose	0,02	80
Glykogen – Leber	0,07	280
Glykogen – Muskel	0,12	480
Protein	6,0	24 000
Fett	15,0	141 100

Abb. 2.2/1: Die einzelnen Energiereserven des Körpers.

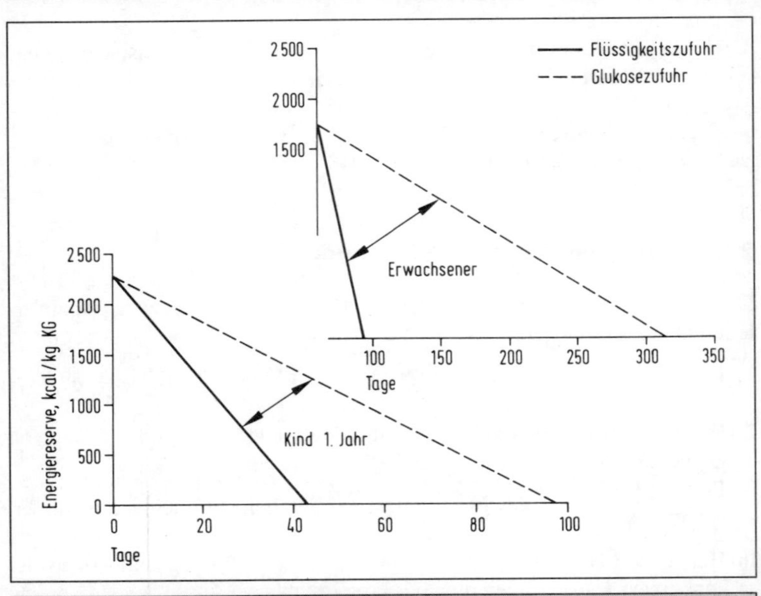

Abb. 2.2/2: Durchschnittlicher Zeitraum, in dem die endogenen Energiereserven verbraucht sind, wenn nur Flüssigkeit oder wenn nur Glukose zugeführt wird (modifiziert nach Heird, 1981).

Der Organismus ist weitgehend in der Lage, den Stoffwechsel an die endogenen Substratdepots anzupassen. Die wichtigste Aufgabe besteht darin, daß der Glukosespiegel aufrecht erhalten wird, obwohl die Glykogenspeicher sehr klein sind und es für den Organismus praktisch unmöglich ist, aus den riesigen Mengen, die er an Fett speichert, rasch Glukose herzustellen. Die Aufrechterhaltung eines entsprechenden Glukosespiegels ist deshalb notwendig, weil einige Organsysteme (blutbildende Zellen, Nervensystem) auf Glukose als energetisches Substrat angewiesen sind und die Glukose als Präkursor bestimmter Mediatoren im Gehirn fungiert.
Bei Nahrungskarenz kommt es rasch zu hormonellen Veränderungen, indem der Insulinspiegel mit dem fallenden Glukosespiegel kontinuierlich abfällt, während der Glukagonspiegel in den ersten Tagen ansteigt, um dann wieder langsam abzufallen. Glukagon beeinflußt die biochemischen Prozesse der Glykogenolyse, die Ketogenese und Proteolyse werden von ihm jedoch nicht beeinflußt. Mit dem Abfall des Insulins ist auch ein Abfall anderer sog. antiinsulinärer Hormone zu beobachten. Adrenalin, T3 und T4 (Einschränkung des Grundumsatzes) und Testosteron fallen ab, HGH zeigt eine niedrige Basalsekretion bei gutem Ansprechen auf Stimuli (Arginin, Insulin).
Diese hormonelle Reaktion führt zu einem Abfall der metabolischen Rate, wobei besonders die mechanische Arbeit gegenüber der chemischen und osmolaren Arbeit abnimmt. Es kommt zu einem Absinken der Körpertemperatur, zum Auftreten einer Bradykardie und Hypotonie und der Muskeltonus nimmt ab.
Die energieverbrauchenden Prozesse werden eingeschränkt, so daß die metabolische Rate stärker abnimmt als dies dem Gewichtsverlust entspricht („Crux der Abmagerungsdiäten“). Bei Nahrungskarenz beträgt der Gewichtsverlust in den ersten Tagen ca. 1 bis 1,5 kg je Tag und verringert sich im Verlauf einer längeren Hungerperiode auf etwa 0,3 kg/Tag. Der hohe anfängliche Gewichtsverlust ist vor allem durch die größeren Flüssigkeitsverluste (Harn, Perspiration), andererseits durch die Energiegewinnung aus Eiweiß und – in noch geringerem Ausmaß – aus Fett bedingt. Die Energiemenge pro kg Gewichtsverlust liegt anfangs bei ca. 2000 kcal und steigt nach längerem Fasten bis auf 8000 kcal an, d.h. es kommt zu einer zunehmenden Energiegewinnung aus Fett, das nach ca. 14 Tagen nahezu 90% des Energiebedarfes deckt. Die Gewichtsabnahme der einzelnen Organe verläuft unterschiedlich (Leber, Gastrointestinaltrakt, Niere, Herz, Muskulatur), dies ist vor allem auf den hohen Proteinverlust dieser Organe zurückzuführen.

2.2.2 Kohlenhydratstoffwechsel

Durch die Erhöhung des Glukagons bei erniedrigten Blutglukose- und Insulinwerten kommt es primär zu einer Mobilisation der Glukose aus den Glykogendepots der Leber und Muskulatur und zu einem Anstieg der hepatischen Glukoneogenese aus den Präkursoren (Laktat, Pyruvat, Glyzerin und Aminosäuren)(Abb. 2.2/3). Die Glukoneogenese stellt nicht einfach eine Umkehrung der Glykolyse dar, vielmehr müssen energetisch ungünstige Schritte durch spezifische glukoneogenetische Enzyme umgangen werden (Schritt von Pyruvat zu Phosphoenol-Pyruvat durch die Pyruvatkarboxylase; Fruktose-1,6-Phosphat durch die Phosphatase zu Fruktose-6-Phosphat; Spaltung von Glukose-6-Phosphat in freie Glukose)(Abb. 2.2/4). Während nach einem Übernachtfasten der

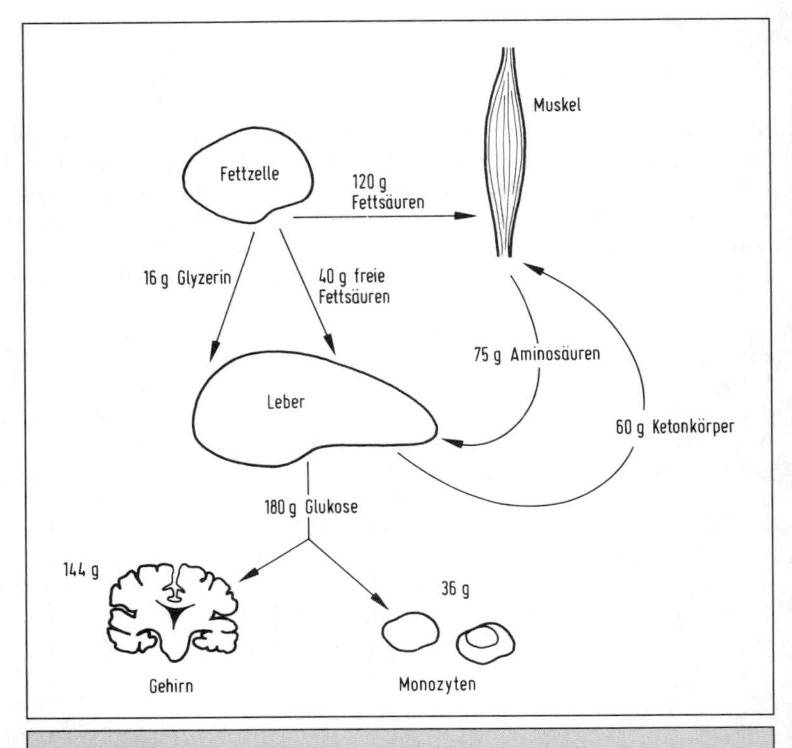

Abb. 2.2/3: Substratumverteilung während des Fastens (nach Long, 1981).

größte Anteil der hepatischen Glukoneogenese noch aus der Glykogenolyse und nur zu 20 – 25% aus der Glukoneogenese stammt, verdoppelt sich die Glukoneogenese nach 60 Stunden Fasten, wobei die Glukoseabgabe fast auf die Hälfte absinkt. Nach weiterem Fasten sinkt die Glykogenolyse weiter ab, aber auch die hepatische Glukoseabgabe wird geringer (Abb. 2.2/5). Die Tagesproduktion an Glukose fällt von 160 – 180 auf ca. 80 g nach fünftägigem Fasten ab. Mit der Abnahme der Glukosebereitstellung muß auch die Glukoseoxidation in den peripheren Geweben eingeschränkt werden, um die Glukosehomöostase aufrechtzuerhalten.
Während der Nahrungskarenz fällt aus den peripheren Organen (Muskulatur) mehr Laktat (von 25g/Tag bis zu 45g/Tag) an, als die Leber zur Glukoneogenese aus dem Blut extrahiert, d.h. der Laktatpool ist im Fasten größer, und es sind auch andere Organe (Herz) an der Laktatelemination beteiligt.

2.2.3 Fettstoffwechsel

Um die Energiebereitstellung für längere Zeit aufrechtzuerhalten, muß gleichzeitig eine andere Syntheseleistung des Organismus beschleunigt werden, nämlich die Ketonkörperbildung aus den Fetten (siehe Kap. 3.3.3). Mit dem Abfall der Insulinsekretion wird die Lipolyse aktiviert und das Angebot an FFS an die Leber und Muskulatur steigt ständig an. In der Muskulatur können die FFS (freie Fettsäuren) direkt oxidiert werden, während Leber und Gehirn nicht in der Lage

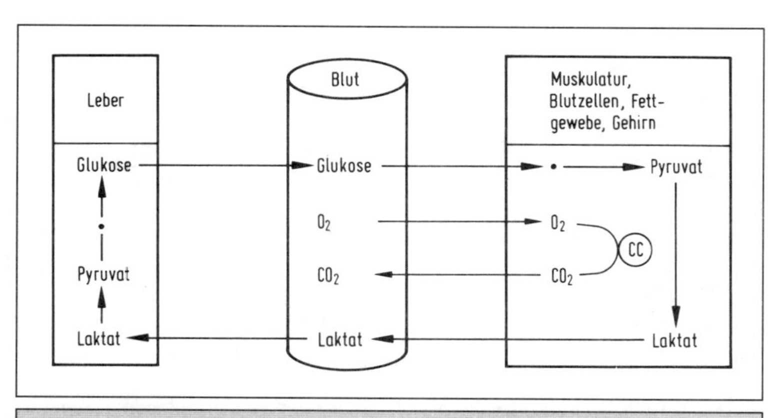

Abb. 2.2/4: Der sog. Cori-Zyklus zur Aufrechterhaltung der Energiebereitstellung.

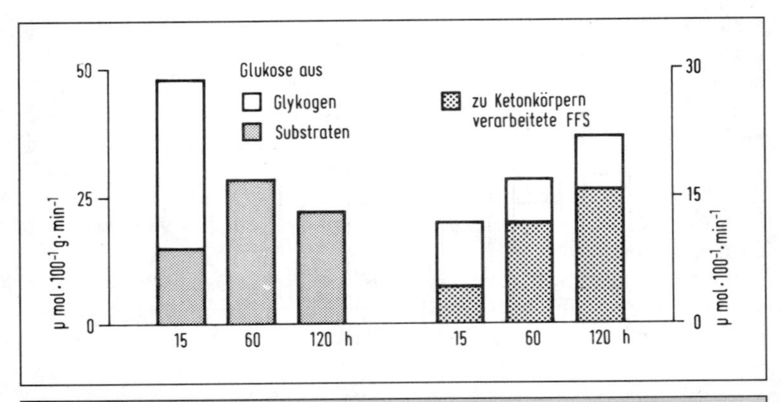

Abb. 2.2/5: Hepatische Glukoseabgabe, Glykogenolyse- und Glukoneogeneserate sowie Fettsäurenaufnahme und Ketogenese während des Fastens.

sind, direkt aus den FFS Energie zu gewinnen. Die Leber extrahiert die FFS entsprechend der erhöhten Fettwerte und die Ketone werden aus einer ATP-abhängigen Reaktion (bedingt mit einem Energieverlust) gebildet. Die Ketonkörperbildung erfolgt nicht linear mit dem gesteigerten Angebot an FFS, sondern es wird mit zunehmendem Fasten ein immer größerer Anteil an FFS in Ketone umgewandelt: während nach 15stündigem Fasten etwa 60 g FFS aufgenommen werden, ist dies nach 5 Tagen etwa 130 g; der Anteil der Ketonkörperbildung steigt von 20% auf 70% an. Durch den Anstieg der hepatischen Ketonkörperabgabe bleibt die tägliche Energieproduktion der Leber annähernd gleich, d.h. die Glukoseenergie wird durch Ketonkörperenergie ersetzt.

Parallel mit dem Anstieg der Ketogenese erfolgt auch die Aufnahme und die Metabolisierung der Ketonkörper im ZNS, da die FFS die Blut-Liquor-Schranke nicht passieren können (Abb. 2.2/6). Durch die Metabolisierung der Ketonkörper sinkt der Glukosebedarf im ZNS um ca. 30% und damit kommt es zu einem Rückgang der Glukoseproduktion. Der Vorgang, daß Ketonkörper statt Glukose im ZNS oxidiert werden, geht jedoch wesentlich langsamer vor sich als in der Muskulatur. In der Muskulatur können aber auch die FFS direkt verbrannt werden, dieser Vorgang wird jedoch im Verlauf des Fastens durch die Ketonkörperoxidation zurückgedrängt.
Die hepatische Ketonkörperproduktion übersteigt den peripheren Ketonkörperverbrauch (Gehirn, Muskulatur), so daß meistens ein konstanter Anteil von ca. 200 mmol für andere Gewebe (Niere, Herz) zur Verfügung steht.

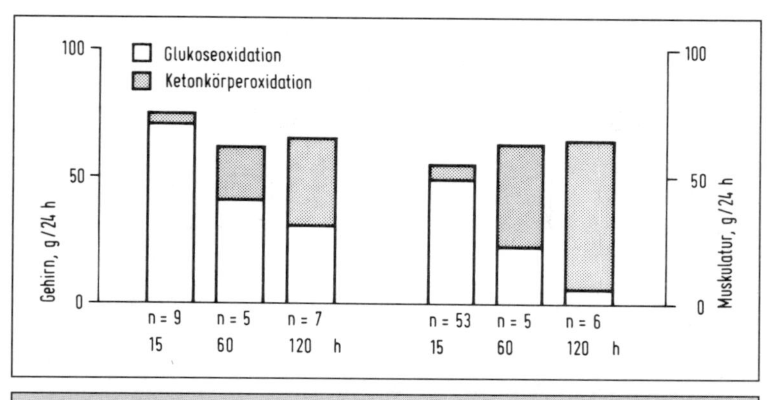

Abb. 2.2/6: Zerebrale und muskuläre Glukose- und Ketonkörperoxidation während des Fastens.

Daneben wird durch die Lipolyse auch Glyzerin frei, das nach seiner Aufnahme in die Leber zur Glukoneogenese herangezogen wird.

2.2.4 Proteinstoffwechsel

Während der Nahrungskarenz werden im vermehrten Ausmaß auch Proteine zur Energiegewinnung herangezogen. Obwohl die Proteine im klassischen Sinn keine Energielieferanten darstellen und es keine Eiweißenergiespeicher gibt, werden besonders in der ersten Phase des Fastens Proteine zur Energiedeckung (75 g Muskelprotein zur Bereitstellung von 100 – 150 g Glukose) herangezogen. Dies zeigt sich an der Stickstoffausscheidung im Harn (Harnstoff, Ammonium, andere N-Substanzen), die jedoch bei längerer Nahrungskarenz immer mehr abnimmt, da es zu einer zunehmenden Fettmobilisation kommt (Abb. 2.2/7): stickstoffsparender Effekt. Während anfangs die Harnstoffausscheidung über 80% der ausgeschiedenen N-Menge beträgt, fällt dieser bei längerem Fasten auf 25% ab. Hauptsächlich wird dann Ammoniak, das in der Niere aus Glutamin gebildet wird und zur Pufferung der sauren Ketonkörper dient, ausgeschieden.

Proteine haben vor allem funktionelle Bedeutung, so daß es bei einer verstärkten und langandauernden Proteolyse zu einem Verlust wichtiger Organ- und Zellfunktionen kommt. Ein hoher Proteinverlust stoffwechselaktiver Organe (Leber, Darm) führt zu deren Funktionseinschränkung. Es fallen Funktions- und

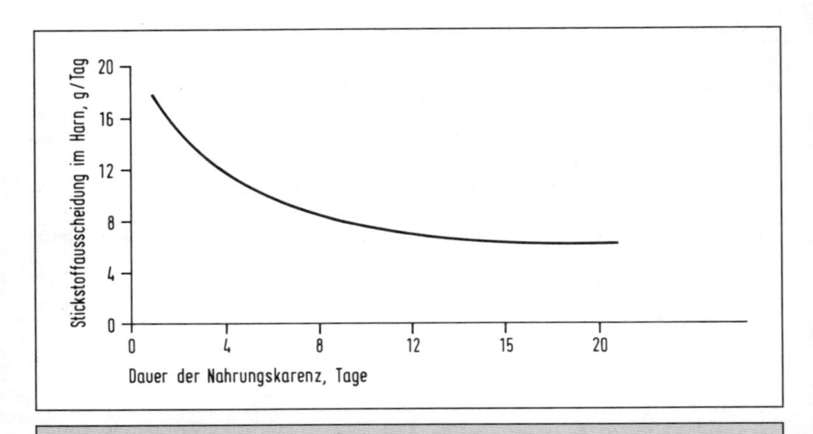

Abb. 2.2/7: Stickstoffausscheidung im Harn bei längerer Nahrungskarenz.

Transportphasenproteine (Präalbumin, Transferrin usw.) mit kurzer Halbwertszeit ab, die Harnstoffproduktion der Leber nimmt bei Zunahme des Ammoniums (gestörter Harnstoffzyklus) ab, und im Darm kommt es zur Atrophie der Mukosa mit einem entsprechenden Enzymabfall. Die 6 – 8 kg Gesamtprotein sind höchstens zu einem Drittel als Glukosepräkursoren verfügbar. Bei Weiterbestehen des Hungerzustandes kann schließlich der sog. „Eiweißmangeltod" eintreten.

Aus der Proteolyse werden die glukoplastischen AS (Aminosäuren) (Alanin, Leuzin) frei und von der Leber aufgenommen, um dann in die Glukoneogenese einzufließen. Es zeigt sich, daß die hepatische Aufnahme nach einem primären Anstieg zunehmend abfällt. Dies weist einerseits auf eine zunehmende Fettmobilisation hin, andererseits ist die Aufnahme von Alanin vom Gehalt an α-Ketoglutarat als Aminogruppenakzeptor abhängig. Nach einer längeren Fastenperiode kommt es zu einem substratabhängigen Stopp der Aufnahme. Ähnlich verhalten sich auch andere AS (Glyzin, Serin, Threonin, Valin, Zystein und Methionin). Aspartat wird über Oxalazetat direkt in den Krebszyklus eingeschleust, ebenso werden Glutamat, Arginin, Ornithin, Histamin, Prolin, Hydroxyprolin und Lysin nach Desaminierung über α-Ketoglutarat zur Energiegewinnung herangezogen. Leuzin, Isoleuzin, Phenylalanin und Tyrosin werden zu Azetoazetat umgewandelt und fließen dann in den Ketonkörperstoffwechsel ein.

Literatur

Cahill G (1970): Starvation in man. N Engl J Med 282: 668

Dietze G, Wicklmayr M, Mehnert H (1982): Hormon- und Substratregulation des Energiestoffwechsels im Fasten. In: Kleinberger G, Eckart J (ed) Der Energiebedarf und seine Deckung, Bd. 7 Klinische Ernährung. Zuckschwerdt, München, pp 103

Elmadfah I, Leitzmann C (Hrsg) (1990) Fastende. In: Ernährung des Menschen. Ulmer, Stuttgart, pp. 378

Heird WC, Winters RW, Levy JS (1981): Total parenteral nutrition. In: Kretchmer, Brasel (eds) Perspectives in pediatrics. Mason, New York, pp 185

Ho Ky, Veldhuis JD, Johnson ML, Furlanetto WS (1988): Fasting enhances growth hormone secretion and amplifies the complex rhythms of growth hormone secretion in man. J Clin Invest 81: 968

Krentz AJ, Hale PJ, Singh PM Nattrass M (1989): The effect of glucose and insulin infusion on the fall of ketone. Diabetic Med 6: 31

Kyung NH, Borkon A, Klibanski A, Bodyer TA (1985): Effect of carbohydrate supplementation on reproductive hormones during fasting in men. J clin Endocrin Metab 60: 827

Unger RH, Orci L (1976): Physiology and pathophysiology of glucagon. Physiol Rev 56: 778

Wicklmayr M, Rett K, Dietze G, Mehnert H (1985): Physiologie des Kohlenhydratstoffwechsels. Ernährung/Nutrition 9: 190

2.3 Postaggressionsstoffwechsel

Verschiedenartige Belastungen (Streß, Trauma, Operation, Krankheit), die auf den Organismus einwirken, werden über bestimmte Regulationsmechanismen (Nerven, Hormone, Mediatoren) in charakterischer Weise beantwortet („biologischer Abwehrvorgang“ nach *Hoff*). Dabei können die auslösenden Ursachen unterschiedlicher Natur sein, der Reaktionsablauf ist jedoch relativ einheitlich. Im Organismus herrscht normalerweise ein dynamisches Gleichgewicht vor, das auch unter pathologischen Bedingungen aufrechterhalten wird, wobei sich zwei Möglichkeiten zu Wiederherstellung des dynamischen Gleichgewichtes darstellen:

1. Elimination der einwirkenden Ursache und
2. symptomatische Reduzierung der Auswirkungen.

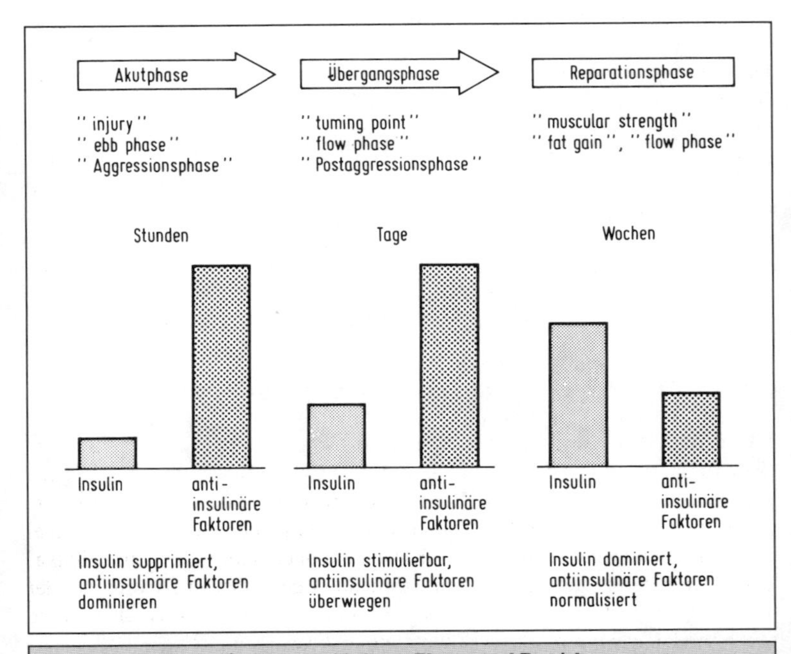

Abb. 2.3/1: Die verschiedenen Phasen und Bezeichnungen für das Postaggressionssyndrom (PAS).

Der biologische Abwehrvorgang nach einem Streß kann in einzelne Phasen unterteilt werden, wobei mehrere Einteilungen beschrieben sind (Abb. 2.3/1). Die adrenerge-kortikoide Phase dauert unter normalen Umständen ca. 1 – 3 Tage, kann aber bei auftretenden Komplikationen (Sepsis) über Wochen andauern. Daran schließt die anabole Phase an, die wiederum über längere Zeit verlaufen kann. Der Sinn dieser Reaktionsabläufe liegt darin, eine Widerstandsteigerung des Organismus zu erreichen und für die notwendigen Energie- und Substratreserven zu sorgen.
Im Stoffwechsel entstehen im wesentlichen keine neuen Stoffwechselwege, sondern es werden die Intensität und die Art bestimmter Abläufe geändert:

verminderte Glukoseutilisation,
verminderte Insulinwirksamkeit,
gesteigerte Lipolyse,
Proteinkatabolie,
gesteigerte Ketogenese,
(Verschiebungen im Wasser- und Elektrolythaushalt).

Das Gleichgewicht zwischen Energieangebot und Verbrauch hängt ab von den Interaktionen der Glykogenolyse, der Glykolyse, den Transphosphorylierungsenzymen, dem Krebszyklus, den zytosolischen Redox-Systemen, dem mitochondrialen Redox- und dem Elektronentransport als Subsystem. Der Metabolismus ist ebenso an Systeme gebunden, die für den Transport zwischen Intravasalraum und Zellen und durch die Zellmembranen sorgen. Der Energietransport hängt z.B. in der Muskulatur ab vom Turnover des Aktomyosins und vom Transport der ATPasen. Dieses System wird noch durch verschiedene Signale kontrolliert, hiebei ist das O_2-Angebot ein limitierender Faktor (Dysoxie).

2.3.1 Hormonelle und Mediatorregulation

Durch die oben beschriebenen Veränderungen des Postaggressionsstadiums (PAS) kommt es zu einer Umstellung der gesamten Homöostase, wobei die Mechanismen, die diese Umstellungen bewirken, regulieren und aufrechterhalten, noch nicht vollständig bekannt sind. Ein besonderes Interesse hat dabei die neuro-endokrine Achse mit den Katecholaminen, Kortikoiden und Glukagon. Afferente Impulse dürften zur Stimulation der Releasing-Hormone, der vasoaktiven intestinalen Peptide, des Prolaktins und Vasopressins führen. Eine Rolle spielen dabei auch die β-Endorphine und das Enkephalin.
Vor allem in der ersten Phase des PAS kommt es zu einer vermehrten Ausschüttung katecholaminerger Substanzen (Noradrenalin (NA), Adrenalin,

Dopamin). Adrenalin zeigt dabei meist nur einen kurzzeitigen Anstieg (ca. 48 Stunden), während die NA-Levels für eine Periode von 8 – 10 Tagen erhalten bleiben. Adrenalin ist ein potenter Stimulator für die Glukoneogenese und hat einen direkten Einfluß auf die Sekretion von Insulin. Weiters wirken die Katecholamine lipolytisch, so daß es zu einer verminderten Glukoseaufnahme in die Zelle kommt (Randle-Mechanismus). Die Verminderung der Glukoseaufnahme in die Fettzelle hat eine Reduktion der Reveresterung der FFS zur Folge, woraus wiederum eine vemehrte Mobilisierung der FFS folgt.
Daneben werden vermehrt Glukokortikoide bereitgestellt, die aufgrund ihrer Lipoidlöslichkeit ihre Wirkung auch in der Zelle ausüben. Sie hemmen in den peripheren Geweben den Aufbau von Glykogen aus Glukose und stimulieren die intrazelluläre Proteolyse. In der Leberzelle wird durch eine Enzymstimulation die Aufnahme und der Umbau von Aminosäuren (Desaminierung, Alaninsynthese) und die Glukoneogenese (Glukose-6-Phosphatase-Induktion) gefördert. Diese metabolischen Umstellungen führen zum sog. „Steroid-Diabetes“. Im Fettgewebe werden ebenfalls die lipolytischen Enzyme stimuliert und somit die Triglyzeride mobilisiert. Die Glukokortikoide wirken faszillierend auf die Katecholaminaktivität und verhindern Überreaktionen des Immunsystems.

Das PAS ist durch einen Anstieg der Glukosekonzentration bei relativem oder absolutem Insulinmangel gekennzeichnet. Daneben ist die Glukagonsekretion gesteigert, die das cAMP reguliert und damit die Glukoneogenese, die Glykogenolyse, die Lipolyse und hepatische Ketogenese verstärkt. Der Insulinmangel entsteht entweder durch eine Suppression der Insulinsekretion (Minderperfusion des Pankreas), durch eine Beeinträchtigung der Wirkung des zirkulierenden Hormons („Insulinresistenz“; antiinsulinäre Faktoren) oder durch eine Beeinträchtigung am Insulinrezeptor („down regulation“). Dadurch kommt es zu einer Hemmung der Glykolyse und damit zu einem Mangel an energiereichen Substraten. Gleichzeitig kommt es infolge erhöhter Lipolyse zu einer Erhöhung der freien Fettsäuren, der erhöhte Fettsäurenspiegel führt wiederum zu Glukoseverwertungsstörungen.

Zunehmend bestätigen sich Befunde, wonach die Schilddrüsenhormone T3 und T4 abfallen, während „reversed T3“ ansteigt. TSH verhält sich unterschiedlich, kann jedoch durch das Releasing-Hormon stimuliert werden, man spricht vom sog. „Low-T3-Syndrom“. Mit den erniedrigten peripheren Schilddrüsenhormonen ergibt sich ein erniedrigter Sauerstoffbedarf der Zelle (genaue Untersuchungen fehlen noch!).
Testosteron (Abb. 2.3/2) zeigt in der Postaggressionsphase meist stark erniedrigte Werte („Kastratenwerte“), die sich erst in der anabolen Phase wieder erholen.

Ob die relative Hypoglykämie der Zelle ein Stimulus für die erhöhte Basalsekretion des Wachstumshormons bzw. des Insulin-like-growth-Faktors (IGF) oder die vermehrte Ausschüttung von Somatostatin eine Rolle spielt, ist noch nicht eindeutig geklärt. Es zeigt sich aber, daß die HGH-Sekretion durch Arginin oder Insulin kaum mehr stimulierbar ist. HGH wirkt initial (2 – 3 Stunden) insulinähnlich, bei längerer Erhöhung (> 5 Stunden) gegenregulatorisch. HGH steigert die Lipolyse, was sich am Anstieg von Glyzerol und der NEFA zeigt und es steigert die Inkorporation von Aminosäuren in Proteine. Somatostatin inhibiert die HGH-Sekretion, Somatomedin ist als Effektor für die HGH-Wirkung verantwortlich. Somatomedin ist besonders in der Sepsis erniedrigt. Substitution mit HGH führt zur N-Retention, erhöht den N-Turnover und die Fettoxidation.

Die einzelnen Stimulationswerte für die Hypophysenfunktionen weisen auf eine teilweise Entkoppelung der hypothalamisch-hypophysären Achse und auf eine Störung des Feedback-Systems zwischen Peripherie und Hypothalamus hin (Abb. 2.3/3).

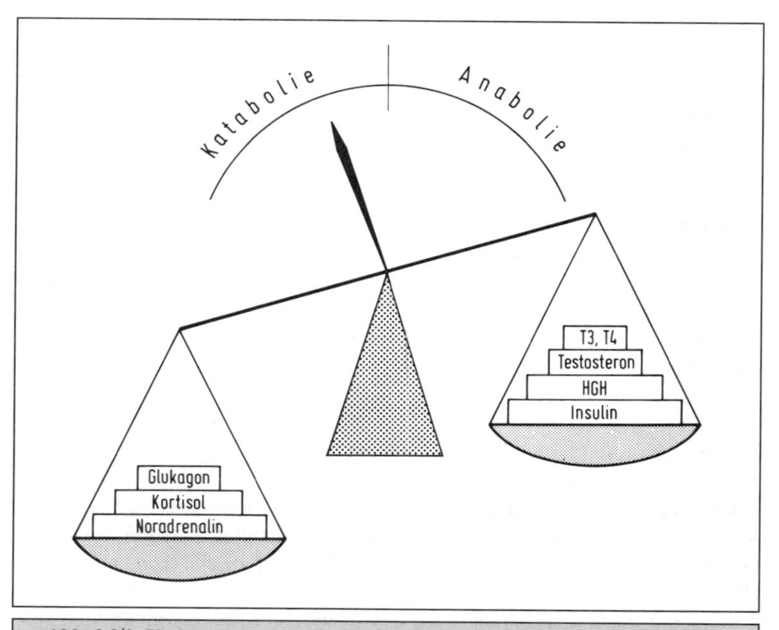

Abb. 2.3/2: Verhalten des Testosterons nach schweren Schädel-Hirn-Traumata (Hackl, 1985).

	Hungerstoffwechsel	Postaggressionsstoffwechsel
Kohlenhydrate		
Blutzucker	↓	↑
Harnzucker	–	↑
Ketonkörper	↑	–
Proteine		
Harnstoffproduktion	↓	↑
kurzlebige Proteine	↓	↓
Fette		
Triglyzeride	↓	↓
Freie Fettsäuren	↑	↑

Abb. 2.3/3: Unterschiedliches Stoffwechselverhalten im Hunger- und im Postaggressionsstoffwechsel.

Daneben weisen einzelne Mediatoren wie Interleukin und TNF (beschrieben bei Sepsis) auf gestörte Funktionen im Metabolismus einzelner Substrate hin. Interleukin 1 induziert die Leberzelle zur Synthese und Freisetzung von Akutphasenproteinen, fördert das Fibroblastenwachstum und dürfte im Muskel-Breakdown involviert sein. Tumor-Nekrose-Faktor (TNF, „Kachektin") senkt die Synthese und Aktivität der lipogenetischen Enzyme und führt zur Hyperglykämie und metabolischen Azidose.
Diese hormonellen und vegetativen Reaktionen im PAS führen vor allem zu einer qualitativen Umstellung des Energiestoffwechsels, d.h. durch die verminderte Glukoseverwertung zieht der Organismus hauptsächlich Proteine und Fette zur Energiegewinnung heran. Der Einfluß der Hormone bzw. ihrer speziellen Komponenten wird im folgenden nicht mehr genau abgehandelt.

2.3.2 **Energieverbrauch** (Abb. 2.3/4)

Trotz erhöhter Blutglukosewerte kann die periphere Zelle einem Substratmangel unterliegen. Die indirekte Kalorimetrie konnte zeigen, daß der Ruheumsatz nicht in dem Maße zunimmt als ursprünglich angenommen wurde. Bei leichten Operationen liegt der Energiebedarf im Rahmen normaler Ruhebedingungen und steigt mit der Schwere des Traumas (Polytrauma, Verbrennung) und sonstiger Komplikationen (Sepsis) auf maximal das Doppelte an (Abb. 2.3/4). Dies bedeutet, daß der Energieverbauch im PAS kaum 4000 kcal überschreitet.

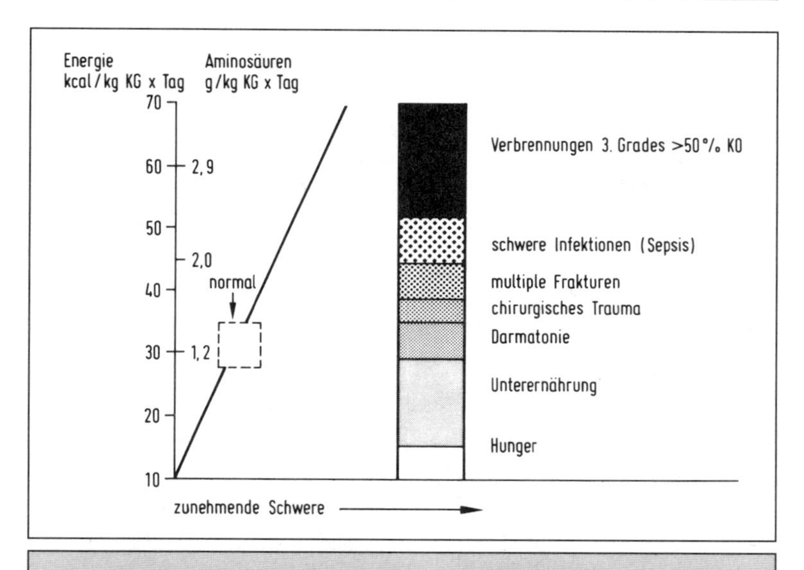

Abb. 2.3/4: Energiebedarf bei unterschiedlichen Belastungen.

Größere Energiemengen benötigen zu ihrer Umwandlung (Depotfett, Glykogen) selbst Energie, da der Organismus in seiner oxidativen Kapazität begrenzt ist (max. 6 g Glukose/kg Körpergewicht). Die früher vielfach geübte „Hyperalimentation" mit Energiezufuhren bis zu 8000 kcal beim Schädel-Hirn-Trauma, Sepsis, Tetanus u. a. hat keine überzeugenden positiven Ergebnisse gezeigt, sondern hat vielfach zu zahlreichen Komplikationen (Leberverfettung, metabolische Störungen, Neuropathien usw.) geführt.

Eine stärkere Ausprägung zeigen die Veränderungen des Proteinstoffwechsels (**Katabolie**), d. h. die Stickstoffverluste nehmen mit der Schwere des Traumas im höheren Maße zu, und es gelingt nur schwer, eine ausgeglichene Stickstoffbilanz zu erreichen. Der Non-Protein-RQ verschiebt sich beim PAS in Richtung der Kohlenhydratoxidation (gegen 1,0). Durch sekundäre Einflüsse (Unruhe, Sepsis, Ateminsuffizienz) kann der Energiebedarf weiter angehoben werden. Durch eine suffiziente Betreuung (Sedierung, Analgesie, Beatmung) kann der erhöhte Energieumsatz jedoch meistens korrigiert werden (Abb. 2.3/5).
Die Probleme des PAS liegen also vor allem in der Beherrschung der auslösenden Faktoren und der sekundären Komplikationen und in der adäquaten Beeinflussung hormoneller und metabolischer Abweichungen.

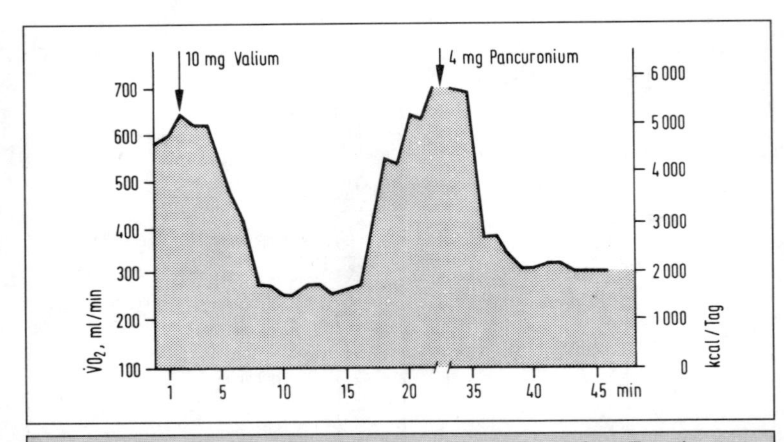

Abb. 2.3/5: Auswirkung von Sedierung und Relaxierung auf den Energieverbrauch bei einem unruhigen Patienten.

2.3.3 Kohlenhydratstoffwechsel

Die oben erwähnten hormonellen Einflüsse führen zu einer Umstellung der Kohlenhydratutilisation. Der erhöhte Glukagongehalt bedingt eine Mobilisation von Glukose aus dem Glykogen (Glykogenolyse) und zur Glukoneogenese aus den Präkursoren (Laktat, Glyzerin, Alanin) (Abb. 2.3/6). Während im Hungerstoffwechsel die hepatische Glukoneogenese unterbrochen werden kann, beeinflußt im PAS eine Glukosezufuhr die endogene Glukoneogenese nicht. Unter exogener Glukosezufuhr und evtl. Insulinsubstitution findet aber ein Rückgang der Lipolyse statt, und es kommt zu einem Abfall der FFS, die Proteinkatabolie bleibt hingegen bestehen. Bei Auftreten von Komplikationen (Sepsis, Leberinsuffizienz) nimmt die Extraktionsfähigkeit der Leber für die Präkursoren zunehmend ab und die Glukoneogenese wird eingeschränkt.
In der Peripherie wird durch die „Insulinresistenz“ bzw. „Down-Regulation“ der Rezeptoren der transzelluläre Glukosetransport in die Zelle unterdrückt. Zudem fehlt die insulinabhängige Förderung der Phosphorylierung der Glukose durch die Glukokinase und die Glykolyse wird durch die Hemmung bestimmter Enzyme (Phosphofruktokinase, Glyzerophosphodehydrogenase, Pyruvatkinase) vermindert. Bei einem Insulinmangel wird auch überschüssige Glukose vermindert in Glykogen umgewandelt. Aus Glukose entsteht durch anaeroben Abbau wieder Laktat und durch Transaminierung des Pyruvats Alanin.

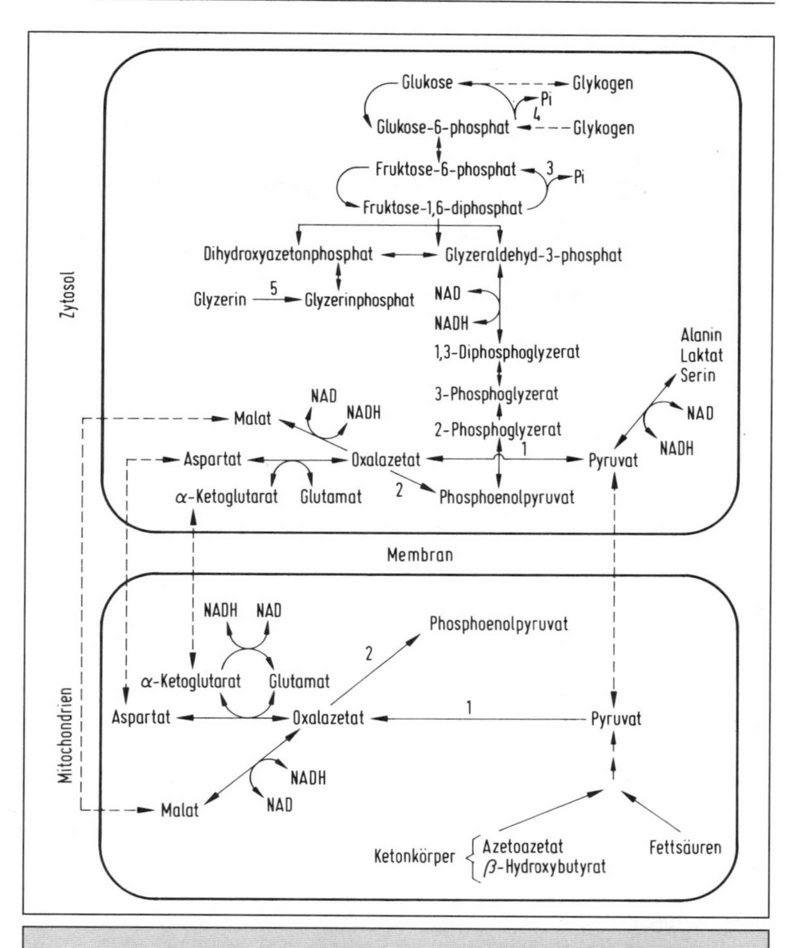

Abb. 2.3/6: Vorgänge der Glukoneogenese und deren Schlüsselenzyme.

Aus diesen Vorgängen (vermehrte Glukoneogenese in der Leber und verminderte Glukoseaufnahme in der Peripherie) resultiert die diabetische Stoffwechsellage im PAS, wobei dieser Effekt durch die Glukokortikoide verstärkt wird. Bei fehlender exogener Energiezufuhr kommt es rasch zu deletären Zuständen (intrazellärer Energiemangel, Transmineralisation), da die Peripherie die endogene Glukose nicht im entsprechenden Maße verwerten kann.

Die Zufuhr ist in dem Umfang sinnvoll, als sie den Energiebedarf unmittelbar deckt. Dabei zeigt sich, daß der Organismus nicht in der Lage ist, mehr als 6 g je kg Körpergewicht und Tag zu oxidieren. Höhere Zufuhrmengen können besonders bei Kindern und bei Patienten mit schwerem Schädel-Hirn-Trauma zu weiteren Schäden (erhöhte Laktatbildung, Untergang von noch funktionierendem Gewebe) führen. Eine erhöhte Insulinzufuhr kann die Glukoseoxidationsrate kaum steigern, eine überhöhte Glukosezufuhr führt dagegen zu einer weiteren adrenergen Stimulation und vergrößert dadurch den Streßzustand des Patienten.
Untersuchungen haben gezeigt, daß vor allem Xylit direkt im Muskel utilisiert werden kann (vermehrte Glykogensynthese? Hemmung der Glykogenolyse?), und daß es zu einer verminderten Abgabe von Alanin aus dem peripheren Gewebe kommt (proteinsparender Effekt).

2.3.4 Fettstoffwechsel

Unter physiologischen Bedingungen stellt die Energiebereitstellung aus der Oxidation von Glukose und Fettsäuren einen Alternativprozeß dar, wobei es nie gleichzeitig zu einer maximalen Oxidation von Glukose und FFS kommt (Randle-Mechanismus). Im PAS kommt es durch hormonelle Umstellungen (Katecholamine, Glukokortikoide, Insulinresistenz, HGH) zu einer Veränderung dieses Gleichgewichtes und es ist neben einer Hyperglykämie eine vermehrte Mobilisierung von FFS festzustellen. In den ersten Tagen läuft ein großer Teil der Energiegewinnung über die Oxidation von FFS ab, diese wird jedoch nach einigen Tagen von der Kohlenhydratverbrennung zurückgedrängt. Unter der Infusion von Kohlenhydraten und Insulin ist eine Reduktion der Lipolyse zu beobachten. Bemerkenswert ist, daß es im Akutstadium zu einem raschen Abfall der Linolsäure und anderer essentieller FS kommt, die dann wieder zur Norm zurückkehren. Unter Kohlenhydratzufuhr kann es erneut zu Abfall der Linolsäurewerte kommen.
Der Fettstoffwechsel unterscheidet sich im PAS vom Hungerstoffwechsel insofern, daß man trotz erhöhter Konzentration der FFS normale bis leicht erhöhte Ketonkörperkonzentrationen vorfindet. Die Ursache liegt in einer verminderten Ketogenese der Leber bei gleichzeitig bestehender Glukoneogenese. Es zeigt sich auch, daß durch Ketonkörperinfusionen die Glukoneogenese nicht gehemmt werden kann. Die periphere Verstoffwechselung der Ketonkörper steigt insgesamt nicht so rasch an als im Hungerstoffwechsel.
In der akuten Phase des Schocks (hypodyname Phase) ist die parenterale Zufuhr von Fett eher nicht indiziert, da die Plasmatriglyzeridspiegel und der der FFS erhöht sind, obwohl in dieser Phase eine erhöhte Fett-Clearance bei einem Akti-

vitätsmangel an extrahepatischer Lipoproteinlipase zu beobachten ist. In dieser Phase und bei Auftreten von sekundären Komplikationen (Sepsis, Ateminsuffizienz) kann es unter Fettzufuhr zu Störungen des Kohlenhydratstoffwechsels mit Anstieg der Blutglukosewerte kommen.

2.3.5 Proteinstoffwechsel

Am ausgeprägtesten zeigen sich im PAS Veränderungen im Proteinstoffwechsel, man spricht auch von einem Eiweißkatabolismus.
Im Gegensatz zum Energiesystem befindet sich der Proteinstoffwechsel in einem offenen System, es besteht nur ein „virtueller Pool", aus dem der Organismus seinen Bedarf deckt. Während der Organismus auf der einen Seite Proteine in Form von Abbauprodukten (Harnstoff) ausscheidet, muß der Pool auf der anderen Seite durch eine adäquate (exogene) Zufuhr ausgeglichen werden, damit ein ständiger Substratfluß erfolgen kann. Die Proteine zeigen z.T. eine kurze Halbwertszeit, so daß der Aminosäurenpool (ca. 300 g) ständig neu aufgefüllt wird. Neben dem sog. Proteinkatabolismus findet stetig eine Proteinneosynthese statt, wobei vor allem die wichtigen Funktionsproteine ersetzt werden müssen. In der akuten Phase steigen die sog. „Akutphasenproteine" (α1-Antitrypsin, C-reaktives Protein, Fibrinogen, Haptoglobin) an, während die sog. „Transportproteine" (Präalbumin, retinolbindendes Protein, Transferrin, Cholinesterase) stetig abfallen. Die Maximalwerte des Anstieges bzw. Abfalles liegen zwischen dem 3. und 5. Tag und kehren dann langsam wieder zur Norm zurück. Besonders labil sind die Enzyme des Gastrointestinaltraktes; so sind nach einem Tag eine Reihe von Enzymen auf weniger als 50% vermindert.
Bei schweren Traumen und während septischer Zustandsbilder können die Stickstoffverluste 30 – 40 g/Tag betragen, dies entspricht einem Eiweißverlust von ca. 200 g oder einem Verlust von 800 g Muskelgewebe. Die Verluste steigen relativ rasch bis zum 5. Tag hin an und kehren dann in der anabolen Phase wieder auf Normwerte zurück. Die kumulative N-Bilanz ergibt während dieser Periode unter Umständen einen Verlust von mehreren Kilogramm an Eiweißsubstanz. Kann dies nicht unterbrochen werden, sind schwere Schäden (Ateminsuffizienz, mangelnde Infektabwehr) und schließlich „Eiweißmangeltod" die Folge. Interkurrente Komplikationen (Sepsis, Ateminsuffizienz) können die N-Verluste über längere Zeit hochhalten (Abb. 2.3/7).
Im Eiweißkatabolismus ist das Verhältnis von Proteinsynthese zur Proteinhydrolyse hin verschoben. Die Ursache dieser ausgeprägten Hydrolyse kann nicht allein mit dem Einfluß verschiedener Mediatoren (Interleukin 2, TNF) und sog. kataboler Hormone erklärt werden. Bei großen Blutverlusten (Hämatomen), Nekrosen und postoperativen Infektionen ist eine größere Einbuße an Körper-

proteinen zu beobachten. Dies mag auch dadurch bedingt sein, daß es durch die Resorption und den Abbau von Blut- und Wundproteinen zu einem verstärkten Anfall an Eiweißstoffwechselprodukten (nicht wiederverwertbaren Aminosäuren, Stickstoff) und somit zu einer Erhöhung der Stickstoffproduktion kommt. Auch die Immobilisation der Patienten führt zu einem Proteinschwund, und es zeigt sich, daß muskelkräftigere Patienten mehr an Protein verlieren als eiweißmangelernährte.

Der größte Pool an freien AS findet sich in der Muskulatur – sie kann als Proteinspeicherorgan des Organismus angesehen werden. Im Eiweißkatabolismus werden vor allem diese AS als Substratquelle herangezogen, in den übrigen Organen kommt es durch den hohen Bedarf an Struktur- und Funktionsproteinen immer wieder zur Neosynthese. Der Abbau im Muskelgewebe zeigt sich in einer vermehrten Freisetzung bestimmter AS (Messung der arteriovenösen Differenz), wobei vor allem die glukoplastischen AS Alanin und Glutamin abgegeben werden. Das Muskelprotein besteht zu 7 – 10% aus Alanin und zu 6% aus Glutamin, der Anteil an freien AS ist jedoch wesentlich höher (bis 30%). Diese beiden AS müssen deshalb aus anderen AS und Glukose neu synthetisiert werden. Die freigesetzten AS werden in der Leber und im Splanchnikusversorgungsgebiet aus dem Blut extrahiert. Das Kohlenhydratgerüst des Glutamins wird im Darm und Pankreas energetisch verwertet, nachdem die Aminogruppe auf Pyruvat übertragen wird, wodurch wiederum Alanin entsteht. Das Alanin

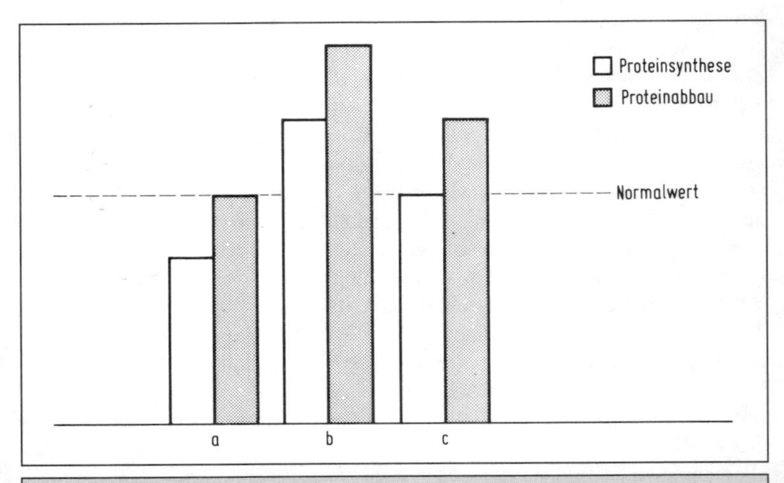

Abb. 2.3/7: Proteinmetabolismus als die Summe von Synthese und Abbau. (a) Hungerstadium, (b) ausgeprägtes und (c) mäßiges Postaggressionsstadium.

wird in der Leber zur Glukoneogenese herangezogen und wieder als Glukose an die Peripherie abgegeben. Die Umwandlung von Glukose in Alanin und die periphere Umwandlung von Alanin aus Glukose wird als Glukose-Alanin-Zyklus bezeichnet (Abb. 2.3/8).
Der Plasmaspiegel der gesamten AS fällt in der unmittelbaren PAS ab, steigt aber wieder langsam an. Jedoch verhalten sich die einzelnen AS unterschiedlich und lassen sich in ihrem Verhalten in mehrere Gruppen unterteilen. Die verzweigtkettigen AS (VZKA = Valin, Leuzin, Isoleuzin) und die AS Zystin, Methionin und Lysin fallen unmittelbar im PAS ab und steigen dann innerhalb einer Woche wieder zur Norm oder darüber hinaus an. Phenylalanin und Tyrosin, die vornehmlich in der Leber metabolisiert werden und als Ausgangssubstanzen der Katecholamine dienen, zeigen in den ersten Tagen einen kontinuierlichen Ansteig. Die dritte Gruppe besteht aus den glukoplastischen AS (Alanin, Threonin, Serin und Glutamin). Die Konzentration steigt in den ersten Tagen aufgrund des erhöhten Umsatzes an, zeigt dann aber eine fallende Tendenz. Der Transfer einiger AS (z. B. der VZKA) in die Muskulatur ist insulinabhängig und es kommt im PAS zu einem gestörten Abbau dieser VZKA, die dann vorübergehend in der Leber metabolisiert werden. Die Metabolisation der VZKA erfolgt durch Übertragung der Aminogruppe auf Pyruvat (Alaninbil-

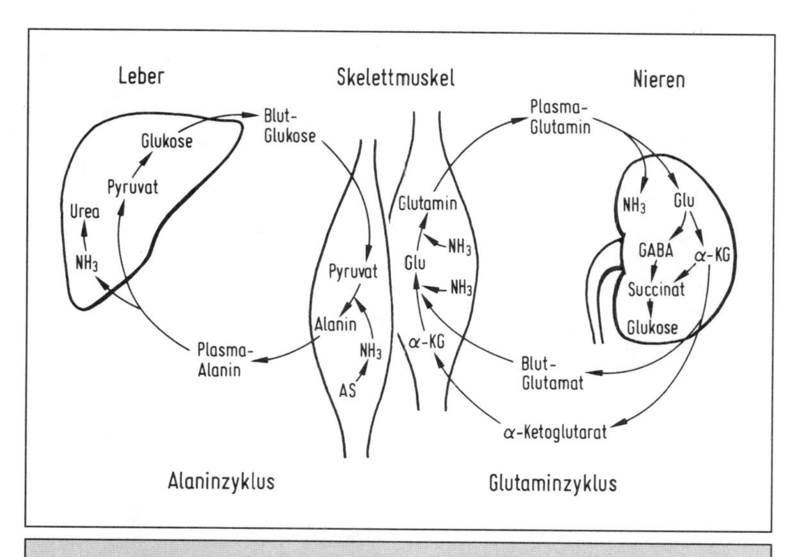

Abb. 2.3/8: Glukose-Alanin- und Glutaminzyklus.

dung) und Glutamat (Glutaminbildung). Im PAS zeigen sich erhöhte Werte von Valin, Leuzin und Isoleuzin in der Muskelzelle, während andere AS (Glutamin, Glutamat, Lysin, Histidin, Ornithin) vermindert sind. In dieser Phase ist das im physiologischen Zustand bestehende Synthesegleichgewicht von Zystin aus Methionin, Serin aus Glyzin und Tyrosin aus Phenylalanin gestört. Methionin steigt z.B. bei gleichzeitigem Abfall von Zystin an. Die Gesamtmenge der jeweiligen Aminosäurenpaare bleibt meist konstant, jedoch sind für bestimmte Syntheseleistungen gewisse Relationen zwischen den einzelnen AS-Paaren notwendig.

Um die Proteinhydrolyse im PAS auszugleichen, müssen im ausreichenden Maße AS zugeführt werden. Untersuchungen haben gezeigt, daß eine ausreichende Energiezufuhr mit Kohlenhydraten oder Fetten allein nicht in der Lage ist, die Stickstoffbilanz wesentlich zu beeinflussen. Aber auch die alleinige AS-Zufuhr verbessert die N-Bilanz nicht im erwünschten Maß, da diese dann vorwiegend der energetischen Verwertung zugeführt werden, d. h. mit der AS-Zufuhr muß gleichzeitig eine adäquate Energiezufuhr (energetisches N-Äquivalent von über 100 kcal/g N-Zufuhr) erfolgen. Ziel der einzuschlagenden Infusionstherapie ist die Positivierung der N-Bilanz, wozu im Extremfall Eiweißmengen bis zu 2,5 g/kg Körpergewicht und Tag erforderlich sind. Wichtig ist bei dieser hohen AS-Zufuhr auch ein adaptiertes AS-Angebot, da es ansonsten zu Imbalanzen im Aminosäurestoffwechsel kommen kann. Über die Form eines geeigneten, stoffwechselgerechten Verteilungsmusters für die einzelnen AS wird noch heftig diskutiert: erhöhte bzw. verminderte Zufuhr von VZKA, Anteil der glukoplastischen AS, Reduktion von Methionin bei gleichzeitiger Erhöhung des Zystin, Anteil der nichtessentiellen AS und die Dipeptide (Glutamin).

Inwieweit sich Anabolika und rekombinantes Wachstumshormon zur Unterdrückung der Eiweißkatabolie bewähren, ist noch nicht abgeklärt. Verschiedene Untersuchungen zeigen, daß es bei Substitution mit r-HGH gelingt, die N-Bilanz zu verbessern. Es wird angenommen, daß es durch HGH zu einem verbesserten Einbau von AS in die Zelle kommt. Erwiesen ist jedoch, daß es beim unkomplizierten PAS durch die Gabe von HGH zu einem Absinken der Harnstoffproduktionsrate kommt.

Literatur

Berger R, Adams L (1989: Nutritional support in the critical care setting. Chest 96: 139
Davidson MB (1987): Effect of growth hormone on carbohydrate and lipid metabolism. Endocrine Rev 8: 115
Gutierrez G (1991): Cellular energy metabolism during hypoxia. Crit Care Med 19: 619
Hackl JM, Gottardis M, Wieser Ch, Rumpl E, Stadler Ch, Schwarz S, Monkayo R (1991): Endocrine abnormalities in severe traumatic brain injury – a cue to prognosis in severe craniocerebral trauma? Intensive Care Med 17: 25
Haider W (1983): Änderungen des Hormonhaushaltes akut kranker Patienten – Bedeutung für die Ernährung. Ernährung/Nutrition 7: 520
Hartig W, Matkowitz R, Faust H (1986): Postaggressions metabolism: hormonal and metabolic aspects. J Clin Nutr Gastroenterol 1: 255
James WPT (1981): Protein and energy metabolism after trauma: old concepts and new developments. Acta Chir Scand 507 (Suppl): 1
Radrizzani D, Iapichino G, Campisono M, Bonetti G (1988): Peripheral, visceral and body nitrogen balance on catabolic patients. Intens Care Med 14: 212
Roth E, Funovics J, Mühlbacher F (1982): Metabolic disorders in severe abdominal sepsis: glutamin deficiency in skeletal muscle. Clin Nutr I: 25
Ryan DW, Clague MB (1990): Nitrogen sparing and the catabolic hormones in patients. Intensive Care Med 16: 287
Schmitz JE, Lotz P, Grünert A (1981): Untersuchungen über den Substrat- und Energieumsatz an langzeitbeatmeten Intensivpatienten. Infusionstherapie 2: 61
Schultis K (1971): Stress und Adaptationssyndrom aus chirugischer Sicht. Dtsch Med Wschr 96: 1339
Weissman Ch (1990): The metabolic response to stress: an overview and uptake. Anaesthesiology 73: 308
Woolfson AMJ, Heatley RV, Allison SP (1979): Insulin to inhibit protein catabolism after injury. New Engl J Med 300: 14
Wood CD, Shreck R, Tommey R, Towsley K (1985): Relative value of glucose and amino acids in preserving exercise capacity in the postoperative period. Amer J Surg 149: 383

3. Substrate und deren Verwertung

Zur Bereitstellung der notwendigen Energie bedarf der Organismus sog. Nährsubstrate, die ihm mit der Nahrung zugeführt werden müssen bzw. die er selbst synthetisieren kann. Die sog. Makronutrients, die in Gramm-Mengen zugeführt werden müssen, sind die Kohlenhydrate, Fette und Proteine, die Mikronutrients, die in kleinen Mengen notwendig sind, sind die Spurenelemente und Vitamine.

In den folgenden Abschnitten wird versucht, die einzelnen Substrate darzustellen, wobei auf deren Aufgaben im Organismus, deren Systematik und Stoffwechsel eingegangen wird. Anschließend wird über die Zufuhr der Substrate unter den Bedingungen der künstlichen Ernährung gesprochen, wobei auch auf etwaige Probleme eingegangen wird.

3.1 Kohlenhydrate

Bei der üblichen Ernährung eines Erwachsenen werden 40 bis 60% der Energie durch Kohlenhydrate bereitgestellt. Die Kohlenhydrate der normalen menschlichen Nahrung bestehen zu ca. 80% aus Glukose und zu ca. 20% aus Fruktoseeinheiten, während die übrigen Polyole wie Xylit und Sorbit in der normalen Ernährung kaum vorkommen. Die Glukose kann fakultativ in allen Organen umgesetzt werden, während die sog. „Kohlenhydrataustauschstoffe" nur in bestimmten Organen (Leber, Niere) verwertet werden können.

3.1.1 Aufgaben der Kohlenhydrate

- Die wichtigste Aufgabe der Kohlenhydrate ist die oben angeführte Energiebereitstellung.
- Kohlenhydrate wirken als Präkursoren von Nukleinsäuren, als Kohlenhydratkomponenten der Mukopolysaccharide, der Glykoproteine und Glykolipide.
- Die Glukose greift nach Umwandlung in Glukuronsäure in Entgiftungsvorgänge ein.
- Glukose ist Ausgangsprodukt von Glyzerin und Glykogen und dient zur Synthese gewisser Aminosäuren.

Die Glukose ist für einige Gewebe, wie die blutbildenden Zellen und die Tubuluszellen der Niere, obligat, das ZNS ist auch zum großen Teil auf eine Energiebereitstellung durch die Glukose angewiesen. Unter anaeroben Bedingungen ist die Glukose die einzige Energiequelle, während bei ausreichender Sauerstoffzufuhr bestimmte Gewebe auch andere Energieträger wie Fettsäuren und Ketonkörper verwerten können. Die Leber ist kein guter Glukoseverwerter, sie ist enzymatisch besser für die Produktion als für die Oxidation von Glukose ausgerüstet.

3.1.2 Kohlenhydratstoffwechsel

Der Glukoseverbrauch beträgt unter Ruhebedingungen über 250 g/Tag, wovon im Durchschnitt das

Gehirn	180–200 g,	
Blutkörperchen und Nieren	45 g,	
die Muskulatur	20 g	und
das Fettgewebe	2 g	Glukose benötigen.

Bei Belastungen und im Streßzustand kann vom Organismus bis zu maximal 500 g Glukose oxidiert werden.

Der Anteil an gespeicherter Kohlenhydratenergie ist jedoch eher gering und beträgt

Blut	ca. 20	g,
als Leberglykogen	70 – 110	g und
als Muskelglykogen	100 – 350	g.

Zentraler Punkt der Stoffwechselwege der Kohlenhydrate ist die Glukose. Die Energiegewinnung aus Glukose erfolgt während der **Glykolyse.** Diese wird durch Katecholamine, Glukagon und Kortisol einerseits und durch Insulin andererseits gegensinnig beeinflußt. Diese Hormone induzieren bzw. reprimieren die Schlüsselenzyme der Glykolyse (Hexokinase, Phosphofruktokinase, Pyruvatkinase). Der Energiegewinn aus der alleinigen Glykolyse (ohne Einbeziehung der Atmungskette) ist gering und bringt nur 2 Mol ATP pro Mol Glukose. Das entstehende NADH kann durch Hydrierung von Pyruvat zu Laktat wieder zu NAD^+ regeneriert werden. Unter Einbeziehung des Zitratzyklus sowie der Atmungskette (aerobe Glykolyse) entstehen jedoch pro Mol Glukose 38 Mol ATP. Die nutzbare Energie der einzelnen Kohlenhydrate ist unterschiedlich, so werden jedoch aus

1 g Glukose/Fruktose	3,75 kcal oder 0,21 Mol ATP,
1 g Saccharose	3,95 kcal oder 0,22 Mol ATP,
1 g Xylit	4,05 kcal oder 0,23 Mol ATP und
1 g Glykogen	4,19 kcal oder 0,24 Mol ATP

frei. Für die Einfachheit der Berechnung dient jedoch ein Wert von 4,1 kcal. Die Regulation der Synthese und des Abbaus von Glykogen (= **Glykogenolyse**) erfolgt über einen komplizierten Kaskadenmechanismus, wobei ein erhöhter Spiegel von cAMP die Glykogenolyse stimuliert, ein erniedrigter die Glykogensynthese steigert. Insulin senkt den cAMP-Spiegel, die Katecholamine, Glukagon und die Kortikoide steigern ihn.
Zur Aufrechterhaltung eines genügend hohen Blutglukosespiegels bzw. zur Versorgung der glukoseabhängigen Organe muß Glukose aus anderen Metaboliten hauptsächlich in der Leber neu gebildet werden (= **Glukoneogenese**). Bereits einen Tag nach fehlender Kohlenhydratzufuhr ist der Körper zur Aufrechterhaltung der Glukosehomöostase auf die endogene Glukoseneubildung angewiesen. Neben der Glykogenolyse stammt die Glukose aus der Glukoneogenese von Präkursoren, d.h. aus Substraten, die in der Leber zu Glukose umgebaut werden. Von den sog. Präkursoren wird Laktat am meisten aufgenommen, daneben besitzen Alanin mit ca. 50% der Aminosäurenaufnahme in die Leber und

Glyzerin einen erheblichen Anteil. Nach einem Übernachtfasten stammen etwa 3/4 der Glukoseabgabe aus der Glykogenolyse und 1/4 aus der Glukoneogenese, je Stunde werden ca. 7 g Glukose von der Leber abgegeben.

Für die ATP-Bilanz der Glukoneogenese gelten folgende Werte. Die Bildung von 1 Mol Glukose aus

Alanin/Pyruvat kostet	6	Mol ATP,
Fruktose kostet	2	Mol ATP,
Laktat liefert	0	Mol ATP,
Xylit liefert	2,4	Mol ATP.

Die Rate der Glykogenolyse und der Glukoneogenese unterliegt der hormonellen Regulation von Glukagon und Insulin und dessen Antagonisten, sie wird bestimmt durch:

- Mobilisation der Präkursoren Laktat, Pyruvat, glukoplastischer Aminosäuren und Glyzerin aus den peripheren Geweben,
- die Aufnahme dieser Substrate in die Leber und
- die Umwandlung der Substrate durch Beeinflussung von Enzymen (Adenylatzyklase, glykogenolytische Enzyme usw.) in Glukose.

Die hormonelle Regulation sorgt damit besonders im Hunger- und Postaggressionsstoffwechsel für eine ausreichende Versorgung der peripheren Gewebe mit Glukose.
In der Postaggressionsphase werden die Enzyme der Glykolyse supprimiert, die der Glukoneogenese jedoch stimuliert, so daß je Tag bis zu 250 g Glukose neu gebildet werden, dies wird auch durch einen rascheren Umbau der Substrate bedingt.
Verschiedene Untersuchungen mit steigenden Mengen an Glukose haben gezeigt, daß maximal nur 500 g Glukose/Tag oder 0,275 g/kg KG/h oxidiert werden können (Abb. 3.1/1). Werden Kohlenhydrate im Überschuß zugeführt, so kann die Glukose nur im begrenzten Umfang in der Leber und in der Muskulatur gespeichert werden. Die Speicherkapazität der Leber ist mit ca. 100 g sehr gering, in der Muskulatur kann der Glykogengehalt bei sportlich trainierten Menschen bis auf 3 g/100 g Muskelgewebe ansteigen, jedoch kommt es auch zu einer Gewichtszunahme durch Wassereinlagerung (1 g Glykogen bindet 3 g Wasser).
Die Speichermöglichkeit für Kohlenhydrate durch Konversion in Triglyzeride ist ebenfalls begrenzt. So können beim adipösen Menschen im Tag nur ca. 10 g durch de novo Fettsäuresynthese gebildet werden. Ein größerer Anteil erfolgt durch die Bildung von Glyzerin (15 – 65 g) für die Triglyzeridbildung. Der menschliche Organismus besitzt demnach nur geringe Möglichkeiten, über-

schüssige Energiemengen akut zu speichern. Der Verbleib der an Überschuß zugeführten Kohlenhydrate kann noch nicht eindeutig festgestellt werden (futile cycles). Bei längerdauernder reinen oder überwiegenden Kohlenhydraternährung ist jedoch eine vermehrte Fettablagerung in den Leberzellen zu beobachten, es kann zur fettigen Degeneration („Fettleber") kommen. Dazu dürfte noch ein Mangel an essentiellen Fettsäuren kommen.
Die Verwertung der Glukose im peripheren Gewebe erfordert die Mitwirkung von Insulin. Bei Anstieg der Blutglukose durch exogen zugeführte Kohlenhydrate (enteral und parenteral) oder durch eine vermehrte Glukoneogenese führt zu einer vermehrten Sekretion von Insulin. Das in der Peripherie zirkulierende Insulin (Halbwertszeit zwischen 7 und 15 Minuten) erhöht die Permeabilität der Zellmembranen (Muskel- und Fettzellen) für Glukose, wobei der Einstrom von Glukose in die Leber und das ZNS unabhängig erfolgt. Unter Insulinstimulation erfolgt vor allem eine erhöhte Glukoseaufnahme bei gesteigerter Muskelaktivität, jedoch eine Abnahme der Glukoseproduktion in der Leber und ein Abfall der Blutglukosewerte.
In der Postaggressionsphase und bei diabetischer Stoffwechsellage kommt es durch hormonelle Veränderungen (Überwiegen der Insulinantagonisten, Insulinmangel und Insulinresistenz) zu einer vermehrten Glukoneogenese. Neben dem Anstieg der Blutglukose ist auch eine Erhöhung der freien Fettsäuren durch die Mobilisation der Triglyzeride aus dem Fettgewebe zu beobachten. Bei hohen Glukosekonzentrationen wird jedoch beim gesunden Menschen die Endoxida-

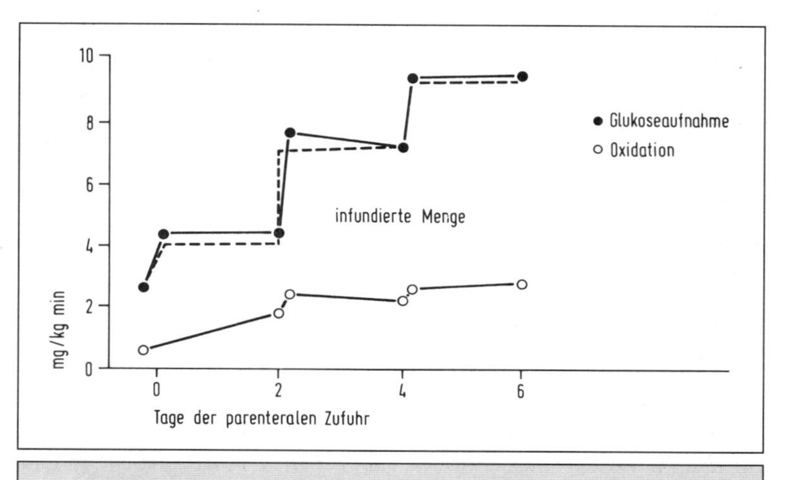

Abb. 3.1/1: Direkte Oxidation von Glukose bei steigender Glukosezufuhr.

tion der Fettsäuren gehemmt, umgekehrt ist eine hohe Fettsäurenkonzentration der Anlaß, bevorzugt Fettsäuren umzusetzen, und die Glykolyse in der Peripherie wird unterdrückt (Randle-Mechanismus) (siehe Kap. 3.3). Dieser Mechanismus ist im Postaggressionsstadium umstritten. Der Einstrom in das periphere Gewebe erfolgt in dieser Situation hauptsächlich durch ein Diffusionsgefälle, wobei die Glykolyse in den Zellen vielfach gestört ist.
Die energetische Verwertung von Kohlenhydraten ist auch vom Sauerstoffangebot an den Organismus abhängig. Während bei der anaeroben Glykolyse je 1 g Glukose nur 0,02 Mol ATP gewonnen werden, sind es bei der aeroben Verstoffwechselung 0,21 Mol ATP. Der respiratorische Quotient bei der aeroben Glukoseoxidation beträgt 1,0, d. h. je 1 g Glukose werden 800 ml Sauerstoff verbraucht und es fällt ebenso viel Kohlendioxid an. Bei einer sog. Kohlenhydratmast kommt es zu einer Lipogenese, d.h. der RQ kann weit über 1 ansteigen. Diese Aspekte sind besonders beim ateminsuffizienten (COPD) und beatmeten Patienten in der Weaning-Phase zu berücksichtigen, da ein erhöhter Anfall von CO_2 die Beatmungsparameter beeinflußt, d.h. bei einem vermehrten CO_2-Anfall muß das Atemminutenvolumen gesteigert werden.
Da in der Postaggressionsphase die Hormone Adrenalin, Glukagon und die Kortikosteroide vermehrt aktiviert und in ihrer Wirkung dem Insulin überlegen sind, folgt eine verschlechterte Verstoffwechselung der zugeführten Glukose, es besteht eine sog. diabetische Stoffwechsellage dieser Patienten. Zudem kann in der Akutphase nur in Einzelfällen Fett angeboten werden, so daß Energie vor allem als Kohlenhydrate zugeführt werden muß, um diesen Gegebenheiten Rechnung zu tragen, wobei der Blutglukosewert bei Erwachsenen 180 mg/dl (=10 mmol/l) und bei Kindern 120 mg/dl (= 6,6 mmol/l) nicht überschreiten soll. Werte darüber führen zu metabolischen Störungen und können besonders bei zerebralen Schädigungen zu einer Verschlechterung der Symptomatik führen. Es wurden deshalb für eine suffiziente Ernährungstherapie verschiedene Regime entwickelt, die jedoch in ihren Nebenwirkungen z.T. umstritten sind:

1. langsamer Aufbau der Kohlenhydratzufuhr („step by step“),
2. normale Glukosezufuhr mit einer entsprechenden Insulinsubstitution und
3. Verwendung von sog. insulinunabhängigen Glukoseersatzstoffen (Fruktose, Sorbit und Xylit).

3.1.3 Zufuhr

Beim „step by step“-Aufbau wird in der Primärphase ein Energiedefizit eingegangen, das vom Organismus relativ gut toleriert wird, da durch die primäre Glukoneogenese ausreichend Glukose produziert wird. In der sog. kreislaufinstabilen Schockphase werden keine Kohlenhydrate angeboten, anschließend

wird Glukose zu ca. 1,5 g/kg KG/Tag (ca. 100 g/Tag) angeboten. In den folgenden Tagen wird die Glukosemenge täglich um 1 g/kg KG und Tag gesteigert bis der Maximalwert von 6 g/kg KG und Tag erreicht wird. Bei dieser langsamen Steigerung der Glukosemenge ist es kaum notwendig, Insulin zuzuführen, um den Grenzwert für die Blutglukose von 180 mg/dl nicht zu überschreiten. Wird dieser Grenzwert jedoch überschritten, so muß die Glukosezufuhr entsprechend reduziert oder Insulin mittels Insulinperfusor substituiert werden. Eine Insulinzufuhr von mehr als 4 Einheiten/Stunde ist nicht dienlich, da es hier zu einem „Down-Phänomen" an den Rezeptoren kommen kann. Bei diesem Infusionsregime ist es vor allem wichtig, daß die Applikation gleichmäßig und mit einem entsprechenden Monitoring erfolgt.
Haider et al. konnten besonders bei kardiochirurgischen Eingriffen und im kardiogenen Schock zeigen, daß mit einer akuten parenteralen Ernährung (APA) mit 0,5 g Glukose/kg KG und Stunde bei einem gleichzeitigen Insulinzusatz von 0,5 bis 1 E Insulin je 1 g Glukose ein signifikanter Abfall der freien Fettsäuren und des c-AMP zu beobachten ist, zudem sind die N-Bilanzen günstiger. Diese Form der Kohlenhydratzufuhr kann als spezifische Therapie besonders beim kardiogenen Schock aufgefaßt werden, birgt aber in der üblichen Infusionstherapie etliche Gefahren in sich (Hypo- und Hyperglykämie durch inadäquate Insulinzufuhr, Hypokaliämien und Hypophosphatämien, Anstieg der FFS nach Absetzen der Infusion). In der üblichen Infusionspraxis wird versucht, unter reduzierter Glukosezufuhr (bis 500 g/Tag) die Blutglukosewerte unter 180 mg/dl (=10 mmol/l) und den renalen Glukoseverlust möglichst gering (unter 10 g/Tag) zu halten. Dies wird dadurch erreicht, daß der Glukoseinfusion Insulin (0,2 – 0,5 E/g Glukose) beigegeben wird. Es zeigt sich jedoch, daß Insulin von den Infusionsbehältern und Bestecken (Glas, PVC usw.) im unterschiedlichen Maß adsorbiert wird und der Wirkgehalt deshalb schwer zu beurteilen ist. Nach Absetzen eines Glukose-Insulin-Gemisches und bei unterschiedlicher Infusionsgeschwindigkeit kann es zu schweren hypoglykämischen Zuständen und zu einer Erhöhung der FFS kommen.
Eine bessere Überwachbarkeit ergibt sich durch die getrennte Applikation von Insulin über eine volumengesteuerte Pumpe (100 E Insulin auf 50 ml physiologische Kochsalzlösung = 2 E auf 1 ml), dadurch kann bei regelmäßiger Blut- und Harnglukosekontrolle der Insulinbedarf entsprechend gesteuert werden.

3.1.4 Glukoseersatzstoffe

Von den Glukoseersatzstoffen werden Fruktose, Sorbit und Xylit ohne Insulin in die Leber aufgenommen und dann durch eine zytoplasmatische Iditdehydrogenase zu den entsprechenden Ketosen oxidiert. Die Fruktose wird durch die in

der Leber vorkommende Fruktokinase zu Fruktose-1-Phosphat phosphoryliert. Der weitere Abbau erfolgt über die C3-Körper der Glykolyse. Xylit ist ein Zwischenprodukt des Pentosephosphat-Zyklus und kann über diesen der Glykolyse zugeführt werden. Xylit führt darüber hinaus zu einem verminderten Umbau von Alanin zu Glukose und ist somit in der Lage, die Eiweißkatabolie zu reduzieren; dies spiegelt sich auch in einer verbesserten Stickstoffbilanz wider („eiweißsparender Effekt“, Abb. 3.1/2).
Die endogen gebildete Glukose kann von der Leber an das Blut abgegeben oder als Leberglykogen gespeichert werden. Die Glukoseaustauschstoffe werden zu 80 – 90% von der Leber verwertet (parenteral zugeführte Glukose maximal zu 30%). Die in der Leber neu gebildete Glukose scheint ebenfalls ohne Insulin in den peripheren Geweben weiterverwertet zu werden. Diese Gründe und die Tatsache, daß durch die Glukoseaustauschstoffe die erhöhten Fettsäure- und Ketonkörperspiegel erniedrigt werden, ließen die Anwendung dieser Stoffe besonders in der Postaggressionsphase als günstig erscheinen.

Ein ungezieltes Angebot oder die Gabe von größeren Mengen an Glukoseersatzstoffen führt aber auch zu einer Reihe unerwünschter Stoffwechselveränderungen.

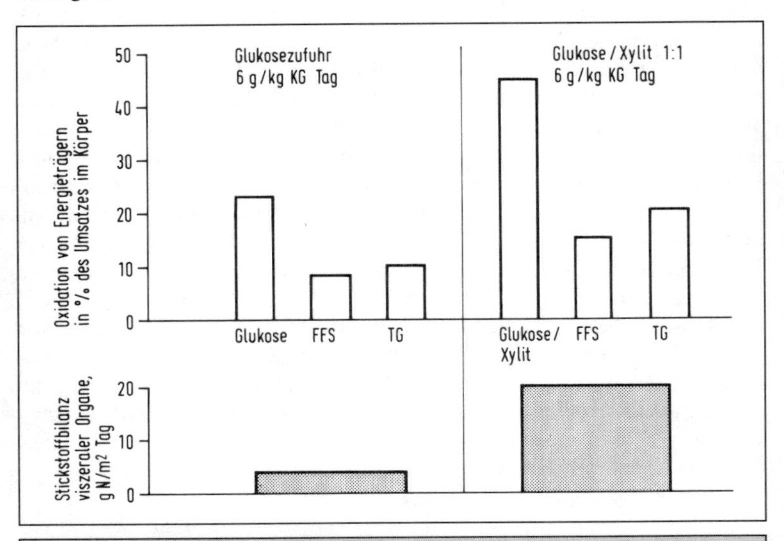

Abb. 3.1/2: Oxidative Utilisation von Glukose (bzw. Xylit), freien Fettsäuren und Triglyzeriden während der Zufuhr von Glukose oder eines Glukose-Xylit-Gemisches und Stickstoffbilanz der viszeralen Organe (nach Behrendt, 1990).

Bei Säuglingen, Kleinkindern, bei bewußtlosen Patienten und unmittelbar perioperativ ist die Anwendung von Fruktose und Sorbit, das in Fruktose umgewandelt wird, jedoch kontraindiziert, da die entsprechenden Enzyme nicht in genügender Zahl vorhanden sind oder überhaupt fehlen (**hereditäre Frukoseintoleranz,** Fruktose-1-Mangel). Durch diesen Enzymmangel kommt es zu einer Unterbrechung der Glykolyse und zu einem Mangel an Glukose (Blutglukoseabfall), woraus ein Energiemangel der Zellen resultiert. Es kommt vor allem zu einem Leberversagen und schließlich zum letalen Ausgang. Eine unangemessene Anwendung kann bei Auftreten von Komplikationen zur strafrechtlichen Verfolgung führen. Vor jeder Anwendung ist eine ausführliche Anamnese (Ekel vor Obst, Übelkeit bei Obstgenuß) zu erheben bzw. ein Toleranztest (Fruktosegabe und anschließende Blutzuckerbestimmung ohne Blutglukoseabfall) durchzuführen.

Durch den glykolytischen Abbau von Glukoseersatzstoffen kann es in der Leber zu einer Anhäufung der Endprodukte Laktat und Pyruvat und zur Laktatazidose kommen. Durch die hochdosierte Zufuhr von Fruktose und Xylit kann die Harnsäurekonzentration ansteigen, wobei bei Xylit eine gesteigerte Purinsynthese durch vermehrte Synthese von Ribose-5-Phosphat und bei Fruktose der Abfall der ATP-Konzentration durch rasche Phosphorylierung diskutiert wird. Bei Xylit kann bei grober Überdosierung ein Anstieg der Oxalsäure und die Ausfällung von Oxalaten beobachtet werden.
Bei allen Kohlenhydraten kann bei hohen Dosierungen eine Hypophosphatämie beobachtet werden.
Bei hochdosierter Infusion von Kohlenhydraten kommt es gelegentlich zu einer Erhöhung des Gesamtbilirubins (bis zu 2 mg/dl), wobei die Transaminasen nicht ansteigen – eine eindeutige Erklärung dafür konnte noch nicht gefunden werden.
Bei allen Kohlenhydraten kann es bei erhöhter Dosierung zu renalen Verlusten kommen, die bei Sorbit und Xylit am höchsten (180g/Tag bei 0,5 g/kg KG und Stunde Zufuhr) und bei Glukose am niedrigsten (120g/Tag bei 0,5 g/kg KG und Stunde Zufuhr) liegen.

Aus diesen Nebenwirkungen ergeben sich für die einzelnen Kohlenhydrate maximale Zufuhrraten, die vom Behandler unbedingt einzuhalten sind und eine Anwendung ohne größere Komplikationen erlauben. Es sind dies für

Glukose	6	g/kg KG und Tag oder 0,25 g/kg KG und Std.
(Fruktose/Sorbit und	3	g/kg KG und Tag oder 0,125 g/kg KG und Std.
Xylit	3	g/kg KG und Tag oder 0,125 g/kg KG und Std.)

Glukoseersatzlösungen sollen künftig als Trägerlösungen verboten werden. Inwieweit die verschiedenen Substrate (Xylit) noch bei spezifischen Indikationen (postoperative Phase) erlaubt sein werden, ist noch ungeklärt.

Literatur

Allison SP (1980): Effect of insulin on metabolic response to injury. JPEN 4: 175

Behrendt W (1989): Metabolische Nebenwirkungen beim Einsatz von Kohlenhydraten. Beitr Infusionstherapie. Karger, Basel 25: 188

Göschke H (1973): Belastbarkeit des Glukosestoffwechsels bei intravenöser Hyperalimentation. Schweiz Med. Wschr 103: 1228

Reinauer H (1987): Grenzen der extensiven Verwendung von Glukose als Infusionskohlenhydrat in der parenteralen Ernährung. Infusionstherapie 14: 116

Rossetti L, Giaccari A, DeFrono RA (1990): Glucose toxicity. Diabetes Care 13: 610

3.2 Aminosäuren

Bei der üblichen Ernährung eines Erwachsenen werden ca. 12 bis 18% der Energie durch Proteine (Eiweiß) bereitgestellt. Die Proteine bzw. Peptide der normalen menschlichen Nahrung sind entweder tierischen oder pflanzlichen Ursprungs, wobei für die Bereitstellung von tierischem Eiweiß mehr Energie benötigt wird (ca. 6fache Energiemenge wie für pflanzliches Eiweiß). Die Proteine bzw. Peptide setzen sich aus einer unterschiedlichen Anzahl von Aminosäuren zusammen und besitzen unterschiedliche Größen und Strukturformen (kugelig, keulenförmig usw.).

3.2.1 Aufgaben der Aminosäuren

- Aminosäuren haben als Bausteine der Proteine und Peptide eine wichtige biologische Bedeutung: Sie sind Bestandteil der Strukturproteine (Myosin, Aktin, Kollagen), Hormone (Insulin, Glukagon, HGH usw.), Mediatoren (Interleukin, TNF usw.), Akutphasenproteine, Proteine mit katalysatorischer Wirkung (Enzyme, Funktionsproteine) sowie der Transportproteine (Hämoglobin, Albumin, Transferrin).
- Der Proteinpool mit den Aminosäuren ist neben dem Fettpool die bedeutendste Energiereserve des Körpers.
- Bestimmte Aminosäuren (GABA, Tryptophan, Phenylalanin usw.) fungieren als Neurotransmitter.
- Bestimmte pharmakodynamische Wirkung (Atemdrive; HGH und Insulinstimulation durch Arginin).

3.2.2 Systematik der Aminosäuren

20 Aminosäuren (AS) kommen regelmäßig in Proteinen vor, neben ihnen gibt es einige AS, die unregelmäßig in Peptiden oder in freier Form erscheinen. Die Einteilung der Aminosäuren erfolgt nach verschiedenen Kriterien:

Sterisch-chemisch: Aminosäuren besitzen zwei funktionelle Gruppen, die Aminogruppe ($-NH_2$) und die Karbonsäuregruppe (-COOH).
AS mit reiner Kohlenwasserstoffseitenkette (Glyzin, Alanin, Leuzin, Isoleuzin, Prolin, Phenylalanin).
AS mit polar wirkenden Gruppen (-OH, -SH, $-CO.NH_2$; Tyrosin, Tryptophan, Taurin, Serin, Threonin, Zystin, Zystein, Methionin, Glutamin, Aspargin).

Saure AS oder Aminodikarbonsäuren (Glutamat, Aspartat).
Basische AS oder Diaminokarbonsäuren (Lysin, Arginin, Ornithin, Histidin).

Ernährungsphysiologisch: Diese werden in essentielle und nichtessentielle AS eingeteilt. Essentielle AS können vom Körper nicht synthetisiert werden und müssen zugeführt werden. Neben den acht klassischen essentiellen AS (Isoleuzin, Leuzin, Lysin, Methionin, Phenylalanin, Threonin, Tryptophan und Valin) gelten auch einige andere AS wie Zystein, Glyzin, Tyrosin (Föten und Neugeborene), Arginin (Imbalanzen) und Histidin (Kinder, Urämie) unter gewissen Umständen als essentiell.

Metabolisch: AS können nach ihrem Stoffwechselverhalten in glukoplastische (Glyzin, Serin, Threonin, Valin, Histidin, Arginin, Lysin, Zystin, Prolin, Hydroxyprolin, Isoleuzin, Phenylalanin, Tyrosin) oder ketoplastische AS (Leuzin, Isoleuzin, Phenylalanin, Tyrosin) eingeteilt werden.

3.2.3 Aminosäurenstoffwechsel

Der Proteinumsatz des Körpers beträgt pro Tag ca. 300 g und läuft über den Pool der freien Aminosäuren (Abb. 3.2/1). Der Hauptanteil der AS ist in Form von Proteinen (gesamt ca. 6000 g) gebunden. Der Gesamtpool an freien Ami-

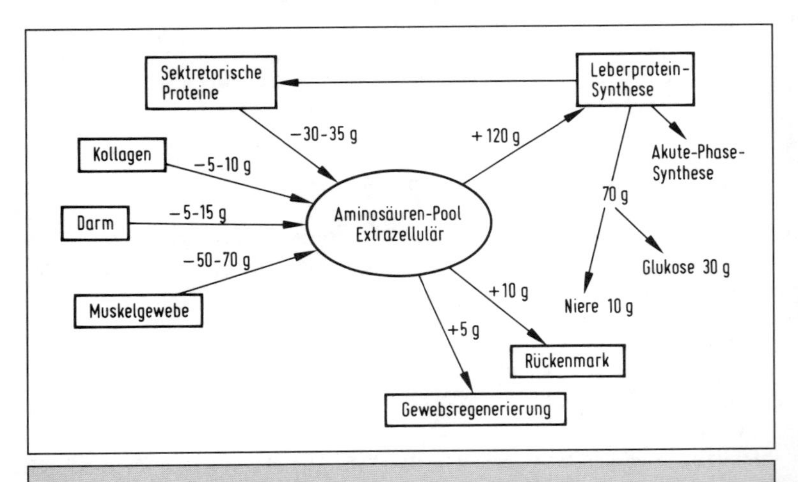

Abb. 3.2/1: Die einzelnen Fluxe des Proteinpools.

nosäuren beträgt ungefähr 97g und macht somit weniger als 1% der in den Proteinen gebundenen AS aus, davon sind 87 g im intrazellulären, 8 g im extrazellulären Kompartment und 1 g im Plasma. Den größten Anteil an diesem Pool haben die freien AS des Muskelgewebes (Muskel-AS/Plasma-AS = 40/1).

Die **Plasmaaminosäurenkonzentrationen** liegen in einem Bereich zwischen 1700 und 4000 µmol/l, der Plasmaaminosäurenpool ist als Summe der metabolischen Aktivitäten aller Organsysteme zu sehen und unterliegt deswegen raschen (kinetischen) Veränderungen. Konzentrationsänderungen werden durch Nahrungsaufnahme, Körperaktivität und durch hormonelle Einflüsse (Geschlecht, anabole und katabole Hormone) hervorgerufen. Bestimmte Stoffwechselzustände (Trauma, Sepsis, Urämie, Hepatopathie) weisen ein typisches Plasmaaminogramm auf; das Aminogramm ist bei diesen Zuständen dann weniger ein Index des AS-Bedarfes (Abb. 3.2/2).

Organebene: Zwischen den einzelnen Organen bestehen beachtliche Unterschiede in der Konzentration der einzelnen Aminosäuren. So beträgt das Ver-

	Trauma	Sepsis	Niere	Leber	Tumor
Alanin	–↓	↓	↓		
Arginin	↑		↓	–↓	↓
Asparaginsäure					↑
Zystein	–↓			↑	↓
Zitrullin					
Glutamin		↓↓			
Glyzin	–↑	↓↓	↑	↑	
Histidin			↓↓	–↑	
Isoleuzin	↑	↓	↓	↓↓	↓
Leuzin	↑–↑↑	↓	↓	↓↓	
Lysin					
Methionin	↑–↑↑	↑	–↑	↑↑	
Ornithin					
Phenylalanin	↑–↑↑	↑	–↑	↑↑	↑
Prolin	–↑	↓	↓	–↓	
Serin				–↑	
Tyrosin					
Valin	↑–↑↑	↓	↓	↓↓	↓

Abb. 3.2/2: Verhalten der Plasmaaminosäuren bei verschiedenen Erkrankungen.

hältnis von freien AS zur Gesamtaminosäurenkonzentration in der Muskulatur 7,5%, in der Leber 4,5% und im Plasma 27%. Es bestehen auch starke Wechselbeziehungen zwischen den AS, diese beruhen auf einen Austausch oder einer Abgabe von Substraten, z.B. Alaninzyklus, Glukoneogenese aus verzweigtkettigen AS, Cori-Zyklus.
Der Protein-Turnover auf Zellebene wird beeinflußt durch

- ein hormonelles Regulationssystem,
- die Größe des Pools an freien Aminosäuren,
- den Flows der AS zu den einzelnen Organen und
- ein lokales, zelluläres Regulationssystem.

Es existieren 7 Gruppen von Hormonen, die die Höhe der Synthese und auch des Breakdowns der Proteine beeinflussen: Insulin, Glukagon, Schilddrüsenhormone, Kortikosteroide, Wachstumshormon und Somatomedin, Testosteron und Prostaglandine. Diese Hormone beeinflussen sich gegenseitig und sie können in einzelnen Organen unterschiedliche Wirkungen haben (z. B. Kortikosteroide in Leber und Muskulatur).
Für jede AS existieren wahrscheinlich drei globale Phasen: der basale, der notwendige und der „futile" Pool. Bei Unterschreiten des basalen Pools kommt es zur Limitierung der Synthese, während der Protein-Breakdown (Kathepsinsystem) weiter ansteigt. Wenn die „futile" oder toxische Zone erreicht wird, wird die Proteinsynthese wieder inhibiert und die Kathepsininhibition nicht gesteuert.
In den einzelnen Organen (z.B. Hepatozyten, Enterozyten) bestehen unterschiedliche AS-Pools, ebenso verhalten sich die Flows unterschiedlich, so nimmt z. B. in den Hepatozyten der AS-Flow im Streß stark ab.

Muskelaminosäuren: Das Muskelgewebe ist das N-Speicherorgan des Körpers. Die Aminosäuren liegen vor allem gebunden als Muskelprotein vor, die freien Aminosäuren (ca. 90 g gegenüber 1,4 g im Blutplasma) im Zytoplasma sind das Produkt der intrazellulären Proteinhydrolyse bzw. das Substrat für die Proteinbiosynthese. Die AS werden mittels aktiver Transportmechanismen (mit Hilfe von Insulin und HGH) in die Zellen transportiert. Das intrazelluläre Aminosäurenprofil der Muskelzelle unterscheidet sich von dem im Plasma, der Anteil der essentiellen AS liegt bei 8% gegenüber 0,3% im Plasma. Besonders hoch sind die Konzentrationen von Glutamat (73:1), Glutamin (34:1), Asparagin (10:1) und Alanin (7:1). In der Sepsis kommt es zu einem starken Abfall bestimmter Aminosäuren (Glutamin, Asparagin, Alanin) in der Zelle. Bei der Hypoxie der Zelle kommt es zu einer Akkumulation der meisten Aminosäuren (AS) mit Ausnahme von Aspartat und Glutamat, die zur Alanin-, Pyruvat- und schließlich Laktatsynthese herangezogen werden.

Die Aminosäurenverteilung in den einzelnen Organen ist unterschiedlich, wobei die Glutaminsäure den größten Anteil an allen Aminosäuren besitzt. Glutamin wird in verschiedenen Organen (Intestinaltrakt, Niere) zur Energieversorgung herangezogen.

Die **Harnausscheidung** von AS unterliegt starken Schwankungen; die Stickstoffverluste über diesen Weg liegen unter 5%. Schwierig ist auch die Bestimmung der AS-Ausscheidung im Harn, da auch andere mit der Bestimmungsmethode interferierende Substanzen die Messung beeinflussen. Von den AS werden vor allem Glyzin, Histidin, Serin, Threonin und Alanin in größeren Mengen ausgeschieden. Das Ausscheidungsverhalten ändert sich unter einer parenteralen Ernährung kaum, es ist vielmehr vom Ernährungszustand abhängig. Patienten mit einem Polytrauma oder nach einer Verbrennung haben höhere AS-Ausscheidungsraten als septische Patienten in einem schlechten Ernährungszustand.
Wichtig sind vor allem die organspezifischen AS-Umsatzraten. Alanin und Glutamin haben die größten Umsatzraten im Muskelgewebe, ins Gewebe aufgenommen werden vor allem Glutamat, Zystin und Zitrullin. Postabsorptiv werden in der Leber vor allem die glukoneogenetischen AS (Alanin) aufgenommen. Die Niere extrahiert postabsorptiv vor allem Glutamin, Prolin und Zitrullin und setzt Phenylalanin, Serin, Arginin, Taurin, Threonin, Tyrosin, Ornithin, Lysin und Alanin frei. Ins Gehirn werden im postabsorptiven Zustand fast alle AS aufgenommen.

Synthese und Abbau: Während die essentiellen AS nicht resynthetisiert werden können, können die nichtessentiellen AS über Ketoanaloga (durch Transaminierung bei 3-Phosphoglyzerat → Serin; Pyruvat → Alanin; α–Oxyglutarat → Glutamat; Oxalazetat → Aspartat), durch Umbau von nichtessentiellen AS (Serin → Glyzin, Zystein; Glutaminsäure → Glutamin, Arginin, Prolin; Aspartat → Asparagin) und durch Umbau von essentiellen AS (Phenylalanin → Tyrosin; Methionin → Zystein) gebildet werden.
Glutamat kann durch die Glutamindehydrogenase in die Oxoform (α–Ketoglutarsäure) umgewandelt werden. Die im AS-Katabolismus entstehenden Oxosäuren α–Ketoglutarat, Succinyl-CoA, Fumarat und Oxalazetat sind unmittelbare Glieder des Zitronensäurezyklus. Phenylalanin, Tyrosin und Leuzin werden direkt in Azetoazetat umgebaut.

Bei der Oxidation von Aminosäuren wird Ammonium frei, dieses wird mit CO_2 im Harnstoffzyklus zu Harnstoff und H^+ synthetisiert. Die Bildung von Harnstoff („Urea production“) erfolgt fast ausschließlich in der Leber aus 2 Mol NH_4 (Glutaminsäure und Asparagin) und 1 Mol CO_2. Diese Reaktion ist stark ener-

gieverbrauchend (1 Mol Harnstoff benötigt 4 Mol ATP). Der gebildete Harnstoff („Harnstoffproduktionsrate") ist außer beim Leberversagen direkt proportional der Aminosäurenoxidation und somit ein Maß der Katabolie.
Während der Nahrungskarenz und im Postaggressionssyndrom dient neben dem Fettgewebe das Alanin und Glutamin der Muskulatur als Energiespeicher. Während Glutamin hauptsächlich vom Dünndarm aufgenommen wird, liefert Alanin ungefähr 20% der in der Leber gebildeten Glukose. Ein Teil der neugebildeten Glukose gelangt wieder in das Muskelgewebe und wird dort glykolytisch zu Pyruvat gespalten. Das Pyruvat erhält dabei die Aminogruppe von den verzweigtkettigen AS über Glutamat übertragen und wird zu Alanin synthetisiert (Glukose-Alanin-Zyklus). Im Postaggressionssyndrom läßt sich der Glukose-Alanin-Zyklus auch durch eine erhöhte Glukosezufuhr nicht unterbrechen. Mehr als 50% am freien AS-Pool des Körpers macht das Glutamin (Glutamin-Zyklus) aus. Glutaminverbrauchende Organe sind die Niere, der Dünndarm und das Pankreas, wobei das Glutamin zu α–Ketoglutarat desaminiert und das freigesetzte Ammonium zur Pufferung verwendet wird. In diesen Organen wird das Energieaufkommen durch mehr als 30% durch das Glutamin getätigt. Die Neosynthese des Glutamins erfolgt im Muskelgewebe aus den Präkursoren Isoleuzin, Valin, Aspartat und Asparagin. Im Hunger- bzw. Postaggressionsstoffwechsel ist eine drastische Verminderung des Glutaminpools zu beobachten (ca. 50 – 70%).

Die nutzbare Energie der einzelnen Aminosäuren ist unterschiedlich, so werden aus

1 g Alanin	4,35 kcal,
1 g Leuzin	6,52 kcal und
1 g Harnsäure	2,74 kcal

frei. Für die Einfachheit der Berechnung dient jedoch ein Wert von 4 kcal.

3.2.4 Proteinzufuhr

Für die Zufuhr von Proteinen oder einer Aminosäurenlösung ist vor allem die **biologische Wertigkeit** des Gemisches ausschlaggebend (Abb.3.2/3). Darunter versteht man jene Aminosäurenzusammensetzung, mit der man eine ausgeglichene Stickstoffbilanz beim „Bilanzminimum" erreichen kann. Als Referenzwert gilt das Vollei mit 100, d.h. 0,5 g/kg KG und Tag, genügend für eine ausgeglichene N-Bilanz. Durch Mischen verschiedener Proteine läßt sich die biologische Wertigkeit verbessern, z. B. Kartoffel-Ei mit 130.
Um die Aminosäurenzusammensetzung eines Gemisches zu quantifizieren, dient auch der **E/T-Quotient.** Dieser ist das Verhältnis aus g essentieller Ami-

nosäuren zu g Gesamt-N des Aminosäurengemisches und beträgt für das Milchprotein 3,1 und für Eiprotein 3,2. Dieser Quotient sagt aus, daß neben den essentiellen AS auch Stickstoff notwendig ist, um die körpereigene Synthese von Aminosäuren aufrechtzuerhalten.
Der Bedarf an essentiellen Aminosäuren beim gesunden Erwachsenen ist in Abbildung 3.2/4 dargestellt.
Es gibt auch limitierende Aminosäuren, bei deren Überschreiten es zu Aminosäuren-Imbalancen kommen kann. Solche sind Lysin, Methionin, Threonin und Tryptophan.

Protein	Biologische Wertigkeit	Eiweißminimum g/kg KG und Tag
Weizen	60	0,85
Rindfleisch	80	0,60
Sojabohne	85	0,58
Milch	85	0,58
Kartoffel	90	0,55
Vollei	100	0,50
Kartoffel-Ei	130	0,35

Abb. 3.2/3: Biologische Wertigkeit verschiedener Proteine.

Aminosäuren	„Ideales Protein“ nach Longenecker und Hause	FAO-Referenzprotein	Eieralbumin	Bedarf nach Rose	Bedarf nach Hegsted
Isoleuzin	4,5	4,6	4,2	4,2	4,5
Leuzin	6,8	5,2	6,4	6,6	5,8
Lysin	5,2	4,6	5,8	4,8	4,5
Methionin + Zystin	5,5	4,6	4,9	6,6	–
Methionin ohne Zystin					5,7
Phenylalanin + Tyrosin	8,0	6,1	7,7	6,6	2,1
Threonin	3,0	3,0	3,0	3,0	3,0
Tryptophan	1,0	1,2	1,1	1,5	1,4
Valin	4,3	4,6	4,8	4,8	6,5

Abb. 3.2/4: Bedarfswerte für die essentiellen Aminosäuren bei gesunden Erwachsenen nach verschiedenen Untersuchungen.

Für die Aminosäurenzufuhr ist auch das **Stickstoff-Kalorien-Verhältnis** maßgebend. Unter Normalbedingungen hat sich ein Verhältnis von 1:100 bis 1:130 als günstig erwiesen, unter bestimmten Umständen (hypokalorische Ernährung, erhöhter N-Bedarf) kann dieser Wert unterschritten werden.
Aufbauend auf diesen Voraussetzungen wurden in den letzten Jahren verschiedene Aminosäurenlösungen entwickelt, deren Zusammensetzung sich nach den erreichten Konzentrationsbestimmungen im Plasma, nach Aminosäurentransfer bzw. Umsatzraten richten. Die meisten derzeit im Handel erhältlichen Aminosäurengemische unterscheiden sich nur unwesentlich und sind als ausgewogen zu bezeichnen.
Folgende Prinzipien müssen jedoch bei jeder Aminosäurenzufuhr erfüllt werden:

- Der tägliche Bedarf aller essentiellen Aminosäuren muß gedeckt sein.
- Eine ausreichende Menge an nichtessentiellen AS (Stickstoffdonatoren) muß zugeführt werden, damit die essentiellen AS nicht als N-Lieferanten sondern als Bausteine für notwendige Proteinsynthesen herangezogen werden.
- Von den nichtessentiellen AS soll die AS-Lösung Arginin (Verhinderung eines Ammoniakantieges), Histidin (semiessentiell) sowie Alanin (Verbesserung der N-Bilanz) enthalten.

Bei bestimmten Erkrankungen wurden wegen der unterschiedlichen Aminosäurenkinetik differente Aminosäurenzusammensetzungen (Leber-, Nieren-, Kinder- und Traumalösungen) entwickelt. Auf diese Problematik wird in den einzelnen Spezialkapiteln eingegangen.
Verschiedene Arbeitsgruppen haben sich in der letzten Zeit mit der Infusion von Dipeptiden beschäftigt. Hier wird vor allem das Glutamin, über dessen wichtige Rolle im Stoffwechsel bereits oben gesprochen wurde, als Dipeptid eingesetzt. Einzelne Untersuchungsergebnisse bringen sehr positive Ergebnisse, jedoch kann über eine endgültige Beurteilung noch nicht gesprochen werden.

Die Menge der Protein- bzw. Aminosäurenzufuhr ist abhängig

- vom Alter,
- vom Ernährungszustand,
- von der Grunderkrankung und
- vom Eiweißkatabolismus,

wobei das Ziel einer optimalen Eiweißzufuhr in der Verhinderung gravierender Eiweißverluste, in der Verbesserung des Ernährungszustandes und in der ausreichenden Synthese entsprechender Proteine (Gerinnung, Akutphasen, Wundheilung) liegt.

Für die Proteinzufuhr ist noch wichtig:

- es gibt einen kritischen Wert für die Proteinzufuhr, unter dem die Proteinsynthese abfällt,
- die Proteinsynthese reagiert rasch auf Änderungen der Nahrungszufuhr,
- die Proteinsynthese ändert sich nicht signifikant, wenn die Proteinzufuhr konstant bleibt und die Energiezufuhr mehr als 20 kcal/kg KG/Tag beträgt und
- wenn die Proteinquellen nicht aufgefüllt sind, so führt eine Reduktion der Energiezufuhr zu einem Abfall der Proteinsynthese bis auf 50%.

Die Aminosäurenzufuhr beträgt im klinischen Alltag zwischen

0,5 und 2,5 g/kg Körpergewicht und Tag, d. h.

0,5 – 0,7	g bei Patienten mit gestörter Nieren- und Leberfunktion,
0,7 – 1,0	g bei Patienten im guten Ernährungszustand und ohne katabolen Streß (Routinechirurgie).
1,0 – 1,5	g bei Patienten im schlechten Ernährungszustand und bei kataboler Stoffwechsellage (größere chirurgische Eingriffe). Kinder bis zum 5. Lebensjahr, hämofiltrierte Patienten.
1,5 – 2,5	g bei Patienten im schlechten Ernährungszustand und ausgeprägter Katabolie (Autokannibalismus, Sepsis, Verbrennung).

3.2.5 Komplikationen der Aminosäurenzufuhr

Bei Überdosierung bestimmter Aminosäuren kann eine Toxizität beobachtet werden, es gibt für die einzelnen AS eine festgelegte LD_{50}. Methionin führt bei Überdosierung zur Wachstumsverzögerung und zu degenerativen Prozessen in Leber, Milz, Pankreas und Niere, Phenylalanin zur Abnahme des Gehirn-Serotonins und Glutaminsäure zum „China restaurant syndrome“ mit Kopfschmerzen, Übelkeit und Erbrechen.
Durch eine zu geringe Zufuhr einer limitierenden AS kann es zu einer Aminosäuren-Imbalance aufgrund einer in der Verwertung nachfolgenden AS kommen.
Verschiedene AS konkurrieren um gemeinsame Transportsysteme, wobei durch ein Überangebot einer AS die Aufnahme einer anderen AS begrenzt wird (verzweigtkettige AS – Phenylalanin), es kommt zum Aminosäurenantagonismus.

AS-Lösungen, bei denen die AS hauptsächlich als Chlorid oder Hydrochlorid vorliegen, können eine metabolische Azidose hervorrufen. Eine Pufferung mit Azetat oder Laktat kann dieser Azidose entgegenwirken.
Eine zu rasche Infusion von Aminosäurenlösungen kann bei Patienten mit Leberinsuffizienz oder bei unreifen Neugeborenen zu einer Hyperammoniämie führen, dies besonders dann, wenn die AS-Lösung kein Arginin enthält.
AS-Lösungen können bei Langzeitanwendung auch zu einer Hepatopathie mit Anstieg der γ-GT und alkalischen Phosphatase führen (siehe „Komplikationen:").

Literatur

Askanazi J, Carpentier YA, Michelson CB (1980): Muscle and plasma amino acids following injury: influence of intercurrent infection. Ann Surg 192: 78

Bergstrom J, Furst P, Noree LO (1974): Intracellular free amino acid concentration in human muscle tissue. J Appl Physiol 36: 693

Fauth U, Heinrichs W, Puénte-Gonzales I, Tzanowa I, Halmágyi M (1989): Verfahren zur Berechnung verschiedener Parameter des Stoffwechsels von Aminosäuren. Infusionstherapie 16: 253

Felig P (1975): The glucose alanine cycle. Metabolism 22: 179

Roth E, Karner J, Ollenschläger G (1990): Glutamin: an anabolic effector? JPEN 14 (Suppl.4): 130S

Long C, Jeevanandom M, Kim B, Kinney J (1970): Whole body synthesis and catabolism in septic man. Am J Clin Nutr 30:1340

Schwartz S, Farriol M, Garcia-Arumí E, Andreu AL, López-Hellin J, Arbós MA (1990): The proportion of amino acids in enteral and parenteral diets: then, now and after? J Clin Nutr & Gastroent 5: 151

Waterlow JC, Stephen JML (eds., 1981): Nitrogen metabolism in man. Applied Science Publishers, London

3.3 Fette

Mit dem Begriff „Fette“ (= Lipide, Lipoide) wird eine unter chemischem Gesichtspunkt gesehene inhomogene Gruppe verschiedener Substanzen bezeichnet, die jedoch gemeinsame physikalisch-chemische Eigenschaften aufweisen.
Bei der üblichen Ernährung eines Erwachsenen werden ca. 30 bis 55% der Energie durch Fette bereitgestellt. Die Fette (Lipide) der normalen menschlichen Nahrung sind entweder tierischen oder pflanzlichen Ursprungs, wobei zwischen beiden relativ große qualitative Unterschiede bestehen.

3.3.1 Aufgaben der Fette

- Fett ist der wichtigste Energiespeicher des Körpers (80% der Energiedepots, d. h. ca. 140 000 kcal). Kohlenhydrate, die nicht unmittelbar oxidiert werden, werden größtenteils in Fette umgewandelt. Das Depotfett enthält mehr gesättigte FS (Palmitin-, Stearin-, Ölsäure) als Strukturfette. Das Depotfett kann bei langem Fasten völlig aufgebraucht werden. Das Gehirn enthält relativ die größte Menge an Strukturfett, das aber auch bei langem Fasten nicht abgebaut werden kann. Der Energiegehalt der FS nimmt mit fallender C-Atom-Zahl ab (9,1 kcal bei C16 gegenüber 8,1 bei C6).
- Fette bilden unter der Haut eine Isolierschicht und üben eine Wärmeschutzfunktion aus. Fett dieser Unterhautschichten trägt die Vorstufen von Vitamin D, die durch UV-Licht in die aktive Vitaminform umgewandelt werden. Cholesterinester in dieser Schicht absorbieren Wasser aus der Luft und verhindern das Trockenwerden der Haut.
- Komplexe Lipide kommen in jeder Zelle vor (zentrales und peripheres Nervengewebe) und werden nach 2 Kriterien unterteilt: Phosphatide und Glykolipide und Glyzerophospholipide und Sphingolipide. Diese Substanzen haben vielfältige Aufgaben (z. B. Surfactant der Alveolozyten), ihre Beschreibung würde diesen Rahmen sprengen.
- Cholesterin ist die Vorstufe der Gallensäuren. Insgesamt werden mit der Gallenflüssigkeit etwa 20 – 30 g Gallensäuren abgegeben, die in den unteren Darmabschnitten über den enterohepatischen Kreislauf teilweise wieder reabsorbiert werden.
- Bestimmte Fettsäuren haben spezielle pharmakodynamische Aufgaben z.B. als Ausgangspunkt der Prostaglandinsynthese (Arachidonsäure, ω3-Fettsäuren) oder als Vorstufen von Hormonen (Geschlechtshormone, Steroide).

Der Energiegehalt des Fettes ist mit 8,1 – 9,3 kcal/g Substrat etwa doppelt so hoch wie von Kohlenhydraten und Proteinen. Durch seine hohe Energiedichte ist Fett in der Ernährung von besonderer Wichtigkeit, da bei enteraler und parenteraler Ernährung mit Fett eine hohe Energiemenge pro zugeführtem Volumen verabreicht werden kann. Zudem ist Fett mit 80% der Energiedepots der wichtigste Energiespeicher des Körpers, da auch Kohlenhydrate, die nicht unmittelbar oxidiert werden können, als Fett gespeichert werden.

Fette zeichnen sich auch durch eine geringe Osmolarität aus; so beträgt die Osmolarität einer 20%igen Fettlösung mit einem Energiegehalt von 2000 kcal nur einer Osmolarität von 330 mosmol, die einer Glukoselösung mit gleichem Energiegehalt aber 1250 mosmol.

3.3.2 Einteilung und Vorkommen der Fette

Neutralfette (Triglyzeride): Diese sind Fettsäureester des Glyzerins und werden als Triglyzeride bezeichnet. Sie werden nach der Art der Fettsäurereste bezeichnet, wobei die Anzahl der C-Atome und die Bindungsart (gesättigt, ungesättigt, verzweigtkettig) ausschlaggebend sind. Zu den gesättigten Fettsäuren zählen: Essigsäure, Buttersäure, Kaprylsäure, Laurinsäure, Palmitinsäure, Stearinsäure, Arachidonsäure und Keratinsäure, zu den einfach ungesättigten Fettsäuren die Krotonsäure, Palmitoleinsäure, Ölsäure und Erukasäure und zu den mehrfach ungesättigten Fettsäuren die Linolsäure, Linolensäure und Arachidonsäure.
Ungefähr 2/3 des Nahrungsfettes stammen aus tierischer Quelle. Die tierischen Fette enthalten hauptsächlich gesättigte Fettsäuren, während die pflanzlichen Fette reich an ungesättigten Fettsäuren sind.
Für die physiologische Wirkung der Fette ist neben dem Gehalt an kurz- und mittelkettigen Fettsäuren (MCT) auch das Verhältnis der gesättigten zu den mehrfach ungesättigten Fettsäuren, der **P/S-Quotient,** ausschlaggebend, der in der normalen Ernährung bei 1,0 liegen sollte, vielfach aber unter 0,5 liegt.

Lipoide (fettähnliche Substanzen): Ihre Hauptklassen sind die Phospholipide und die Sterine (Cholesterin). Sie bilden in Gemeinschaft mit den Proteinen die Hauptbestandteile der Membranen.

Phospholipide (Phosphatide): Diese sind Phosphosäureester, wobei die Phosphorsäure einerseits mit Glyzerin und Sphingosin, andererseits mit Cholin, Kolamin, Serin oder Inosit verestert wird. Der Fettsäureanteil besteht hauptsächlich aus Linolsäure, Palmitinsäure, Stearin- und Ölsäure. Sie werden im Blut als

Lipoproteinkomplex (HDL) transportiert und sind wesentlich am Aufbau der Zellmembranen beteiligt.

Cholesterin: Es wird einerseits mit der Nahrung (bis zu 800 mg/Tag) aufgenommen, andererseits in der Leber und im Darmtrakt (1 – 1,5 g/Tag) synthetisiert. Die Cholesterinmenge des Körpers beträgt ca. 100 g. Das Cholesterin zirkuliert im Organismus über den sog. enterohepatischen Kreislauf. Täglich werden etwa 2 g Cholesterin mit der Galle in den Darm sezerniert, nur 1/3 davon wird mit dem Stuhl ausgeschieden.
Etwa 60 – 70% des Gesamtcholesterins sind in den LDL gebunden, 20 – 30% stammen aus den HDL, die den Cholesterinrücktransport besorgen. Während die LDL-Cholesterin-Bestimmung eine relativ genaue Angabe über ein atherogenes Risiko erlaubt, ist das HDL-Cholesterin ein Indikator für die Fähigkeit des Organismus, sich vor unerwünschter Cholesterinablagerung zu schützen (vasoprotektive Lipoproteine). Es zeigt sich , daß vor allem erhöhte Spiegel des LDL-Cholesterins (>150 mg/dl) gefährlich sind, während erhöhte HDL-Cholesterin-Werte (> 55 mg/dl beim Mann und > 65 mg/dl bei der Frau) eine prognostisch günstige Wirkung haben. Erniedrigte HDL-Cholesterin-Werte weisen ebenfalls auf ein erhöhtes Risiko hin.

Gallensäuren sind das wichtigste Abbauprodukt des Cholesterins, wobei die Hauptmenge die Cholsäure und Chenodesoxycholsäure stellen.

Normalwerte im Blut

Aus den oben dargelegten Bemerkungen ergeben sich für die einzelnen Lipide im Blut folgende Normalwerte (Abb. 3.3/1):

	Quantität g	Quantität mmol/l	Konzentration mg/dl
Lipide	5 – 8		600 – 700
Triglyzeride	0,7 – 1,8	0,8 – 2,0	50 – 100
Gesamtcholesterin	1,6 – 2,3	4 – 7	100 – 200
Phospholipide	1,6 – 2,3	2 – 3	150 – 350
Freie Fettsäuren	0,5 – 1,5	0,35 – 1,25	100 – 500

Abb. 3.3/1: Lipidnormalwerte im Blut.

3.3.3 Lipoproteinmetabolismus

Transport und Umwandlung: Die absorbierten Triglyzeride, Phospholipide und das Cholesterin werden durch das Einwirken von β-Lipoproteinen zu Chylomikronen, die aus endogenen Fetten zu VLDL umgebildet, wobei die Fette mit einer Eiweißschicht umgeben werden. In den Blutgefäßen beginnt sofort der Katabolismus der Chylomikronen und des VLDL durch die Lipoproteinlipasen (LPL), die am Kapillarendothel (extrahepatische und hepatische LPL) lokalisiert sind. Die TG werden an das Fettgewebe und die Muskulatur zur Verwertung (Speicherung, Energiegewinnung) weitergegeben. Aus den Chylomikronen entstehen sukzessiv kleinere Partikel („remnant particles"). Die Halbwertszeit der Chylomikronen beträgt nur einige (2 – 20) Minuten, die der VLDL ca. 50 – 100 Minuten, ihre Umsatzrate beträgt 70 – 150g bzw. 25 – 70 g/Tag. Die Remnants oder IDL gelangen zur Leber und werden dort nach Bindung an den Apo-B/E-Rezeptor abgebaut (hepatische Triglyzeridlipase) und treten in ein Recycling ein. Die restlichen IDL werden unter Abgabe von Apo E und weiterer TG in LDL (Halbwertszeit 2 – 3 Tage) umgewandelt.
Die LDL stellen das Endprodukt des endogenen Cholesterintransportes dar und werden nach Bindung an LDL-Rezeptoren vorwiegend in der Leber, aber auch in allen anderen Organen nach Endozytose metabolisiert. Die rezeptorvermittelte Cholesterinaufnahme steuert gleichzeitig die endogene Cholesterinsynthese über die Aktivität der Hydroxy-Methyl-Glutaryl(HMG)-CoA-Reduktase im Sinne eines negativen Feedbacks. Ein Überangebot an Cholesterin verhindert dabei die Überladung der Zellen mit Cholesterin, dabei wird der Cholesterinbedarf der Zelle reguliert. Unter physiologischen Bedingungen werden bis zu 75% des Cholesterins über LDL-Rezeptoren der Leber eliminiert.
Nach der rezeptorvermittelten Herauslösung des überschüssigen freien Cholesterins erfolgt eine Übertragung der Phospholipide und des Cholesterins auf die Vorstufen des HDL, wobei das Enzym Lezithin-Cholesterin-Azyl-Transferase (LCAT) die Veresterung des freien Cholesterins katalysiert. Die Hauptfunktion des HDL besteht darin, Cholesterin und Phospholipide von den peripheren Organen zur Leber zu transportieren und sie werden dann über den enterohepatischen Kreislauf eliminiert.
Die oben beschriebenen Lipidfraktionen (Abb. 3.3/3) werden aufgrund der Dichte, des Partikeldurchmessers, der chemischen Zusammensetzung usw. in 4 Lipoproteinfraktionen unterteilt. Die Chylomikronen (0,95 g/l), die LP sehr geringer Dichte (VLDL; 1,006 g/l), geringer Dichte (LDL; 1,019 – 1,063 g/l) und die hoher Dichte (HDL; 1,063 – 1,21 g/l). Nach ihren elektrophoretischen Trenneigenschaften werden sie als Chylomikronen (keine Wanderung) bzw. prä-β-(VLDL), β-(LDL) und α-Lipoproteine (HDL) bezeichnet.

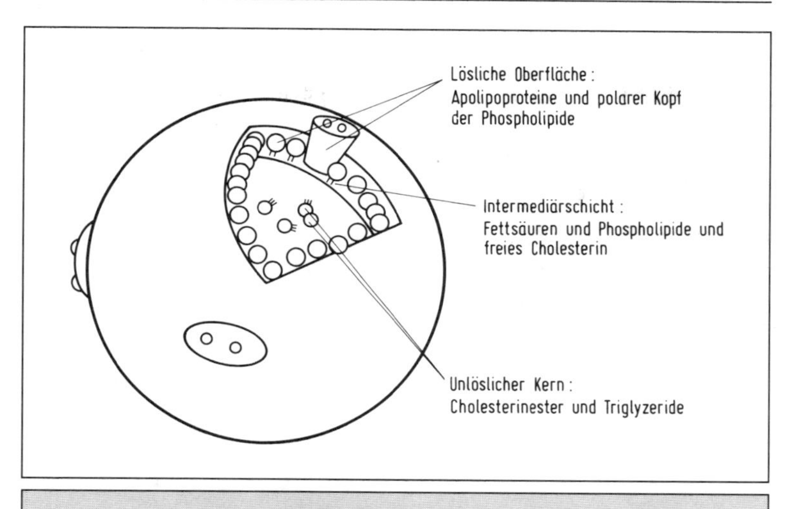

Abb. 3.3/2: Struktur eines Lipoproteins.

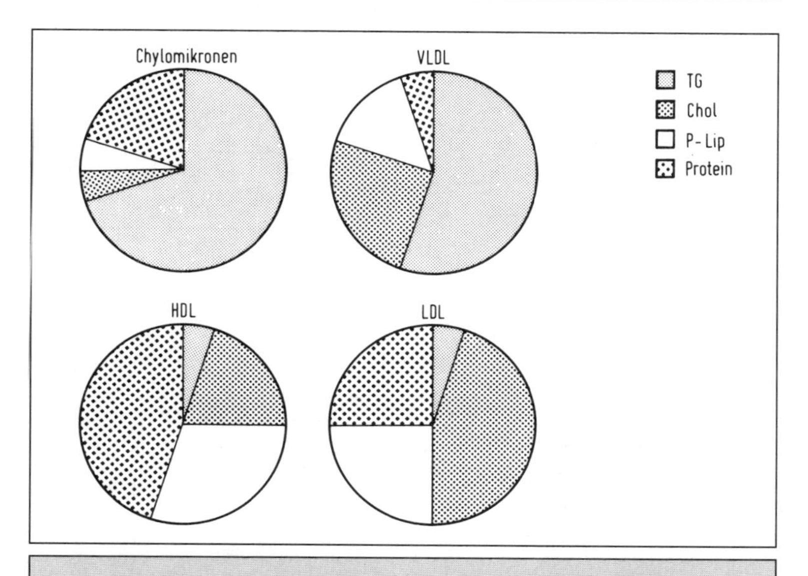

Abb. 3.3/3: Zusammensetzung der verschiedenen Lipoproteine.

Lipogenese: Die in den Adipozyten gespeicherten Triglyzeride stammen aus den mit der Freisetzung (Chylomikronen, VLDL) gebildeten Fetten oder Kohlenhydraten, wobei diese nicht direkt abgelagert werden, sondern nach dem Abbauprozeß einer Neusynthese unterliegen. Die freien FS werden in der Fettzelle mit α-Glyzerophosphat wiederum zu Triglyzeriden aufgebaut, wobei dieses aus dem Glukoseabbau stammt. Da die Glukoseaufnahme in die Fettzelle insulinabhängig ist, scheint hier eine Regulation einer erhöhten Fettsynthese bei hoher Insulinkonzentration möglich zu sein.
Bei der Fettsäuresynthese der Leber aus Kohlenhydraten scheint das Azetyl-CoA ein Kreuzungspunkt zu sein. Dieses wird in Mallonyl-CoA umgewandelt, wobei dieser Schritt von der Azetyl-CoA-Karboxylase katalysiert wird. Eine hohe intrazelluläre Konzentration von FFS hemmt die Karboxylase, während dieses Enzym durch Zitrat und Insulin stimuliert wird. Über einen Multienzymkomplex werden sukzessive C_2-Einheiten angelagert. Aus aktivierten Fettsäuren und dem α-Glyzerophosphat werden dann die Triglyzeride synthetisiert, die dann als VLDL von der Leber abgegeben werden.

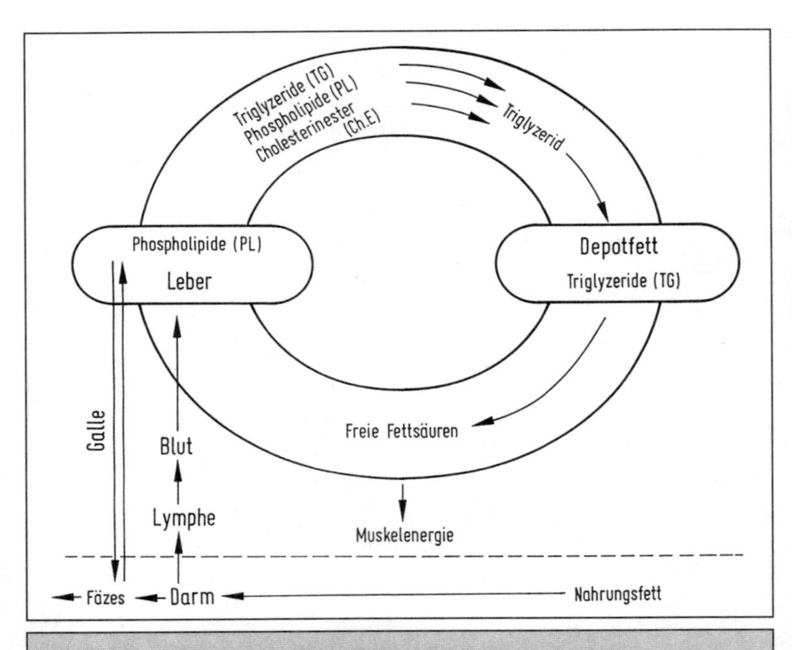

Abb. 3.3/4: Kreislauf der Fettversorgung des Körpers.

Lipolyse: Unter Lipolyse versteht man die Spaltung der Triglyzeride in Fettsäuren und Glyzerin. Die Lipolyse wird hormonell durch mehrere Hormone (Katecholamine, Glukagon, ACTH und HGH steigern die Lipolyse; Insulin senkt diese) gesteuert und läuft über einen mehrstufigen enzymatischen (Lipasen) Abbau ab. Zuerst wird ein α-ständiger Fettrest abgespalten, wobei die oben beschriebenen Hormone als Aktivatoren (Insulin wirkt als Antagonist) der Triglyzeridlipase dienen. Die Phosphorylierung läuft über eine Proteinkinase ab, die durch c-AMP aktiviert wird.

Fettsäurenumsatz: FFS werden durch Freisetzung aus dem Fettgewebe (Abb. 3.3/4), durch Abspaltung von FFS aus den zirkulierenden Lipoproteinen (Chylomikronen, VLDL) und Synthese in der Leber aus Azetyl-CoA gebildet. Die FFS werden an Albumin gebunden transportiert (Löslichkeit um 1000% gesteigert), wobei durchschnittlich 7 – 8 Fettsäurenreste an ein Molekül gebunden sind.
Aus der Plasmakonzentration und der Umsatzgeschwindigkeit (ca. 30% pro Minute) kann die Umsatzrate der FFS berechnet werden, sie beträgt für die Oleinsäure ca. 350 mmol oder 99 g/Tag. Es läßt sich auch auf einen FFS-Turnover von ca. 8 µmol/min/kg Körpergewicht rückschließen.
Zudem läßt sich aus dem arteriellen Angebot und der hepatischen Extraktion von FFS eine Korrelation herstellen: je höher die arterielle Konzentration, umso mehr wird extrahiert. Bei Nahrungskarenz steigt diese nämlich an (60 g nach 15 Stunden Fasten) und die Energiebildung der Leber aus FFS nimmt zu.

Abbau der Fettsäuren: Die Abbaurate der freien Fettsäuren ist vom Ernährungszustand des Patienten und von der Art der Nährstoffzufuhr abhängig. Bei einem normalen Ernährungszustand wird der Großteil der FFS zuerst in TG umgewandelt, nur ca. 5% werden direkt oxidiert. Im Hungerszustand steigt die Oxidationsrate dann auf 50% an.
Die von der Zelle aufgenommenen FFS werden mit Koenzym A mittels Thiokinasen im Zellzytoplasma aktiviert. Anschließend erfolgt der Transport in die Mitochondrien, dies erfolgt nach einer Veresterung mit Karnitin. Dieses wird mit der Nahrung zugeführt, kann aber auch in der Leber aus Lysin und Methionin synthetisiert werden. Bei längerfristiger parenteraler Ernährung, bei Niereninsuffizienz, Diabetes mellitus, Sepsis und Hyperthyreose kann es zu einem Karnitinmangel kommen. Ob exogen zugeführtes Karnitin die Oxidationsrate verbessern kann, ist noch Ziel von Untersuchungen.
Der Abbau gesättigter FS mit gerader Anzahl von C-Atomen erfolgt nach dem β-Oxidationsschema mit Hilfe des Kinasesystems. Beim Freiwerden eines Moleküls Azetyl-CoA werden 1 Mol $FADH_2$ und 1 Mol $NADH_2$ gebildet, die bei der Oxidation 2 bzw. 3 Mol ATP liefern, z.B.: bei 1 Mol Palmitinsäure mit

7 Spaltungen und 8 Azetyleinheiten werden 131 Mol ATP frei, wovon 1 Mol zur Aktivierungsreaktion benötigt wird.
Beim Abbau von FS mit ungerader C-Kette entsteht das Endprodukt Propionyl-CoA, das schließlich zu Succinyl-CoA umgelagert wird.

Beim Abbau der Polyenfettsäuren (PFS) wird nach der Aktivierung zu Fettsäure-CoA der Teil der aktivierten Fettsäure ohne Doppelbindung normal nach der β-Oxidation gespalten. Für den Abbau des Doppelbindungsmoleküls werden eine Isomerase und Epimerase benötigt. Diese finden sich ubiquitär an der inne-

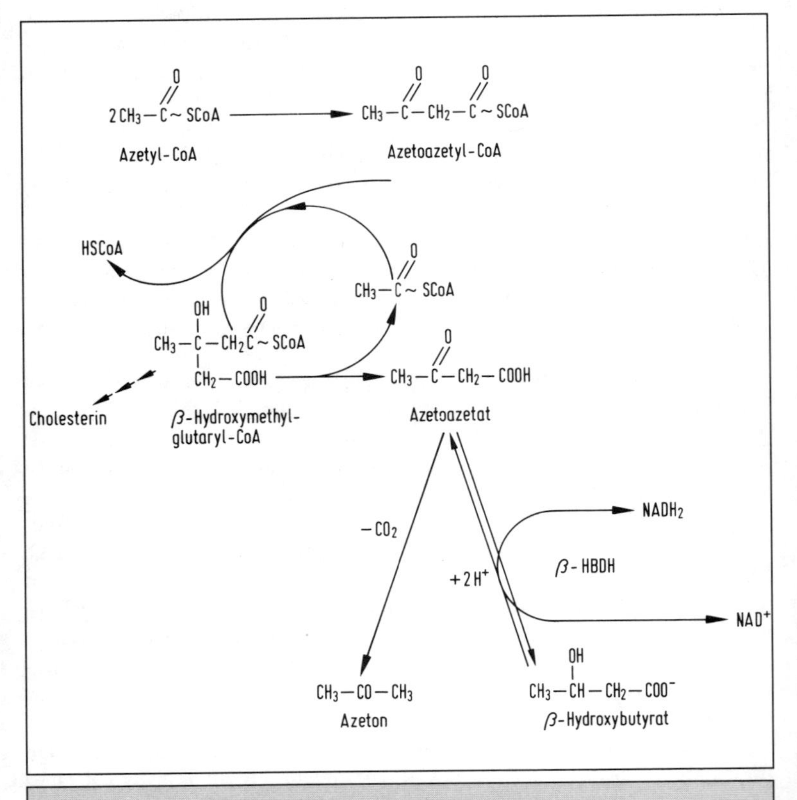

Abb. 3.3/5: Stoffwechsel der Ketonkörper.

ren Mitochondrienmembran fast aller Organe. Energetisch betrachtet liefert eine PFS für jede Doppelbindung 2 ATP-Moleküle weniger als die entsprechende gesättigte Fettsäure.

Eine Biosynthese zu Ketonkörpern (**Ketogenese**) (Abb. 3.3/5) erfolgt nur im geringen Maße (1mg/dl), diese erfolgt ausschließlich in der Leber. Ein geringer Anteil der Ketonkörper entsteht durch den Abbau der Fettsäuren, der größte Teil jedoch durch die Zusammenlagerung von Azetyl-CoA-Molekülen. Aus dem Azetoazetat entsteht das β-Hydroxyburyrat bzw. Azeton. Im Kohlenhydratmangel (Fehlverwertung, Diabetes mellitus) werden vermehrt Ketonkörper gebildet (antiketogene Wirkung der Kohlenhydrate). Für die Ketogenese gibt es zwei Hypothesen (Ansammlung von Azetyl-CoA-Molekülen und anschließende Kondensation; Redox-System $NAD/NADH_2$ führt zur Bildung von Azetoazetat).

Die Skelettmuskulatur, die Niere, die Leber und das Gehirn können vor allem bei Nahrungskarenz Ketonkörper oxidieren. Im Hunger kann der Ketonkörperspiegel um drei Zehnerpotenzen im Blut ansteigen. Bei einer stimulierten Lipolyse kommt es bei reduzierter Insulinwirkung (Diabetes, Nahrungskarenz) zur gehemmten Bildung von FFS und zur Ketonkörperbildung.

Wechselwirkungen zwischen Glukose- und Fettstoffwechsel: Die Regulationsmechanismen des Intermediärstoffwechsels sind so eingerichtet, daß abhängig von der Art der zugeführten Nährsubstrate die Glukose- oder Fettoxidation überwiegt. Eine vermehrte Glukosezufuhr (Insulinstimulierung) bewirkt eine Hemmung der Lipolyse im Fettgewebe durch Reveresterung von FFS zu Triglyzeriden, eine verminderte Lipasenaktivität im Gewebe und eine Stimulation der Fettsynthese in der Leber und im Fettgewebe. Erhöhte Spiegel an FFS bewirken eine erhöhte Glukoneogenese, eine verringerte Fettsynthese und eine verminderte Glukoseverwertung (Randle-Mechanismus durch Hemmung der Pyruvatdehydrogenase, der Hexokinase und ein vergrößertes $NADH_2/NAD$-Verhältnis; Abb. 3.3/6).
Eine übermäßige Fettzufuhr verringert die Glukoseverwertung und es kann zur Hyperglykämie kommen. Bei extremer Mangelernährung und geleerten Fettspeichern hingegen kann es notwendig sein, eine Hypoglykämie mit einer Fettgabe zu behandeln.

Wechselwirkungen zwischen verschiedenen Erkrankungen und Fettstoffwechsel: Bei verschiedenen Erkrankungen ist eine Störung des Fettstoffwechsels zu beobachten.
Bei der Leberinsuffizienz müssen neben einer verminderten Synthese der Lipo-

proteine in der Leber auch Störungen des extrahepatischen Lipoproteinstoffwechsels angenommen werden, da wichtige Enzyme, die den Umsatz der Lipoproteine bestimmen, in ihrer Aktivität vermindert sind. Daraus resultiert u.a. eine erniedrigte Konzentration der VLDL-TG und eine verminderte Fett-Clearance. Fette können nur in einem geringeren Ausmaß zugeführt werden, und eine tägliche Plasma-TG-Kontrolle ist notwendig.

Beim akuten Nierenversagen sind wiederholt Hyperlipidämien beobachtet worden. Die Eliminationszeit ist deutlich vermindert, ohne daß der Gesamt-Turnover eingeschränkt ist. Beim chronischen Nierenversagen findet sich vielfach ein Zustandsbild wie bei einer Hyperlipoproteinämie Typ IV, wobei die Lipoproteine unphysiologisch zusammengesetzt sind (TG hoch, Chol niedrig). Die Elimination ist leicht verzögert, da die Aktivität der hepatischen TG-Lipase erniedrigt ist.

Die akute Pankreatitis wird vielfach (bis 50%) durch eine Hyperlipoproteinämie (Typ III, Apo C II-Mangel) ausgelöst (Hyperviskositätssyndrom), die

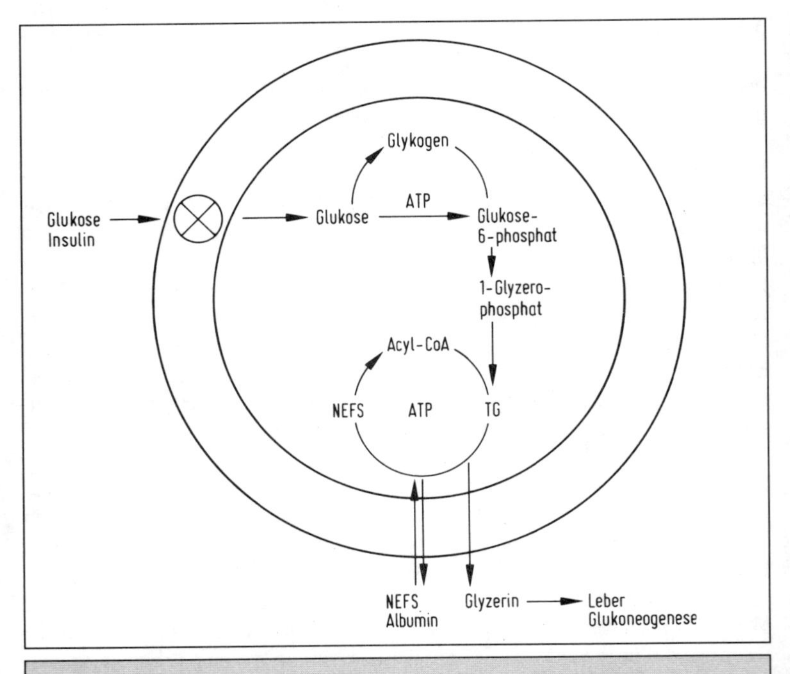

Abb. 3.3/6: Glukose-Fettsäuren-Zyklus (Randle-Mechanismus).

wegen der hohen TG-Werte (> 1000 mg/dl) eine Plasmapherese indizieren. Bei Fettbelastung kommt es zu einer verzögerten Fettelimination, wobei das Postheparinlipasesystem als funktionierend angesehen werden muß.
Gewisse FS besitzen für den menschlichen Organismus einen essentiellen Charakter, dazu zählen die mehrfach ungesättigten FS wie Linolsäure, Linolensäure und Arachidonsäure. Der Bedarf an Linolsäure liegt beim Gesunden etwa bei 8 g/Tag und es dauert mehrere Wochen, bis biochemische Zeichen des Linolsäuremangels (schuppende Hautveränderungen, Anämie, Thrombozytenfunktion, verzögerte Wundheilung) auftreten. Bei Polytraumen liegt der Bedarf wesentlich höher (ca. 30 g/Tag).

3.3.4 Fettzufuhr

Obwohl Fette in der Ernährung des Menschen eine wichtige Aufgabe in der Energiebereitstellung haben und als essentielle Fettsäuren (Sterine, Phospholipide) lebenswichtige Nahrungsbestandteile darstellen, ist in der parenteralen Ernährung die Zufuhr von Fett noch immer nicht voll akzeptiert.
Prinzipiell sollte auch bei der parenteralen Ernährung der Energieanteil des Fettes bei 25 – 30% der Gesamtenergiezufuhr liegen, wobei das Verhältnis von Kohlenhydrat zu Fett nicht unter 1:1 liegen soll.
Die Entwicklung der Fettzufuhr für die parenterale Ernährung ist relativ jung und es mußte eine Emulsionslösung gefunden werden, die den natürlichen Chylomikronen in ihrer Größe und in ihrem chemisch-physikalischen Verhalten ähnelt. Eine solche Emulsion wird z.B. durch die Verwendung von Soja-Triglyzeriden und Ei- bzw. Soja-Lezithin (Phospholipid), das eine hydrophile („osmiumphile") Haut bildet, erreicht.Um eine isotone Lösung zu erhalten, werden die Triglyzeride mit Glyzerin oder Xylit verestert. Wahrscheinlich werden an diese Partikel im Blut Apoenzyme angelagert. Der Abbau der Fettpartikel verläuft wahrscheinlich ähnlich denen der Chylomikronen.
Daneben werden heute aber auch mittelkettige TG (MCT) verwendet, die sich in ihrem Metabolismus von LCT unterscheiden. Bei der enteralen Zufuhr werden sie ohne Pankreaslipase resorbiert und über das Pfortaderblut (an Albumin gebunden) transportiert. Ihr Transport in die Mitochondrien erfolgt ohne Karnitin und sie werden rasch in der Leber oxidiert. Nach rascher Infusion kommt es zu einem Anstieg der Ketonkörper (Verringerung durch gleichzeitige Glukoseinfusion), jedoch zu einem Abfall des Laktats, zudem wird eine Erhöhung des Insulinspiegels durch Stimulation der β-Zelle beobachtet. Durch ihre rasche Resorption wird eine geringere Speicherung im retikulo-endothelialen System angenommen. Ebenso sollen sie geringere Nebenwirkungen auf das Immunsystem besitzen.

Bis heute wird die Diskussion über die solide Indikationsstellung zur Applikation, über die Verwendung von MCT- und LCT-Fetten und über den Zeitpunkt des Einsatzes unterschiedlich geführt. Grundvoraussetzung für eine entsprechende Beurteilung wäre die analytische Quantifizierung der körpereigenen nichtesterifizierten FS (NEFS), die das verbindende Substrat der Verbrauchsstellen bilden, die Kenntnis des Einflusses auf das körpereigene Immunsystem (Abspeicherung im RES, Antigenbildung, Einwirkung auf Mediatoren und Prostaglandine) und das Wissen über die Transportform (Aposystem, LpX). Auf diese Punkte wird noch näher bei den Komplikationen eingegangen.
Während der akuten Schockphase (z. B. hypodyname Phase des septischen Schocks) sollten keine Fettemulsionen appliziert werden, da hier die Verwertung durch hormonelle Umstellungen nicht gesichert ist und die Gefahr der Blockade des RES relativ hoch anzusetzen ist. Anschließend kann Fett langsam adaptierend aufgebaut werden, wobei eine tägliche Steigerung von 0,35 – 0,5 g Fett/kg Körpergewicht anzustreben ist. Als Dosierungsgrenze hat sich eine maximale Zufuhr von 2 g/kg KG/Tag durchgesetzt, das Optimum liegt zwischen 1,0 bis 1,5 g Fett/kg KG. Der Tagesbedarf für Linolsäure beträgt ca. 8 g und kann in der Postaggressionsphase höher liegen.
Während der Fettapplikation sollten täglich, später in mehrtägigen Abständen Triglyzeridbestimmungen durchgeführt werden. Der Plasmatriglyzeridspiegel soll während laufender Infusion 300 mg/dl (3,6 mmol/l) nicht überschreiten und keine steigende Tendenz aufweisen. Nach zwölfstündiger Infusionsunterbrechung sollen die Plasma-TG 250 mg/dl (3,0 mmol/l) nicht überschreiten.
Fettelimination ist jedoch nicht gleichbedeutend mit Fettoxidation, die möglichst hoch sein sollte. Die Elimination liegt zwischen 5 und 20 Minuten (länger als bei den Chylomikronen). Die Fettoxidation ist mit Hilfe der indirekten Kalorimetrie und mit radioaktiv markierten Fettsäuren (Palmitin, Olein) nachzuweisen. Die maximale Oxidation findet zwei Stunden nach Beginn einer Fettoxidation statt. 30 – 80% des zugeführten Fettes werden innerhalb von 24 Stunden oxidiert, jedoch wird die Fettoxidation von verschiedenen Umständen (Ernährungszustand, hormonelle Situation, gleichzeitig infundiertes Kohlenhydrat) beeinflußt. Die oxidative Verwertung ist bei Patienten im Postaggressionszustand größer als bei mangelernährten Patienten. Fettlösungen zeigen, wenn sie gleichzeitig mit Aminosäuren infundiert werden, einen stickstoffsparenden Effekt. Eine Fettzufuhr kann die Glukoseverwertung verringern und es kann im Extremfall zu einer Hyperglykämie kommen (regelmäßige Blutglukosekontrolle).

3.3.5 Komplikationen bei Fettzufuhr

Bei der intravenösen Zufuhr von Fettemulsionen kann es zur Veränderung der Gerinnung mit Thrombozytopenien kommen.
Beschrieben wurden auch Veränderungen der Leberfunktionen mit Anstieg der Alkalischen Phosphatase.
In der ersten Generation der parenteralen Fettzufuhr wurden häufig Lungenfunktionsveränderungen beschrieben, wobei es hauptsächlich zu einer verschlechterten Sauerstoffdiffusion kam. Diese Befunde konnten in der letzten Zeit bei normaler Dosierung nicht beobachtet werden. Der Einfluß der Fettapplikation auf die immunologische Lage ist zweideutig, neben Befunden, die von einer Verschlechterung der Immunkompetenz sprechen, gibt es auch Berichte, die die Fettapplikation in der Onkotherapie einsetzen.
Das Zusammenwirken von Fettapplikation bei verschiedenen Erkrankungen wurde bereits beschrieben.

Literatur

Askenazi J, Carpentier YA, Elwyn DH (1980): Influence of total parenteral nutrition on fuel utilization in injury and sepsis. Ann Surg 191: 40

Balogh D, Hackl JM, Legenstein E, Musil HE (1986): Erfahrungen mit L-Carnitin in der Postaggressionsphase. Infusionstherapie 13: 204

Bender R, Stehle P, Fürst P (1988): Einfluß des Ernährungszustandes auf die Verwertung von MCT und LCT im Rattenmodell. Beitr Infusionstherapie Klin Ernährung 20: 20

Berg G, Sailer D, Bartels O, Grumeth M (1976): Komplette parenterale Ernährung mit MCT-haltigen Fettemulsionen bei Schwerstkranken einer internistischen Intensivpflegestation. Infusionstherapie 3: 129

Druml W, Zadravec S, Kerbl H, Grimm G, Schneeweiß B (1990): Intensivmedizinischer Einsatz einer neuen Fettemulsion. Infusionstherapie 17: 306

Elmadfah I, Leitzman C (1990): Fette. In: Ernährung des Menschen. Ulmer, Stuttgart pp. 91

Hanefeld M (Hrsg.,1989): Fettstoffwechselstörungen Fischer, Jena, pp 8

Paust H, Park W, Knoblach G (1987): Untersuchung des Lipidstoffwechsels des Menschen mit 13C-markiertem Fett. In: Dietze G et al (Hrsg.).Wertigkeit metabolischer Parameter in der parenteralen Ernährung,Klinische Ernährung Bd. 29. Zuckschwerdt, München pp107

Schubert O, Wretlind A (1961): Intravenous infusion of fat emulsion, phosphatides and emulsifying agents: Clinical and experimental studies. Acta Chir Scand 278 (Suppl): 1

Sedman PC, Ramsden CW, Brennan TG, Guillov RJ (1990): Pharmacological concentrations of lipid emulsions inhibit interleukin-2 dependant lymphocyte responses in vivo. JPEN 14: 12

Skutches CL, Myers RN, Paul P (1980): Plasma free fatty turnover and oxidation during fat-free and intralipid TPN. JPEN 4: 572

Troll U, Bessert I (1974): Untersuchungen zum Linolsäurebedarf bei schwerer Katabolie. Infusionstherapie 1: 406

3.4 Elektrolyte, Spurenelemente und Vitamine

In den vorhergehenden Kapiteln wurden die Grundnahrungsstoffe (Macronutrients) und deren Besonderheiten im Rahmen der künstlichen Ernährung diskutiert. Wesentliche Grundlagen einer vollständigen Ernährung bilden aber außerdem noch die Zufuhr von Wasser, Elektrolyten, Spurenelementen und Vitaminen. Während die Konzentration an Mengenelementen mehr als 50 mg/kg Körpergewicht beträgt, beträgt die der Spurenelemente weniger als 50 mg. Zu den Mengenelementen werden die Metalle Natrium, Kalium, Kalzium und Magnesium sowie die drei Nichtmetalle Chlor, Phosphor und Schwefel gerechnet. Zu den Spurenelementen gehören Arsen, Kobalt, Chrom, Kupfer, Fluor, Eisen, Jod, Mangan, Molybdän, Nickel, Selen, Silizium, Vanadium, Zink und Zinn.

3.4.1 Wasser und Elektrolyte

Ein ausreichender Erfolg einer Flüssigkeitstherapie läßt sich nicht allein durch eine genaue Bilanzierung erreichen, bei der Oxidationswasser, Speichel, Sekrete usw. genau berechnet werden, es müssen auch Körpergewicht, Körperwasser und seine Verteilung und die klinischen Funktionen mitberücksichtigt werden. Als Grundsatz muß jedoch gelten: Je länger eine ausschließliche parenterale Ernährung und je größer die verschiedenen Flüssigkeitsverluste sind, desto ausführlicher muß die Bilanzierung (Wasser, Elektrolyte) erfolgen.
Die Beschreibung der Funktionen des Wasserhaushaltes und der Elektrolyte würde den Rahmen dieses Buches überschreiten und muß deshalb gesondert behandelt werden. Hier sollen nur die Elektrolyte Magnesium und Phosphat beschrieben werden, die in letzter Zeit ein besonderes Interesse erlangt haben, da sie mannigfache Rückwirkungen auf den Stoffwechsel besitzen.

3.4.1.1 Magnesium

Der Gesamtbestand an Magnesium beträgt bei einem Erwachsenen 12 – 16 mmol/kg Körpergewicht (300 – 400 mg/kg KG), wobei der extrazelluläre Anteil nur ca. 1% beträgt. Es liegt nach Kalzium, Natrium und Kalium an vierter Stelle der Kationen. Rund die Hälfte des Magnesiumbestandes befindet sich im Skelett, der Rest in den einzelnen Organen und in den Muskelzellen.

Wirkung: Mg wirkt antagonistisch zu Kalzium. Es ist am Funktionsablauf zahlreicher Enzyme (etwa 300), so z. B. der Glykolyse, des Zitronensäurezyklus und der Bildung von ATP und der Nukleasen beteiligt. Mg ist somit an allen Reaktionen des intermediären Stoffwechsels beteiligt, an denen phosphorylierte Substrate eine Rolle spielen (Zellmembrantransport, oxidative Phosphorylierung, Synthese zahlreicher Substanzen, Muskeltransport). Daneben hat es eine Aufgabe gemeinsam mit anderen Elektrolyten.
Die Plasmakonzentration beträgt 0,7 – 1,2 mmol/l, wobei etwa 60% in ionisierter Form vorliegen. Die tägliche Ausscheidung von Magnesium beträgt ca. 2 mmol (50 mg).

Mangelerscheinungen: Mg kann wegen seiner geringen Umsatzrate nur langsam aus dem Skelett mobilisiert werden, deshalb kann es bei verringerter Zufuhr und gleichzeitig gesteigerten Verlusten rasch zur Absenkung des Magnesiumspiegels im Serum kommen. Diese beeinträchtigt die Erregbarkeit der Nerven- und Muskeltätigkeit und es kommt zu Symptomen wie Gefühllosigkeit, Kribbeln und Muskelschwäche, manchmal treten auch Krampfanfälle auf. Daneben treten auch zahlreiche andere Störungen wie Kardiopathien, Gedeihstörungen, verrminderte Verwertung der zugeführten Nährstoffe auf.
Zum Mg-Mangel kommt es auch bei chronischen Diarrhön, bei Fistelverlusten, dem Short-Bowel-Syndrom, bei der Protein-Energie-Malnutrition und beim chronischen Alkoholismus.
Magnesiumintoxikationen können bei der Behandlung der Schwangerschaftstoxikose auftreten. Die klinischen Symptome sind gastrointestinale, neuromuskuläre (schlaffer Tonus, Somnolenz, Koma, Atemstillstand) und kardiovaskuläre Störungen (negativer inotroper Effekt, Herzstillstand). Auch bei verminderter Nierenfunktion sind Hypermagnesiämien möglich.
Der tägliche *Magnesiumbedarf* liegt zwischen 0,06 und 0,1 mmol (2,5 – 4,0 mg)/kg Körpergewicht und Tag, wobei besonders bei längerdauernder Infusionstherapie eine ausreichende Substitution (0,1 mmol/kg KG) durchgeführt werden soll. Bei schweren Mangelzuständen (Serum-Mg <0,8 mmol/l) werden am 1. Tag ca. 35 mmol (800 mg), an den folgenden Tagen bis zur Normalisierung ca. 15 – 20 mmol (375 – 500 mg) substituiert.
Einzelne Aminosäurenpräparate enthalten eine geringe Menge an Magnesium (2 – 5 mmol/l).

3.4.1.2 Phosphor (P)

Erst in den letzten Jahren wurde die klinische Bedeutung des Phosphatstoffwechsels in der Ernährung genau erfaßt und es wurden entsprechende Therapievorschläge erarbeitet.

Der Gesamtbestand an Phosphaten liegt bei 500 – 800 g, davon befinden sich 70 – 80 % im Skelett, das übrige vorwiegend im Intrazellulärraum und nur ein kleiner Anteil im Extrazellulärraum. Rasch verfügbares Phosphat ist nur in einer Menge von 1,2 g (13 mmol) vorhanden.

Funktion: P liegt als anorganisches Phosphat im Skelettsystem vor, organisches Phosphat hat im Intermediärstoffwechsel aller Zellen eine überragende Bedeutung (Phospholipoproteine, Nukleinsäuren, Phosphatide, Kohlenhydratester, ATP und ADP, Kreatinphosphatsystem, 2,3-DPG). Energiereiches Phosphat ist die unmittelbare Energiequelle für alle Leistungen der Zelle (Abb. 3.4/1).
Das P wird durch die Prozesse der Energiegewinnung zunächst auf ein hohes Energieniveau gehoben, von dem es unter Arbeitsleistung (Biosynthesen, osmotische Regulation, mechanische Arbeit) wieder auf die Stufe des anorganischen Phosphats herabsinkt. Das Phosphat wirkt auch als Puffersystem und macht ungefähr 5% des Gesamtpuffers aus. Bis zu 50% der Protonen im Urin werden von den Phosphatpuffern aufgenommen.
Die Plasmakonzentration liegt zwischen 0,7 und 1,3 mmol/l, etwa 12% des Plasmaphosphats sind proteingebunden. Die tägliche Ausscheidung über den Harn liegt bei 15 – 20 mmol, wobei das Phosphat in Form des primären und sekundären Phosphats seine Pufferwirkung ausübt.
Ein alimentärer Phosphatmangel tritt normalerweise selten auf: Milch-Alkali-Syndrom.

Phosphatmangel: Durch die unterschiedlichen Wirkungsarten kommt es beim Phosphatmangel zu einer unterschiedlichen Art von Symptomen (Tab. 3.4/1, siehe Anhang): In den Erythrozyten führt die Blockierung der Glykolyse zu

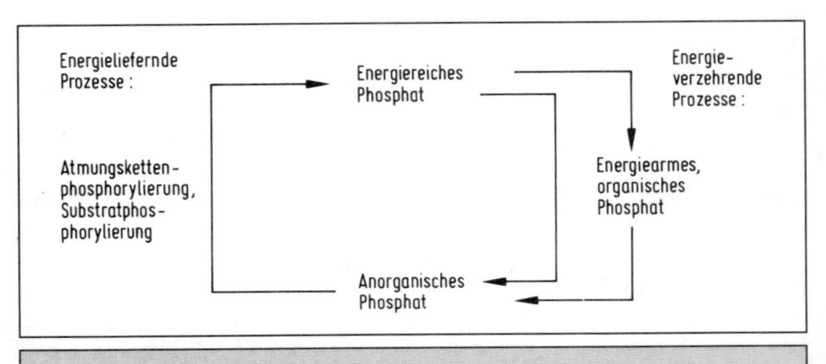

Abb. 3.4/1: Kreislauf des Phosphatstoffwechsels.

einem Abfall der 2,3-DPG, wobei es zu einer Verschiebung der O_2-Dissoziationskurve kommt. Bei den Leukozyten kommt es zu einer Verminderung der Phagozytose und der bakteriziden Aktivität, daraus resultiert eine Beeinträchtigung der Infektabwehr. Im Vordergrund stehen häufig neuromuskuläre Störungen mit Parästhesien, Adynamie, Fehlen der tiefen Sehnenreflexe, muskuläre Ateminsuffizienz und Somnolenz bis zum Koma.
Ein Phosphatmangel tritt häufig beim schlecht eingestellten Diabetes (Fanconi-Syndrom) und bei der parenteralen Ernährung und bei Zufuhr von großen Mengen an Kohlenhydraten auf, der durch die Phosphorylierung der Kohlenhydrate beim Eintritt in die Zelle entsteht. Auch in der Postaggressionsphase nach Traumen, Myokardinfarkt, Sepsis und Operationen ist häufig ein Phosphatmangel zu beobachten. Beim akuten Nierenversagen kommt es zu einem akuten Phosphatmangel, der zu einer Verschlechterung der Restitution führt. Patienten mit einer Leberinsuffizienz zeigen ein Hypophosphatämie und Antazida können die Phosphatresorption verhindern.

Hyperphosphatämien sind von einer Erniedrigung der Serumkalziumkonzentration begleitet. Die Symptome entsprechen deshalb denen eines Kalziummangels (Tetanie, kardiale Störungen). Zu einer Hyperphosphatämie kommt es vor allem bei chronischer Niereninsuffizienz.

Der tägliche *Bedarf* liegt bei 700 – 800 mg (15 mmol), wobei die Phosphatzufuhr im Verhältnis zur Kalziumzufuhr 1:10 stehen sollte.
Bei einer kohlenhydratreichen Infusionstherapie beträgt der Phosphatbedarf 10 – 20 mmol/Tag. Da nur wenige Infusionslösungen Phosphate enthalten, ist eine gesonderte Substitution vonnöten. Diese kann über das anorganische Kaliumphosphat oder organische Phosphate (Glukose-1-Phosphat) erfolgen. Der Nachteil der Kalium-P-Zufuhr liegt in der Inkompatibilität mit vielen Lösungen und deren hohem Kaliumanteil.

3.4.2 Spurenelemente

Spurenelemente sind anorganische Elemente, die für den Organismus notwendig sind und bei deren Mangel in der Ernährung in reproduzierbarer Weise Wachstum oder Leistung vermindert sind. Spurenelemente unterliegen im Organismus vielfältigen Reaktionsmechanismen, die eine Homöostase gewährleisten. Mit zunehmendem Energieumsatz steigt der Spurenelementumsatz an, z. B. Zinkbedarf bei Kohlenhydratzufuhr.
Die benötigte Menge an Spurenelementen ist immer vom Individuum selbst und der biologischen Situation (Krankheit, Streß) abhängig und steht dabei immer

in Relation zum Stoffwechsel. Bei erhöhter Leistung und im Streß besteht ein überproportionaler Bedarf, der mit der üblichen Zufuhr nicht kompensiert werden kann.
Spurenelemente können sich in ihrer Funktion auch nicht gegenseitig ersetzen. Der Bedarf für den normalen Menschen ist durch die Empfehlungen der DGE (Deutsche Gesellschaft für Ernährung) und die RDA (Recommended Dietary Allowances) angegeben. Diese Empfehlungen garantieren die Vermeidung von Mangelerscheinungen, jedoch nicht die optimale Gesundheit.
Spurenelemente können bei einer Unterversorgung zu uncharakteristischen, metabolischen Störungen als auch zu endgültigen, für jedes Element charakteristischen Mangelsymptomen, die anfangs noch reversibel sind, führen. Lange und schwere Mangelzustände führen zu irreversiblen und schweren Störungen und haben die Potenz, letal zu enden.
Bei längerfristig parenteral ernährten Patienten kann es zu einem Spurenelementmangel kommen, wiewohl exakte Bedarfsberechnungen für diese Patienten bisher nur im geringen Umfang vorliegen. Intensivpatienten unterliegen komplexen und schwierigen Problemen (Energieverbrauch, hormonelle Umstellung, Antibiotika und Analgetika, Akutphasenreaktion von Trauma und Sepsis), die klare Aussagen nur schwer erlauben. Zudem können Verluste (gastrointestinal, Wunden, Dialyse) die Übersichtlichkeit weiter erschweren.
Ebenso wie ein Mangel zu Störungen führt, führen zahlreiche Spurenelemente bei überhöhter Aufnahme zu toxischen Wirkungen.
Bestimmungen von Spurenelementen sind äußerst schwer und nur in speziellen Labors durchzuführen, Serumwerte (Tab. 3.4/2, s. Anhang) geben vielfach ein unzureichendes Verständnis für den tatsächlichen Bedarf, d.h. es müssen auch Bilanz- bzw. Gewebewerte (Muskel, Haut, Haar usw.) erhoben werden.
Es sollen die klinisch wichtigen Spurenelemente kurz besprochen werden, wobei besonders auf Probleme der künstlichen Ernährung eingegangen wird. Zudem wird der Tagesbedarf angegeben, wobei sich die Angaben auf Literaturzitate beziehen.

3.4.2.1 Chrom (Cr)

Chrom wird vermehrt bei i. v. Glukosezufuhr benötigt und über den Harn ausgeschieden.

Wirkung: Es verbessert als Koenzym die Insulinwirkung (Glukosetoleranzfaktor, GTF); dieser ist für die maximale Wirkung des Insulins auf insulinsensitive Gewebe erforderlich.
Der *Normalwert* beträgt 0,04 – 0,35 µg/dl, ein Mangel wird durch die Chromausscheidung nach Glukosebelastung bestimmt.

Der *Mangel* an Chrom führt zur Glukoseintoleranz und es werden erhöhte Insulinwerte benötigt, um die Glukosekonzentration zu regulieren. Sekundär führt Chrommangel zu peripheren Neuropathien und Hyperlipidämien.
Der *Chrombedarf* hängt stark von Art und Höhe der Kohlenhydratzufuhr ab, vorläufige Empfehlungen liegen zwischen 50 und 200 µg Cr/Tag bei normaler Ernährung bzw. 10 und 30 µg/Tag bei parenteraler Ernährung. Durch die Kontamination vieler Infusionslösungen mit Cr (bes. Aminosäurenlösungen) ist eine Chromsubstitution nur selten vonnöten.

3.4.2.2 Kobalt (Co)

Co wird zu ca. 70% aus der Nahrung absorbiert.

Wirkung: Dieses ist integraler Bestandteil von Vitamin B_{12}, das vom menschlichen Organismus nicht selbst synthetisiert werden kann.
Mangelerscheinungen: Diese treten nur dann auf, wenn die Vitamin-B_{12}-Versorgung nicht gewährleistet ist.
Intoxikationen (25-30 mg/Tag) führen zur Polyzythämie, zur Appetitlosigkeit, Gewichtsverlust und zur Hyperplasie der Schilddrüse.
Beim Menschen besteht wahrscheinlich kein Bedarf an Co, sondern nur an Vitamin B_{12}.

3.4.2.3 Eisen (Fe)

Zahlreiche Debatten wurden darüber geführt, ob Eisen bei parenteraler Ernährung spezifisch supplementiert werden soll, da die Eisenreserven relativ groß sind. Das Serumeisen fällt bei akuten Erkrankungen als Teil der Akutphasenreaktion (Transferrin, Eisensättigung, Eisen) ab, und die Werte können relativ niedrig sein. Wichtig ist hier der Gehalt an gespeichertem Eisen (Ferritin). Eine Substitution soll erst bei erniedrigten Ferritinwerten durchgeführt werden, eine Substitution mit intermittierenden Blutgaben scheint hier zweckmäßiger zu sein.
Der Bedarf liegt bei ca. 20 µmol/Tag und sollte die Bindungskapazität nicht überlasten.

3.4.2.4 Jod (J)

Jodmangelzustände mit Auftreten einer Schilddrüsenunterfunktion (nicht entsprechend dem „Low T3-Syndrom") sind bisher unter parenteraler Ernährung nicht beschrieben worden. Ursache dafür dürfte die Kontamination mit jodhaltigen Desinfektionslösungen sein.
Die tägliche intravenöse Jodsubstitution dürfte bei 1 µmol liegen.

3.4.2.5 Kupfer (Cu)

Wirkung: Cu ist in zahlreichen Oxidoreduktasen mit hohem Redoxanteil vertreten: Zytochrom-c-Oxidase (Mitochondrien), Superoxiddismutase (Zytosol von Leber, Gehirn, Erys), Caeruloplasmin und Ferrooxidase II (Plasma). Das Caeruloplasmin enthält über 90% des Plasmakupfers und dürfte die Katalyse der Oxidation von Eisen-(II) zu Eisen-(III) sein, dadurch ist es auch für die Hämoglobinsynthese verfügbar. Kupfer und Zink wirken im Organismus teilweise antagonistisch.

Der Gehalt an Cu im Serum liegt bei 14 – 28 µmol/l, die tägliche Kupferausscheidung liegt bei 50 bis 100 µg. Bei Patienten im Streß und nach Infektionen ist der Cu-Gehalt gewöhnlich infolge des Anstieges der Akutphasenproteine (Caeruloplasmin) erhöht, während die Ausscheidung im Harn keine Veränderungen zeigt. Zur Abnahme des Serum-Cu kann es bei gestörter Eiweißsynthese und bei größeren Eiweißverlusten (nephrotisches Syndrom, exsudative Enteropathie) kommen. Unter der totalen parenteralen Ernährung ist die Cu-Konzentration zumeist erniedrigt, dies ist bedingt durch die verminderte Zufuhr, durch einer vermehrte Exkretion, durch eine verminderte Proteinbindung und einen vermehrten Energieumsatz. Ein Kupfermangel kann anhand der verminderten Aktivität spezifischer Enzyme nachgewiesen werden.

Als *Kupfermangelsyndrome* werden hypochrome Anämien, Neutropenie und systemische Sklerose beschrieben, jedoch sind Mangelerscheinungen äußerst selten. Beim intravenös ernährten Patienten treten Mangelsyndrome meist erst nach Monaten auf. Zudem kann es zur Knochendemineralisation und zu Gefäßaneurysmen kommen.
Zeichen der akuten *Kupferintoxikation* sind Erbrechen und Durchfälle, chronische Intoxikationen führen zur Leberfibrose. Eine spezifische chronische Intoxikationsform ist die hereditäre Wilsonsche Erkrankung.
Der *Bedarf* liegt normalerweise bei 2 – 5 mg Cu/Tag, beim intravenös ernährten Patienten etwas niedriger (Absorption). Nicht unerwähnt bleiben darf, daß bei der Herstellung von Infusionslösungen Kupferrückstände die Infusionen mit Kupfer anreichern. Eine Kupfersubstitution soll nur dann durchgeführt werden, wenn eine Hypocupriämie nachgewiesen wurde.

3.4.2.6 Mangan (Mn)

Dieses ist bevorzugt in Komplexen über Sauerstoff an Liganden gebunden, seine Absorption erfolgt im Dünndarm.

Funktion: Es ist in einer Reihe von Metalloenzymen wie Pyruvatkarboxylase (Glukoneogenese), Superoxiddismutase usw. vorhanden, zudem wirkt es als Kofaktor weiterer Enzyme wie Hydrolasen, Kinasen, Dekarboxylasen und Transferasen. Bestimmte Enzyme sind an der Synthese von Chondroitinsulfat beteiligt, das für die Mukopolysaccharide beim Aufbau des Bindegewebes wesentlich ist.
Der Manganstatus ist durch Untersuchungen im Plasma (0,4 – 1,8 µg/l) und durch die Harnausscheidung (2 – 30 µg/Tag) nachweisbar. Während der parenteralen Ernährung werden meistens erhöhte Werte beobachtet (Kontamination der Infusionslösungen).
Mangelerscheinungen werden beim Menschen praktisch nicht beobachtet, bei manganfreier Langzeiternährung kann es zu erniedrigten Werten von Cholesterin, Triglyzeriden und Phospholipiden kommen.
Intoxikationen wurden nur bei chronischer Belastung bestimmter Bergarbeiter beobachtet (psychische Störungen).
Der Bedarf liegt nach den Empfehlungen der DGE bei 2,0 – 5,0 mg/Tag, bei parenteraler Ernährung bei 250 µg.

3.4.2.7 Molybdän (Mo)

Mangelzustände sind bei parenteraler Ernährung bisher nicht beschrieben worden.
Die Zufuhr von 0,2 µmol/Tag intravenös gegeben dürfte nach bisheriger Erfahrung ausreichend sein.

3.4.2.8 Selen (Se)

Selen ist mit Schwefel verwandt und wird vielfach an seiner Stelle in Methionin und Zystein eingebaut. Die Bedeutung des Selens wurde in der letzten Zeit stark hervorgehoben.

Wirkung: Als Bestandteil der Glutathionperoxidase (GSH-Px) wirkt es zusammen mit Vitamin E, schwefelhaltigen Aminosäuren (Methionin, Zystein), den Superoxiddismutasen (SOD) und Katalasen der Lipidperoxidation in Membranen und Zellorganellen entgegen und verhindert somit die Bildung der zellschädigenden Sauerstoffradikale. Es wird dabei die Anlagerung der Sauer-

stoffradikale an ungesättigte Fettsäuren der Membranphospholipide verhindert (Abb.3.4/2).
Die Aktivität der GSH-Px ist bei Ozonexposition, bei Aufnahme oxidierter Fette, in der Reperfusionsphase nach Schockzuständen und bei angeborenen und ernährungsbedingten Muskeldystrophien (Vitamin-E-Mangel) erhöht. Durch Mangel an Protein, Eisen, Riboflavin und Pyridoxin (beim Tier) ist die GSH-Px-Aktivität vermindert.
Der Selengehalt im Blut unterliegt großen Schwankungen (6 – 15 µg/dl). Vielfach wird heute die Aktivität der GSH-Px in den Erythrozyten als zuverlässiger Parameter für den Selenstatus herangezogen. Frühgeborene und Kinder, parenteral ernährte Patienten, Menschen mit proteinarmer Ernährung und Alkoholiker zeigen häufig einen Selenmangel.
Der *Selenmangel* äußert sich in einer erhöhten Hämolyseneigung (ähnlich wie bei Vitamin E-Mangel), in Wachstumsstörungen, in reversiblen Myopathien, deletär verlaufenden Kardiomyopathien (Keshan-Krankheit) und Störungen der

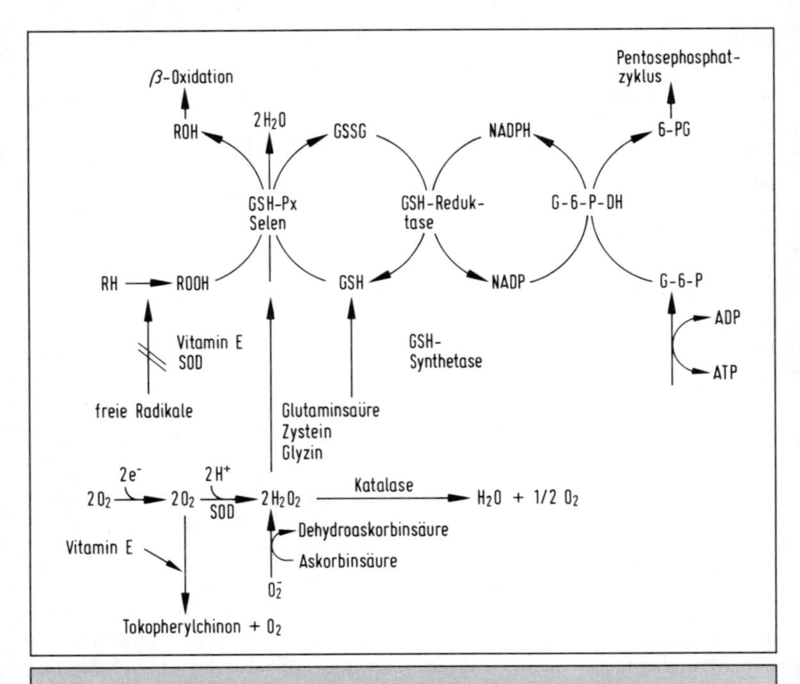

Abb. 3.4/2: Entgiftungsreaktion bei der Peroxidreaktion.

bakteriziden Eigenschaft der Neutrophilen. Inwieweit eine erhöhte Sepsisrate auf einen Selenmangel zurückzuführen ist, ist noch nicht eindeutig geklärt.
Intoxikationen: Die Aufnahme von >3 mg Selen/Tag über längere Zeit eingenommen kann zu Leberzirrhose, Kariesbildung, Haarausfall und Herzmuskelschwäche führen. Ein frühes Kennzeichen überhöhter Zufuhr führt zu knoblauchartigem Mundgeruch.

Bedarf: Da Untersuchungen bezüglich des Bedarfes noch fehlen, wird eine Mindestzufuhr von 40 – 200 µg in der Nahrung veranschlagt. Eine intravenöse Vorbeugung mit 50 µg im Durchschnitt scheint für die meisten Intensivpatienten ausreichend. Bei Substitution klingen die meisten Symptome eines Selenmangels in der Regel schnell ab. Ob Selen bei Herzerkrankungen gegeben werden soll, ist noch ungeklärt, einzelne Befunde sprechen jedoch dafür.

3.4.2.9 Zink (Zn)

Dieses ist mengenmäßig das bedeutendste Spurenelement und austauschbar an Albumin, α2-Makroglobuline und Aminosäuren gebunden. In der Intensivmedizin ist Zink zu einem wichtigen Element geworden.

Funktion: Es ist Bestandteil von zahlreichen Metalloenzyme (Alkoholdehydrogenase, Glutamatdehydrogenase, Laktatdehydrogenase, RNA- und DNA-Polymerase, Alkalische Phosphatase, Karboxypeptidase, Dipeptidase, Karboanhydrase, Aminopeptidase, Karnosinase, Lezithinase u. a.). Ferner wirkt es als Effektor der Aktivität anderer Enzyme, wobei die Homöostase der einzelnen Elektrolyte von außerordentlicher Wichtigkeit ist. Es wirkt auch an der Wundheilung mit. Zwischen Zink und Vitamin A bestehen enge Beziehungen (Produktion des retinolbindenden Proteins).
Der Normalwert für den Zinkgehalt im Serum liegt bei 15,2 ± 1,5 µmol/l (100 ± 10 µg/dl), wobei es mit zunehmendem Alter zu einer Abnahme der Zinkkonzentration kommt (11 µmol/l bei Pat. > 60 Jahren). Die tägliche Zinkausscheidung im Harn liegt bei 0,3 mg. Die Zinkreserven des Organismus sind relativ gering.
Im Hungerstoffwechsel kommt es zu einem Anstieg der Serumzinkwerte (bis 20 µmol/l) und zu einer Zinkurie (veränderter Aminosäurenstoffwechsel in der Leber). Im Rahmen des Streßstoffwechsels wird eine beträchtliche Abnahme der Zinkkonzentration im Serum (ca. 8 µmolll) beobachtet, wobei gleichzeitig die Zinkausscheidung im Harn zunimmt. Postoperativ steigt das Zink bei den Patienten wieder an, bei denen eine ausgewogene und energetisch adäquate Ernährung und Zinksubstitution erfolgt. Zu ausgeprägten Zinkverlusten kommt

es bes. bei Operationen im Darmbereich und bei gastroenterologischen Erkrankungen mit Darmfisteln.
Beim *Zinkmangel* kann es zu Beeinträchtigungen des Protein-, Fett-, Kohlenhydrat- und Nukleinsäurestoffwechsels kommen. Symptome dafür sind eine verringerte Glukosetoleranz (verminderte Insulinwerte) und eine Erhöhung der freien Fettsäuren im Blut. Daneben kommt es zu Knochenwachstumsdepressionen, vermindertem Einbau von Aminosäuren in die Muskulatur und zur verminderten Wundheilung, Geschmacks- und Geruchssinn sind verändert. Auch werden Hyperkeratosen, Dermatitiden, Beinulzera, Anorexie und eine gonadale Atrophie beobachtet. Zu einem Zinkmangel führen neben den oben beschriebenen Ursachen Nierenerkrankungen (nephrotisches Syndrom), hämatologische und onkologische Substanzen, Schwangerschaft (Teenager-Mütter), Hepatopathien (Alkohol) und Medikamente (Chelatbildner, Captopril, Kortikoide, Antianabolika und Antikonzeptiva).
Zink ist relativ wenig toxisch, der toxische Bereich beginnt erst bei Gramm-Mengen. Bei bestehender Niereninsuffizienz kann es bei verminderter Ausscheidung zu einem Anstieg der Zinkkonzentration kommen.
Der *Bedarf* an Zink ist relativ altersabhängig, für den gesunden Erwachsenen empfiehlt sich eine Zufuhr von 15 mg/Tag. Bei der parenteralen Ernährung beträgt der Zinkbedarf ca. 5 mg (2 – 10 mg), bei Katabolie steigt der Zinkbedarf um ca. 2 mg je Tag an, bei größeren Darmsekretverlusten steigt der Bedarf 10 – 15 mg an. Beim festgestellten Zinkmangel sollten 40 mg intravenös bzw. 100 – 200 mg Zinksulfat oral verabfolgt werden.

Eine Substitution mit Spurenelementen ist grundsächlich nur mit solchen Elementen sinnvoll, die lebensnotwendig sind und deren Konzentration monitiert werden kann. Bei parenteral ernährten Patienten ändert sich der Spurenelementbedarf in verschiedener Weise und darauf nehmen die Empfehlungen der AKE/DAKE (Bässler 1988) Rücksicht (Tab. 3.4/3, siehe Anhang). Die unterschiedlichen Angaben zur DGE beruhen darauf, daß bei der enteralen Zufuhr die Resorptionsquoten berücksichtigt werden müssen, die je nach Element und chemischer Bindung zwischen 1 und 80% schwanken.
Bei der Gabe von Spurenelementen ist vor der kritiklosen Anwendung zu warnen. Vor jeder therapeutischen Spurenelementsubstitution sollen diese labortechnisch bestimmt werden und deren Bestimmung regelmäßig wiederholt werden, dies gilt vor allem für die Gabe von Zink und Eisen.
Es werden verschiedene Spurenelementsubstitute (Tab. 3.4/4, siehe Anhang) angeboten, wobei deren Effektivität nicht eindeutig geklärt ist. Zukünftige Untersuchungen sollen hier eine Klärung bringen.
Nicht unerwähnt bleiben darf, daß fast sämtliche Infusionslösungen verschiedene Spurenelemente in wechselnder Konzentration aufweisen, so daß allein

durch diese Zufuhr der Bedarf an verschiedenen essentielen Spurenelementen gedeckt wird.

Literatur

Aggett PJ, Davies NT (1983): Some nutritional aspects of trace metals. J Inherited Metab Dis 6 (Suppl 1): 22

Bässler KH (1988): Empfehlungen für die Zufuhr von Spurenelementen bei parenteraler Ernährung Erwachsener. Mitteilungen der DAKE

Bushe C (1985): Low phosphate levels in ventilated patients. Lancet 2: 579

Cook JD (1984): Parenteral trace elements: iron. Bull NY Acad Med 60: 156

Elmadfa I ua (1984): Die große Vitamin- und Mineralstofftabelle. Gräfe & Unzer, München

Freund H, Atamian S, Fischer JE (1979): Chromium deficiency during total parenteral nutrition. JAMA 241: 468

Kay RG, Tasman-Jones Pybus J (1976): A syndrome of acute zinc deficiency during total parenteral alimentation in man. Ann Surg 183: 331

Kingston ME, Al Sibaí MB, Skooge WC (1986): Clinical manifestations of hypomagnesiemia. Crit Care Med 14: 950

Knochel JP (1985): The clinical status of hypophosphatemia. N Engl J Med 313: 447

Pfannhauser W (1988): Essentielle Spurenelemente in der Nahrung. Springer, Berlin

Pupp-Thaler R, Hackl JM, Eder Chr, Rumpl E (1984): Schwere Phosphatdepletion bei entgleistem Diabetes mellitus. Infusionstherapie 11: 276

Schmidt K, Bayer W (1988): Selen – Aktueller wissenschaftlicher Erkenntnisstand. Vitamine Mineralst Spurenel 3 (Suppl 1): 1

Seeling W, Seeling I, Grünert A (1979): Spurenelemente in der parenteralen Ernährung. Klinikarzt 8:55

Shenkin A (1988): Trace elements in intensive care. Intensive & Crit Care Dig 7: 20

Solomons MW, Layden TJ, Rosenberg JH (1976): Plasma trace metals during total parenteral nutrition. Gastroenterology 70: 1027

Zumkley H, Bertram HP, Spieker C, Puchstein Chr (1986): Spurenelemente und Vitamine in der Langzeitbehandlung. Intensivmedizin 23: 218

3.4.3 Vitamine

Vitamine sind organische Verbindungen, die der Körper nicht oder nur in unzureichender Menge synthetisieren kann. Sie müssen in geringen Mengen zugeführt werden und werden nur zu einem geringen Anteil im Energiestoffwechsel abgebaut, sie werden über den Harn, Stuhl, Schweiß und die Haut ausgeschieden. Vitamine bilden gemeinsam mit den Kohlenhydraten, essentiellen Amino- und Fettsäuren und Mineralstoffen die essentiellen Nährstoffe und werden auch „Micronutrients" genannt.
Die Vitamine spielen eine Rolle als Steuer- und Regelstoffe im Organismus (Koenzyme, Kofaktoren). Mit zunehmendem Energieumsatz steigt der Vitaminumsatz an, z.B. Thiaminbedarf bei Kohlenhydratzufuhr.
Die benötigte Menge an Vitaminen ist immer vom Individuum selbst und der biologischen Situation (Krankheit, Streß) abhängig und steht dabei immer in Relation zum Stoffwechsel. Bei erhöhter Leistung und im Streß besteht ein überproportionaler Bedarf, der mit der üblichen Zufuhr nicht kompensiert werden kann. Eine Leistungssteigerung kann durch Vitamine nur dann entfaltet werden, wenn vorher eine Mangelsituation bestanden hat.
Vitamine können sich in ihrer Funktion auch nicht gegenseitig ersetzen. Der Bedarf für den normalen Menschen ist durch die Empfehlungen der DGE (Deutsche Gesellschaft für Ernährung) und die RDA (Recommended Dietary Allowances) angegeben. Diese Empfehlungen garantieren die Vermeidung von Mangelerscheinungen, jedoch nicht die optimale Gesundheit.
Vitamine können bei einer Unterversorgung zu uncharakteristischen, metabolischen Störungen als auch zu endgültigen, für jedes Vitamin charakteristischen Mangelsymptomen, die anfangs noch reversibel sind, führen (Abb. 3.4/3). Lange und schwere Mangelzustände führen zu irreversiblen und schweren Störungen und haben die Potenz, letal zu enden.
Bei der hochdosierten Gabe von Vitaminen muß das Risiko (= Toxizität) dem Nutzen gegenübergestellt werden, wobei dieser außer bei den fettlöslichen sehr gering ist.

Bestimmungen von Vitaminen sind äußerst schwer und nur in speziellen Labors durchzuführen, Serumwerte geben vielfach ein unzureichendes Verständnis für den tatsächlichen Bedarf, d.h. es müssen auch Bilanz- bzw. Gewebewerte (Muskel, Haut, usw.) erhoben werden. Die Wirkung der Vitamine kann auch durch Aktivitätsmessungen bestimmter Enzyme (Transketolasen, Glutathionreduktase usw.) nachgewiesen werden.

Wichtig dabei ist auch das Wissen über die Reservekapazität der einzelnen Vitamine:

Vitamin B_{12}	3 – 5 Jahre
Vitamin A	1 Jahr
Folsäure	3 – 4 Monate
Vitamin C, Niazin, Riboflavin	2 – 6 Wochen
Vitamin B_6, Vitamin K	
Thiamin	1 – 2 Wochen

Hier sollen die einzelnen Vitamine kurz besprochen werden und ihr Tagesbedarf, der sich nach Literaturangaben richtet (Tab. 3.4/5, siehe Anhang) aufgezeigt werden. In einer kleinen Auswahl werden einzelne Vitaminpräparate vorgestellt (Tab. 3.4/6, siehe Anhang).

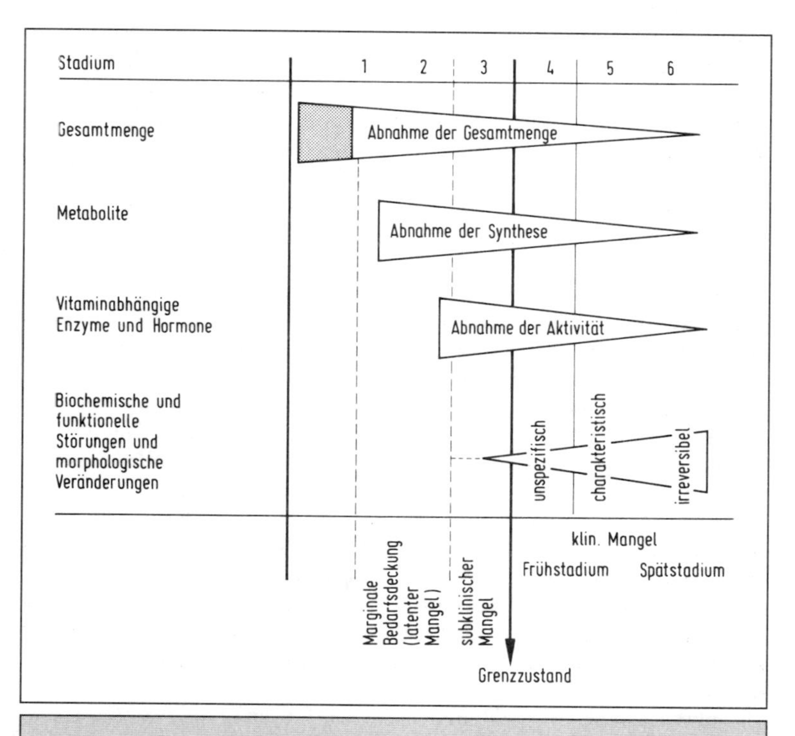

Abb. 3.4/3: Symptome des Vitaminmangels.

3.4.3.1 Wasserlösliche Vitamine

Dazu zählen Thiamin (Vitamin B_1), Riboflavin (Vit. B_2), Niazin (Nikotinsäureamid), Biotin, Pyridoxin (Vit. B_6), Pantothensäure, Folsäure, Kobalamin (Vit. B_{12}) und Askorbinsäure (Vit. C). Die Mehrzahl der Vitamine der B-Gruppe sind koenzymatisch an Stoffwechselprozessen beteiligt, daraus ist zum Nachweis eines Mangels der Aktivitätskoeffizient entwickelt worden. Wasserlösliche Vitamine werden bei starkem Schwitzen vermehrt ausgeschieden.

3.4.3.1.1 Thiamin (Vitamin B_1, Aneurin)

Wirkung: Als Thiaminpyrophosphat ist das Thiamin Koenzym bei der Dekarboxylierung von α-Ketosäuren (Pyruvat, Ketoglutarat usw.) und der Transketolase (Glukoseabbau). Auf Zellebene ist es weiter an der Synthese von Azetylcholin, an der Bildung von NADPH und Ribose und am Azyl-Transfer beteiligt. Auf Körperebene dient Thiamin zur Erhaltung von Nervengewebe, Herzmuskel und zur ATP-Versorgung und zur Verminderung von Blutpyruvat und -laktat. Eine verminderte Transketolasenaktivität der Erythrozyten zeigt einen Thiaminmangel deutlich an und wird zur Diagnose eines solchen herangezogen.
Der Gesamtkörpergehalt beträgt ca. 25 mg, die Konzentration im Blut beträgt 20 – 75 μg/l, die in den Leukozyten 675 μg/l. Thiamin hat eine Halbwertszeit von 9 – 18 Tagen.

Isolierter Thiaminmangel führt zu Degeneration des vegetativen Nervensystems und psychischer Labilität (Konzentrationsschwäche, Reizbarkeit, Depressionen), zu Herzbeschwerden (degenerative Verfettung und Nekrose) bei geringster Belastung, zur Leberfettung und Hämorrhagie, zu Ödemen (Wasserhaushalt) und zu Wadenkrämpfen (diffuse Degeneration mit Schwellung der Muskelfasern, Vakuolenbildung). Ob der Thiaminmangel an der Entstehung der „critical ill neuropathy“ bzw. dem „muscle fatigue syndrome“ mitverantwortlich ist, ist noch ungeklärt, jedoch sprechen einzelne Befunde dafür. Da das Nervengewebe seinen Energiebedarf überwiegend aus der Glukoseverwertung deckt, ist die besondere Anfälligkeit dieses Gewebes gegenüber einem Thiaminmangel erklärlich. Beim akuten Thiaminmangel in der Intensivtherapie werden u. a. von *Eckart* massive Laktatazidosen beschrieben, die sich mit rascher Zufuhr von Thiamin (200 mg) gut behandeln lassen. Thiaminmangel wird auch beim chronischen Alkoholiker beobachtet.

Thiamin hat eine extrem niedrige *Toxizität*. Bei Überdosierung (> 500 mg parenteral) können Symptome wie Hitzegefühl, Schweißausbrüche, Dyspnoe, Übelkeit, Tachykardie und ein anaphylaktischer Schock beobachtet werden.

Der *Bedarf* an Thiamin ergibt sich aus seiner Funktion im Kohlenhydratstoffwechsel. Der Minimalbedarf liegt bei 0,32 mg Thiamin/1000 kcal, der sich bei zunehmender Zufuhr an Nichtfettenergie auf 1 mg je 1000 kcal erhöht. Beim akuten Thiaminmangel können bis zu 200 mg/Tag verabfolgt werden.

3.4.3.1.2 Riboflavin (Vitamin B_2, Laktoflavin)

Wirkung: Riboflavin wirkt im Organismus in Form der Koenzyme FMN und FAD. Die Flavinenzyme stellen als Redoxsystem in der mitochondrialen Atmungskette den begrenzenden Faktor (Nikotinsäure: Flavin: Ubichinon: Zytochrom) dar. Flavinenzyme sind bei der Hämoglobinreduktion in den Erythrozyten beteiligt und bei den entgiftenden Leberfunktionen. Riboflavin hat vermutlich eine Lichtschutzwirkung (Stoffwechsel der Hornhaut und Linse), es verzögert die Entstehung von Tumoren (Ratte) und ist am Aufbau der Myelinschicht der Nerven und der Abwehr gegen Krankheiten beteiligt.
Zur Ermittlung des Versorgungszustandes wird die Riboflavinausscheidung im Harn herangezogen und die Aktivität der Glutathionreduktase in den Erythrozyten.
Riboflavinmangelzustände sind durch typische Symptome gekennzeichnet: charakteristische Hautveränderungen wie Stomatitis, Rhagadenbildung, Dermatitiden von Skrotum und Vulva, nasolabiale Seborrhoe, Dystrophie der Nägel; Konjunktivitis, Vaskularisierung der Kornea und mikrozytäre, hypochrome Anämie; Störungen des Kohlenhydrat- und Fettstoffwechsels.
Überdosierungssymptome sind nicht bekannt, eine erhöhte Zufuhr kann zu Juckreiz und Parästhesien führen.

Der *Bedarf* an Riboflavin hängt von der Stoffwechselintensität ab und nimmt bei verschiedenen Krankheiten (Infektionen), bei Hyperthyreose und bei vermehrter Flüssigkeitsaufnahme zu. Der Minimalbedarf beträgt bei Erwachsenen 0,5 mg/1000 kcal und steigt bei Intensivpatienten bis auf 10 mg/Tag an.

3.4.3.1.3 Niazin (Nikotinsäureamid)

Niazin kann vom Menschen selbst synthetisiert werden, wobei Tryptophan das Ausgangsprodukt bildet; es kann nur bedingt als essentiell bezeichnet werden.
Wirkung: Es ist in den Koenzymen Nikotinamid-Adenin-Dinukleotid (NAD) und NAD-Phosphat (NADP) vorhanden und wirkt als Koenzym wasserstoffübertragender Enzyme wie Dehydrogenasen und Oxidoreduktasen. NAD wird für energieliefernde Oxidationsreaktionen bei der Glykolyse und im Zitratzyklus benötigt. Der wichtigste $NADPH_2$-liefernde Stoffwechselweg ist die Oxidation von Glukosephosphat im Pentosephosphatzyklus. Das dabei gebildete

$NADPH_2$ wird vor allem für die Fettsäuresynthese benötigt. Die Fettsäureoxidation hingegen benötigt NAD als Koenzym. Es sind über 50 metabolische Reaktionen bekannt, an denen Niazin beteiligt ist (Alkohol, Laktat, Malat, Betain, Glutamat, Aldehyd; Ketoglutarat, Oxidation von Fettsäuren, Steroiden, Pharmaka und Karzinogenen).
Der Niazin-Status wird durch die Ausscheidung im Urin monitiert, diese liegt normalerweise bei 7 – 10 mg pro Tag. Eine Ausscheidung unter 2,5 mg deutet auf eine Unterversorgung hin. Ausreichend mit Niazin versorgte Patienten scheiden bei Niazinbelastung ca. 20% der zugeführten Dosis innerhalb von 24 Stunden aus.
Niazinmangel führt zu Pellagra. Diese tritt erst dann auf, wenn gleichzeitig der Tryptophanstoffwechsel gestört ist oder wenn eine Proteinmangelernährung (chronische Alkoholiker) vorliegt.Vielfach tritt ein Niazin-Mangel vergesellschaftet mit einem B_6-Mangel auf. Die klinischen Manifestationen der Pellagra werden mit den 3 „D's" gekennzeichnet: Dermatitis, Diarrhö und Dementia. Die Hautveränderungen treten vor allem an Körperstellen auf, die dem Sonnenlicht ausgesetzt sind, und es kommt zum Erythem, zur Hyperpigmentierung und zur Hyperkeratose. Die gastrointestinalen Symptome zeigen sich in Appetitlosigkeit, im „Brennen" im Mund (Himbeerzunge), in Erbrechen und Durchfall. Die nervösen Störungen äußern sich in Schlaflosigkeit, Müdigkeit, Kopfschmerzen und Verwirrtheit.
Die Toleranzgrenze für Niazin (Überdosierung) ist relativ groß, so daß keine Nebenwirkungen (Diarrhön) zu erwarten sind.
Der *Bedarf* an Niazin ergibt sich aus der Summe der Niazinäquivalente und des aus Tryptophan gebildeten Niazin. Die Verwertbarkeit des Tryptophans hängt von der Zufuhr anderer essentieller AS wie Leuzin, Isoleuzin, Valin, Threonin und Lysin und den Vitaminen B_1, B_2 und B_6 ab. 60 mg Tryptophan entsprechen ca. 1 mg Niazin. Der Bedarf an Niazin steht in enger Beziehung zum Körpergewicht und zur Energieaufnahme, so wird eine Zufuhr von 6,6 mg Niazinäquivalente für je 1000 kcal Energiezufuhr empfohlen. Bezogen auf das Körpergewicht werden mindestens 0,12 – 0,2 mg/kg Körpergewicht empfohlen, um Mangelerscheinungen zu verhindern. Niazin wird wegen seiner positiven Effekte auf Diarrhön, mentale Störungen, Kreislaufstörungen, Anämien, Bluthochdruck, Asthma und Hauterkrankungen bis zu einer Menge von 3 g angegeben. Aufgrund seiner cholesterinsenkenden Wirkung wird Niazin auch bei Hyperlipoproteinämien Typ II eingesetzt.

3.4.3.1.4 Biotin (Vitamin H)

Wirkung: Es ist das Koenzym für alle Karboxylierungs-, Transkarboxylierungs- und Dekarboxylierungsreaktionen (Fettsäuresynthese, Leuzinabbau, Choleste-

rinsynthese, Glukoneogenese). Seine Aufgabe besteht in der Bindung von CO_2 sowie der Übertragung der Karboxylgruppe auf die zu karboxylierende Substanz. Der Wirkungsmechanismus des Biotins vollzieht sich auf der Zellebene in vielen anabolen (Purine, Proteine, Kohlenhydrate, Aspartat, Fettsäuren) und katabolen (Serin, Tryptophan) Reaktionen, auf Körperebene wirkt Biotin bei Wachstum sowie die Erhaltung von Blutzellen, Talgdrüsen, Nervengewebe, Haut und Haar.
Der Biotinstatus kann durch die Bestimmung des Biotingehaltes im Blut (0,95 – 1,66 µg/dl Serum) und der Aktivität der Pyruvatkarboxylase ermittelt werden.

Der *Biotinmangel* ist durch Hautveränderungen gekennzeichnet, begleitet von Müdigkeit, Appetitlosigkeit, Muskelschmerzen, Hyperästhesien, Parästhesien und Anämien. Zudem kommt es zu einer erhöhten Infektionsgefährdung.Beim genetisch bedingten Karboxylasemangel werden Laktatazidose, Hyperglykämien, Hyperammoniämie und Ketonurie beobachtet.

Bedarf: Biotin wird im großen Umfang durch Darmbakterien synthetisiert. Bei gesunden Erwachsenen kann kein zuverlässiger Biotinbedarf angegeben werden, als Richtwert wird 50 µg/1000 kcal genannt, bei schweren Erkrankungen steigt dieser an. Hypervitaminosen sind keine bekannt.

3.4.3.1.5 Pyridoxin (Vitamin B_6)

Wirkung: Die phosphorylierten Formen des Pyridodoxin (Pyridoxalphosphat, PALP) fungieren in über 60 verschiedenen Enzymsystemen des Aminosäuren- und Proteinstoffwechsels als Koenzyme: Transaminasen (GOT,GPT), Dekarboxylasen (Histidin, Ornithin, Glutamat). Weiters wird das PALP als Koenzym der ∂-Aminolävulinsäuresynthase benötigt, die einen wichtigen Schritt in der Biosynthese der Porphyrine katalysiert.
Die Aktivität der Serumtransaminasen kann als Index für den Vitamin-B_6-Status herangezogen werden, ebenso der Tryptophan-Belastungstest.
Ernährungsbedingte *Mangelerscheinungen* sind eher selten, jedoch können sie bei Absorptionsstörungen und Protein-Energiemangel nachgewiesen werden. Aber auch Medikamente (Vitamin-B_6-Antagonisten: Isoniazid, Penicillamin, Östrogene) können zum Mangel führen. Ein Mangel äußert sich in folgenden Störungen: Appetitverlust, Durchfall, Erbrechen, Degenerationen der peripheren Nerven mit Paralysen, Krampfzustände; mikrozytäre, hypochrome Anämie, seborrhoische Veränderungen der Haut, Glossitis. Es können auch Depressionen auftreten, da das Pyridoxin an der Neurotransmittersynthese beteiligt ist.
Die Toxizität ist sehr gering und es werden tägliche Dosen von 20 – 1000 mg ohne größere Schäden über längere Zeit toleriert.

Der *Bedarf* an Vitamin B_6 wird weitgehend durch die zugeführte Aminosäurenmenge bestimmt: es werden 20 µg/g Nahrungsprotein empfohlen. Bei einer sehr hohen Proteinzufuhr kann der Bedarf bis auf 4 mg pro Tag ansteigen.

3.4.3.1.6 Pantothensäure (Koenzym A)

Wirkung: Die Wirkform der Pantothensäure ist das Koenzym A. Dieses vermag aktivierte Verbindungen, z.B. die Thioester zu bilden. Die bei der Hydrolyse von Thioestern auftretende freie Energie beträgt 7 – 10 kcal/mol und liegt somit im Bereich der Hydrolyseenergie von ATP. Der für den Intermediärstoffwechsel bedeutendste Ester des Koenzym A ist die aktivierte Essigsäure, das Azetyl-CoA, das ein Endprodukt des Kohlenhydrat-, Fett- und Aminosäurenstoffwechsels darstellt. Zudem dekarboxyliert es α-Ketoglutarat zu Succinyl-CoA, aus dem wiederum die α-Aminolävulinsäure (Vorstufe der Häm-Bildung) gebildet wird. Die Pantothensäure hat in proteingebundener Form auch eine wichtige Aufgabe bei der Fettsäurebiosynthese (Acyl-Carrier-Protein), zudem ist es beim Stoffwechsel der Sterine, Phospholipide, der Proteine und bei der Azetylcholinsynthese notwendig.
Der Pantothensäure-Status wird durch die Ausscheidung dieser im Harn ermittelt (1 – 7 mg/Tag).
Ein nahrungsbedingter *Pantothensäuremangel* kommt praktisch nicht vor, sekundäre Mangelzustände („Burning feet syndrome") treten unter Sulfonamidbehandlung auf. Bekannte Symptome sind: Ermüdbarkeit, Apathie, Schlafstörungen, Ataxie und Tremor, gesteigerte Reflexe und Durchfälle.

Überdosierung: toxische Wirkungen sind keine bekannt. Eine *Zufuhr* von 4 – 7 mg/Tag wird im allgemeinen als ausreichend betrachtet, die wünschenswerte Zufuhr liegt bei 8 mg. Erhöhte Leistungsanforderungen und Streß beeinflussen den Bedarf.

3.4.3.1.7 Folsäure (Folazin)

Wirkung: Die Folat-Koenzyme übertragen in zahlreichen Biosynthese-Reaktionen C_1-Kohlenstoffeinheiten (Serin-Glyzin-Reaktion, Methylierung von Homozystein zu Methionin, Abbau von Histidin und Purinen, Bildung von Thymidin zur DNS-Synthese, Methylierung von biogenen Aminen wie Dopamin, Adrenalin und Noradrenalin). Folsäure wird besonders in Geweben mit hoher Zellteilungsrate benötigt, da diese zur Thymidin- und somit zur DNS-Synthese benötigt wird.
Durch die Messung der Folatkonzentration im Serum und in den Erythrozyten kann auf den spezifischen Versorgungsgrad geschlossen werden. Die normale

Plasmakonzentration liegt bei 4 – 6 µg/l Serum, bei Werten unter 3 µg/l liegt ein eindeutiger Mangel vor.
Ein frühes Zeichen eines *Folsäuremangels* sind Blutbildstörungen (hyperchrome makrozytäre Anämie), da die blutbildenden Zellen des Knochenmarkes eine besonders hohe Teilungsrate besitzen. Bei länger dauerndem Folsäuremangel kommt es zu generellen Störungen des Zellstoffwechsels (Makrozytose der Oberflächenzellen des Respirationstraktes, Uterus und Blase; Hautpigmentationen, vermindertes Wachstum; neurologische Schäden), da auch der Phospholipid- und der Aminosäurenstoffwechsel beeinträchtigt sind. Ursachen für den Folsäuremangel sind auch Sprue, Alkoholismus und Medikamente wie Antikonvulsiva und Zytostatika.
Bei Überdosierungen (> 15mg) werden neben gastrointestinalen Störungen, Schlafstörungen, andere neurologische Störungen (epileptische Anfälle) und akute Nierenschädigungen beobachtet.
Bei Erwachsenen wird eine tägliche *Folatzufuhr* von 400 µg oral empfohlen, wegen der geringen Bioverfügbarkeit von Folat (40%) reicht bei parenteraler Ernährung eine Zufuhr von 100 – 150 µg freier Folsäure. Bei Kindern und postoperativ liegt infolge vermehrter Zellneubildung ein erhöhter Folsäurebedarf vor.

3.4.3.1.8 Kobalamin (Vitamin B_{12}, Zyanokobalamin)

Wirkung: Vitamin B_{12} ist ein wichtiges Koenzym für zahlreiche enzymatische Reaktionen: Übertragung von Methylgruppen, Mutasen (Glutamatmutase), Dehydratasen, Transmethylasen (Thymidinsynthetase) und Reduktasen (Ribonukleotidreduktase, Azetatsynthese). Die Funktion in der DNA-Synthese erklärt seine Bedeutung für sich schnell teilende Zellgewebe (Knochengewebe, Gastrointestinalgewebe).
Zur Bestimmung von Vitamin B_{12} sind biologische und radiometrische (Schilling-Test) Methoden geeignet. Hinweise für einen Mangel geben Blutwerte unter 0,004 µg/dl Blut und eine Herabsetzung der Ausscheidung im Harn (5 – 10% der Norm).
Vitamin-B_{12}-Mangel beeinträchtigt nahezu sämtliche Zellen des Organismus: erythropoetisches System, Nervensystem und Mund-Rachen-Schleimhaut. Ursachen für einen Vitamin-B_{12}-Mangel können mangelhafte exogene Zufuhr (Vegetarier, Eiweißmangel) und Absorptionsstörungen sein (Gastritis, Gastrektomie, Störungen des Intrinsic-Faktors, Divertikulose, Sprue, chronische Pankreatitis), Medikamente (Alkohol, Tuberkulostatika, Antikonvulsiva) und Transportstörungen. Bekannt ist die perniziöse Anämie; die Effekte eines Mangels auf das Nervensystem sind noch nicht vollkommen geklärt. Gestörte Lipidsynthese, eine Glossitis und Diarrhön sind häufige Beschwerden.

Überdosierung: Nach Dosen von 5 – 15 mg Zyanokobalamin i.m. können allergische Reaktionen beobachtet werden, oral zugeführte exzessive Werte werden über die Fäzes ausgeschieden.

Der *Tagesbedarf* beträgt etwa 1µg tatsächlich aufgenommenes Vitamin B_{12}. Die DGE empfiehlt für den Erwachsenen eine tägliche orale Zufuhr von 5µg, da bei normaler Ernährung Absorptionsverluste bis zu 75% entstehen.

3.4.3.1.9 Askorbinsäure (Vitamin C)

Wirkung: Vit. C kann in einer reversiblen Reaktion Wasserstoff bzw. Elektronen abgeben und wirkt somit als Redoxsystem: Hydroxylierung bei der Kollagensynthese von Bindegewebe (Lysin, Prolin), beim Tryptophan- und Serotoninmetabolismus in der Leber, bei der Biosynthese der Steroide in der Nebenniere und der Synthese von Katecholaminen; Oxidation-Reduktions-Reaktionen beim Tyrosinabbau in Leber und Niere, bei der Eisenspeicherung (Reduktion), bei der Glutathionreduktion und bei den Amidasen, Proteasen, Glykosidasen, Peroxidasen und Esterasen (Leber). Askorbinsäure hat auch einen hohen Einfluß bei der Enstehung von freien Radikalen und damit besonders in der Reperfusionsphase des Schocks (Abb. 3.4/2). Die normalerweise sehr hohe Konzentration von Askorbinsäure in der Nebennierenrinde sinkt im Streß und bei Infektionen rapide ab, dies wird mit der erhöhten Produktion von Kortikosteroiden in Zusammenhang gebracht. Ungeklärt ist bisher noch der Einfluß von Vitamin C auf den Cholesterinstoffwechsel.

Plasmakonzentrationen über 3 mg/l reichen aus, um klinische Symptome zu vermeiden, Werte unter 1 mg/l bedeuten ein hohes Risiko für Skorbuterkrankung. Es kann auch die Askorbinausscheidung (Vitamin-C, Tyrosin) nach Belastung im Harn gemessen werden.

Massiver *Askorbinsäuremangel* (Alkoholiker, Kinder, alte Menschen) führt zum Skorbut, der mit schweren Störungen des Bindegewebsstoffwechsels einhergeht (Hydroxylierungsreaktionen des Kollagens). Weiters kommt es zu Knochen- und Gelenkveränderungen (Osteoporose), da die extrazelluläre Matrix zur Einlagerung der Mineralien nicht voll ausgebildet ist. Weitere Manifestationen sind stark ausgeprägte kapillare Blutungen (Zahnfleisch, Haut, Muskulatur) und die Verschlechterung der Wundheilung und Narbenbildung. Weniger ausgeprägte Zeichen der Hypovitaminose äußern sich in Schwäche, rascher Ermüdbarkeit, Knochenschmerzen und Zahnfleischschwellungen, zudem sinkt der Serumalbumingehalt.

Überdosierung: Bei sehr großen Mengen (> 2 g täglich) über einen längeren Zeitraum können gastrointestinale Beschwerden (Durchfälle), die Ausbildung von Nierensteinen (Oxalate), erhöhte Cholesterinwerte und ein Vitamin-B_{12}-Mangel beobachtet werden.
Die optimale *Versorgung* ist beim Erwachsenen mit 75 mg pro Tag gewährleistet. Eine Tageszufuhr über 150 mg ist nicht sinnvoll, da bei erreichter maximaler Gewebekonzentration die Askorbinsäure praktisch vollständig über den Harn ausgeschieden wird. Bei starkem Streß (Operationen, Trauma, Infektionserkrankungen) und bei großer Flüssigkeitszufuhr ist der Bedarf erhöht, auch bei Rauchern wurde ein erhöhter Vitamin-C-Bedarf (ca. 40%) nachgewiesen.

3.4.3.2 Fettlösliche Vitamine

In den letzten Jahren wurde ein besonderes Augenmerk auf die Zufuhr von fettlöslichen Vitaminen im Rahmen der parenteralen Ernährung gelegt, da es immer wieder zu Mangelerscheinungen kommt. Zu den fettlöslichen Vitaminen zählen die Vitamine A, D, E und K (ADEK).

3.4.3.2.1 Vitamin A (Retinol, Axerophthol, Provitamin: Karotin)

Es ist ein Retinol, der meist als Ester der Palmitinsäure vorliegt. Die einzelnen Abkömmlinge zeigen eine verschiedene biologische Wirksamkeit. Zum Transport ist das retinolbindende Protein vonnöten.

Wirkung: Die Funktion des Retinols für den Sehvorgang ist relativ komplex (Bildung des Rhodopsin). Die Wirkung auf die Differenzierung der Epithelzellen (auchDarmepithelzellen!) ist noch nicht eindeutig geklärt (Behandlung von Krebs und Akne). Vitamin A ist auch an Detoxifikationsreaktionen (chlorierte Verbindungen) beteiligt, es stimuliert die zelluläre und humorale Immunität (Wirkung auf Zellmembranen) und erhöht somit die Widerstandskraft gegen Infektionserkrankungen. Wichtig ist Vitamin A als Wachstumshormon.
Die Retinolkonzentration im Blut ändert sich erst, wenn die Leberreserven fast vollständig aufgebraucht sind. Bei einer Serumretinolkonzentration von >1,2 µmol/l ist der Bedarf ausreichend gedeckt. Wichtig sind die Sehteste.

Ein *Vitamin-A-Mangel* findet sich vielfach bei Malabsorptionssyndromen, Zinkmangel, Traumata, Operationen, Verbrennungen, Leberzirrhose und Schilddrüsenüberfunktion. Als Mangelsymptom wird zuerst die Nachtblindheit als Mangel an Rhodopsin beobachtet. Es kommt zu zusätzlichen Knochenbildungen (appositionelles Knochenwachstum) an Stellen, wo diese nicht erwartet wer-

den, sekundär kann es zu Nervenschädigungen (Taubheit, Blindheit) kommen. Vielfach wird ein erhöhter Liquordruck beobachtet. Es sind die Fortbildungsorgane in Mitleidenschaft gezogen (Samenbildung, Plazenta- und Fetusentwicklung). Durch die Epithelzellschädigung und Ausbildung von schuppigen keratinisierten Zellen kommt es zu Läsionen der Haut und Schleimhäute (Nase, Rachen, Lunge, Niere, Darm), wobei sekundär Infektionen auftreten können. Die Leber ist als Speicherorgan durch den Restbestand geschützt und ist lediglich durch Dehydratation gekennzeichnet.
Bei *Überdosierung* kommt es zu Kopfschmerzen, Erbrechen und Schwindelgefühl. Eine Hypervitaminose führt zu einem Vitamin-K-Mangel mit Blutungsneigung. Zudem kommt es zur Hyperkalziämie mit Knochenveränderungen und Osteoporose, zu Hautveränderungen, zur Fettleber und Freisetzung lysozymaler Enzyme. Bei *chronischer Überdosierung* werden Hautveränderungen, Haarverlust, Schwäche, Gelenks- und Gliederschmerzen, Anorexie, Lebervergrößerung und Kopfschmerzen beobachtet. Die Gefahr der Überdosierung besteht vor allem bei der Hypothyreose und Niereninsuffizienz.
Der durchschnittliche *Tagesbedarf* liegt bei 0,6 mg Retinol, der um einen Sicherheitszuschlag von 60% erhöht wird. Schwankungen der Zufuhr können vielfach ohne Risiko ausgeglichen werden. Ein erhöhter Bedarf liegt während der Schwangerschaft und in der Stillzeit vor.

3.4.3.2.2 Vitamin D (Kalziferol, antirachitisches Vitamin)

Es kann bei ausreichender Sonnenstrahlung in der Haut synthetisiert werden und stellt deshalb eigentlich kein Vitamin dar. Das Vitamin D weist auch hormonellen Charakter auf, wobei es strukturell den Steroidhormonen ähnelt.

Wirkung: Die Aufgabe des Vitamin D besteht darin, die Kalziumhomöostase aufrechtzuerhalten und einer Hypokalziämie entgegenzuwirken. Dies kann erfolgen durch eine vermehrte Kalziumabsorption über den Darm (aktiver Transport gegen Gradienten) und eine gesteigerte Kalziummobilisation aus dem Skelett. Es beeinflußt auch die Fixation der Kalziumionen und die renale Ausscheidung von Kalzium und Phosphat.
Neben der direkten Bestimmung der Plasmakonzentration weisen auch die Werte von Kalzium, Phosphor und der Alkalischen Phosphatase auf den Bedarf hin.
Ein *Vitamin-D-Mangel* führt zu Mineralisationsstörungen (Rachitis) mit Ausbleiben der Osteoidmineralisierung, bei Erwachsenen werden vor allem Knochenentkalkungen (Osteomalazie) beobachtet. *Sekundäre Vitamin-D-Mangelerscheinungen* treten bei Störungen der Absorption (Malabsorption, chronischer Gallengangsverschluß), bei chronischen Leber- und Nierenerkrankungen und beim Mangel an Sexualhormonen auf.

Bei *Überdosierung* (ca. 50 µg/Tag über längere Zeit) kommt es durch Knochenentkalkungen zur Hyperkalziämie, wobei das erhöhte Kalzium über die Niere ausgeschieden werden muß. Die Folge davon ist die Nephrokalzinose. Zudem kann es zu schweren Allgemeinveränderungen wie Appetitlosigkeit, Übelkeit und Erbrechen, Durst und Polyurie und zu zentralen Erscheinungen (Kopfschmerzen, Depressionen, soporöse Zustände) kommen. Übersteigt die Plasmakalziumkonzentration 4 mmol/l, so sind intensivtherapeutische Maßnahmen einzusetzen.
Die *Bedarf* ist von mehreren exogenen Faktoren (geographisch, klimatisch, kulturell) abhängig und die Empfehlungen für Erwachsene betragen ca. 5 µg/Tag an exogen zugeführtem Cholekalziferol. Die parenterale Zufuhr richtet sich hauptsächlich nach der Plasmakonzentration für Kalzium.

3.4.3.2.3 Vitamin E (Tokopherole)

Eine Gruppe von Substanzen, die ausschließlich in den Samen höherer Pflanzen synthetisiert werden können.

Wirkung: Die Funktionen sind noch nicht eindeutig abgeklärt, wobei alle Hypothesen auf der unterschiedlichen Interpretation der zahlreichen Stoffwechselveränderungen beruhen. Nach der Antioxidantienhypothese schützt Vitamin E die Polyensäuren (und andere leicht oxidierbare Substanzen) in Geweben vor Sauerstoffradikalen (Abb. 3.4/2). Nach der Membranschutzhypothese sind die Tokopherole den ungesättigten Fettsäuren der Phospholipide zugeordnet. Bei der Atmungskettenhypothese wird die spezifische Rolle des Tokopherols beim Elektronentransport in den Mitochondrien beschrieben. Die Hypothese der genetischen Regulation nimmt die Funktion dieser beim Transfer der genetischen Information von den Chromosomen zur Zelle an.
Die Bestimmung erfolgt entweder direkt (HPLC-Säulen) oder indirekt durch Bestimmung der In-vitro-Hämolyse.

Ein *Vitamin-E-Mangel* wird beschrieben beim Fetus und Neugeborenen, bei langandauernder Unterversorgung durch Malabsorption (biliäre Atresien, zystische Fibrose). Vitamin E ist beim Erwachsenen im Körpergewebe ausreichend gespeichert, Veränderungen werden erst nach längerfristiger, suboptimaler Versorgung (Monate) beobachtet. Es kommt zu einer erhöhten Hämolyseneigung (Rate bis >20% bei Tokopherol < 0,5mg/dl), zudem kommt es zu Veränderung der Skelettmuskulatur mit Zeroid-Pigmenteinlagerungen und zu einer Pigmentierung der Haut, vielfach werden auch Diarrhön beobachtet. Bei Sportlern kann es bei Vitamin-E-Mangel zur Beeinträchtigung der Leistungsfähigkeit kommen, es besteht bei diesen ein erhöhter Bedarf.

Über *Überdosierungen* bestehen noch keine klare Aussagen, jedoch werden hohe Dosen (Megadosen) ohne Nebenwirkungen toleriert.
Über den *Grundbedarf* an Tokopherol ist bisher wenig bekannt, er wird mit 4 – 6 mg/Tag angegeben. Ein Mehrbedarf entsteht durch die Zufuhr an Polyenfettsäuren, die wünschenswerte Zufuhr beträgt somit 12 mg Tokopheroläquivalente. Vitamin E wird bei einigen Zuständen (Claudicatio, gestörte Fettverdauung) therapeutisch (bis 100 mg/Tag) eingesetzt, zudem zur Leistungssteigerung im Sport, zur Steigerung der sexuellen Potenz und zur Verlangsamung des Alterungsprozesses. Über die Sinnhaftigkeit dieser Medikation muß diskutiert werden.

3.4.3.2.4 Vitamin K (Phyllochinon, Phytomenadion)

Es sind ca. 100 Verbindungen mit Vitamin-K-Wirksamkeit bekannt, von denen nur einige physiologische Bedeutung haben. Vitamin K_1 wird in den grünen Pflanzen gebildet und findet sich in den Chloroplasten, Vitamin K_2 kann die Darmflora in größeren Mengen synthetisieren.

Wirkung: Es steuert die Synthese von Prothrombin in der Leber und reguliert die von Faktor VII, IX und X. Vitamin K dürfte auch eine Rolle bei der oxidativen Phosphorylierung (Antikoagulantienwirkung vom Dicumarintyp) spielen. Direkte Bestimmungen sind äußerst schwierig, der biologische Test beruht auf der Messung der Gerinnungszeit vor und nach Substitution.
Zu einem *Vitamin-K-Mangel* kommt es durch mangelhafte Absorption, bei unzureichender Produktion (Antibiotikagabe), in Anwesenheit von Antikoagulantien und bei verminderter Verwertung (Leberzirrhose). Symptome sind sichtbare und unsichtbare Blutungen und eine verlängerte Prothrombinzeit.
Eine *Hypervitaminose* bei Erwachsenen tritt nur äußerst selten auf und ist durch Hämolyse, Erbrechen, Porphyrinurie und Thrombose gekennzeichnet.
Der *Bedarf* an Vitamin K ist nicht sicher bekannt, jedoch ist eine Zufuhr von 50 – 150 µg/Tag wünschenswert. In der Therapie wird Vitamin K bei folgenden Indikationen (20 – 40 mg/Tag) eingesetzt: Blutungen bei Neugeborenen, Galle- und Pankreasoperationen und Antikoagulantientherapie.

Wissenschaftlich fundierte Grundlagen für die Höhe der Vitaminzufuhr bei parenteraler Ernährung liegen nicht eindeutig vor, wobei besonders Verlaufskontrollen des Vitaminstatus während längerer Behandlungsperioden fehlen. Grundsätzlich ist vor der kritiklosen Anwendung von Vitaminen zu warnen, wobei dies auch für die Langzeitbehandlung im Rahmen der parenteralen Ernährung gilt. Besonders zu berücksichtigen sind Grund- und Begleiterkrankungen (Malabsorptionssyndrom, gestörte Nierenfunktion, Hepatopathie) und

die zusätzlichen Medikationen, da diese auch zu Störungen des Vitaminhaushaltes führen können. Es ist äußerst schwierig, den indiviuellen Bedarf eines Patienten zu decken, es wurden dafür mehrere Vorschläge vorgelegt (Tab. 3.4/5, siehe Anhang). Die Empfehlung der AKE/DAKE sollte, bis weitere klar definierte Untersuchungen vorliegen, als Grundlage dienen. Bei den Angaben für den hohen Verbrauch sind zum Teil überhöhte Werte angegeben.
Bei der parenteralen Ernährung ist es schwer, eine entsprechende Substitutionstherapie durchzuführen, da die Kombinationspräparate z.T. in ihrer Zusammensetzung unausgeglichen sind und nicht immer dem tatsächlichen Bedarf entsprechen (Tab. 3.4/6, siehe Anhang).
Nicht vergessen werden darf, daß verschiedene Vitamine Inkompatibilitäten (Abb. 3.4/4) zeigen und daher eine adäquate Zufuhr weiterhin erschwert wird. Die Vitamine sind z.T. luft-, licht- und pH-empfindlich.
Es stellt sich daher immer wieder die Frage, ob Vitamine in die Infusionslösung gegeben oder mittels einer Kurzinfusion eigens verabreicht werden sollten. Eine eindeutige Meinungsbildung ist hier noch nicht erfolgt. Definiert ist jedoch, daß die fettlöslichen Vitamine mit einer Fettemulsion, wobei die Kompatibiliät mit dieser gewährt sein muß, gemeinsam verabreicht werden sollen.

Vitamin	Empfindlichkeit von Vitaminen gegenüber:				
	Säure	Alkali	Sauerstoff	Tageslicht	UV-Licht
Vitamin B_1	–	+	+	–	+
Riboflavin	–	+	–/+	+	+
Niazin	–	–	–	–	–
Vitamin B_6	–	–	–	+	+
Biotin	–	–	–	–	+
Pantothensäure	+	+	–	–	–
Folsäure	+	–	–	–	+
Vitamin B_{12}	+	+	+	+	+
Vitamin C	–	+	+	+	+
Vitamin A	–	–	+	+	+
Vitamin D	–	–	+	+	+
Vitamin E	–	–	+	+	+
Vitamin K	–	+	–	+	+

Abb. 3.4/4: Inkompatibilitäten von Vitaminen.

Literatur

Bässler KH (1990): Die Bedeutung der Vitamine in der parenteralen Ernährung. Infusionstherapie 17: 19

Cruickshank AM, Telfer ABM, Shenkin A (1988): Thiamin deficiency in the critically ill. Intens Care Med 14: 384

DGE (1985): Empfehlungen für die Nährstoffzufuhr. Umschau Verlag, Frankfurt

Elmadfa I, Leitzmann C (1990): Nicht energieliefernde Nahrungsbestandteile. In: Ernährung des Menschen. Eugen Ulmer, Stuttgart: 225

Friedrich W (1987): Handbuch der Vitamine. Urban & Schwarzenberg, Wien

Lowry StF, Brennan MF (1985): Vitamin requirements of intravenously fed man. J Envir Pathol Toxicol Oncol 5:91

Messerschmidt W (1987): Stabilität einiger wasserlöslicher Vitamine in Abhängigkeit von Infusionsmilieu und Infusionsdauer. Pharmaz Z 132:2820

Nickoalds GE, Meng HC, Caldwell MD (1977): Vitamin requirements in patients receiving total parenteral nutrition. Arch Surg 112: 1061

Shenkin A, Wretlind A (1977): Die vollständige parenterale Ernährung mit Aminosäuren, Glukose, Vitaminen und Mineralien unter Einbeziehung von Fetten. Infusionstherapie 4: 217

Shenkin A, Fraser WD, McLelland AJD, Fell GS, Garden OJ (1987): Maintenance of vitamin and trace element status in intravenous nutrition using a complete nutritive mixture. JPEN 11: 238

Torrecilla C, Cortes JL, Chamorro C, Rubio JJ (1988): Prognosis of acute polyneuritis requiring artificial ventilation. Intens Care Med 14:393

Zumkley H, Betram HP, Spieker C, Puchstein Chr (1986) Spurenelemente und Vitamine in der Langzeitbehandlung. Intensivmed 23:218

4 Infusionstechnik und Gefahren

Obwohl sich die Infusionstherapie erst in den Jahren nach dem Weltkrieg zu einem wichtigen therapeutischen Konzept entwickelt hat, ist sie heute ein integraler Bestandteil insbesonders von intensivmedizinischen Behandlungsmaßnahmen geworden.

Grundvoraussetzungen dafür sind:

1. daß entsprechende Zugangswege vorhanden sind und die für eine intravenöse Therapie ausreichende hygienischen Maßnahmen gesetzt werden,
2. daß die zur Infusionstherapie verwendeten Lösungen so beschaffen sind, daß sie in Qualität, Auswahl und Kombinationsmöglichkeiten den geforderten Behandlungsbedürfnissen entsprechen,
3. daß die Zufuhr der Infusionslösungen möglichst physiologisch und risikoarm erfolgt und
4. daß die Komplikationsmöglichkeiten der Infusionstherapie erkannt und adäquat therapiert werden.

4.1 Technik und Probleme der venösen Zugänge

Die Infusionstherapie wird heute entweder über Kanülen, die in einer peripheren Vene liegen, oder über einen zentralvenösen Zugang durchgeführt.

4.1.1 Periphervenöser Zugang

Der periphervenöse Zugang stellt unter Beachtung gewisser Richtlinien den komplikationsärmeren Zugangsweg dar. Die Indikation zur peripheren Infusionstherapie wird dann gestellt, wenn die Infusionstherapie nicht länger als 3 bis 4 Tage andauert, wenn keine hyperosmolaren Lösungen (> 800 mosmol/l) und wenn keine konzentrierten Lösungen mit einer hohen Titrationsazidität bzw. Alkalität (Bikarbonat, Tris-Puffer) appliziert werden müssen.
Die Komplikationsmöglichkeiten der periphervenösen Infusionstechnik liegen in der Thrombose, der Thrombophlebitis (11% im Ellbogen, 31% Handrücken und Unterschenkel) bis hin zur Sepsis. Ursachen dafür sind neben den vorher beschriebenen Faktoren (Osmolarität, Konzentration, Liegedauer) auch die Punktionstechnik, der Punktionsort, das Kathetermaterial und die spezifische Wundpflege. Periphere Punktionsstellen sollten spätestens nach 24 Stunden gewechselt werden, wobei bis zu diesem Zeitpunkt eine regelmäßige Kontrolle der Einstichstelle erfolgen sollte.

4.1.2 Zentralvenöser Zugang

Eine langfristige bedarfsadaptierte parenterale Ernährung ist auf einen suffizienten zentralvenösen Zugangsweg angewiesen, wobei für die Indikationsstellung strenge Maßstäbe anzulegen sind. Wie bei der peripheren Leitung sind für die Art (Pneumothorax, arterielle Punktion, Fehllage) und Häufigkeit (bis 10% Gesamtkomplikation) eventueller Komplikationen folgende Faktoren entscheidend:

- Punktionsort,
- Technik der Punktion bzw. Katheterplazierung,
- Kathetermaterial und
- Pflege der Einstichstelle und des Katheters.

Der zentrale Venenkatheter sollte nur unter sterilen Voraussetzungen (wie eine „Operation“) gelegt werden und die Lage des Katheters muß immer röntgeno-

logisch und mittels Aspiration überprüft werden. Eine wichtige Rolle spielt auch das Kathetermaterial. Durch Rastermikrophotographie konnte gezeigt werden, daß einzelne Kathetermaterialien (PVC, Teflon, Urethan) und ihre Verarbeitung (Katheterende, Innenflächen) zu Komplikationen (Intimaläsionen, Infektionen) führen können.
Im Intensivbereich bewährt sich für die parenterale Ernährung besonders der „Mehrlumenkatheter", wobei ein Kanal nur für die Ernährung reserviert wird.

Literatur

Burri C, Krischak G (1976): Technik und Gefahren des Cava-Katheters. Infusionstherapie 3: 174

Heitmann D, Regler G (1976): Die Vena jugularis interna als Zugangsweg für den Cavakatheter. Klinikarzt 5: 331

Gabka J (ed., 1988): Injektions- und Infusionstechnik. de Gruyter, Berlin

Klose R (1978): Punktion zentraler Venen beim Erwachsenen. Prakt. Anaesth. 13: 81

Mitterschiffthaler G (1985): Parenterale Applikationstechniken. In: Roth E et al (eds.). Grundlagen undTechnik der Infusionstherapie und klinischen Ernährung, Bd. 2, pp 186. Karger, Basel

Schlichting K (1982): Infusionstechnik. In: Kleinbeger, Dölp (eds). Basis der parenteralen und enteralen Ernährung, Bd. 10. Zuckschwerdt, München

Sporn P, Mauritz W (1980): Zur Problematik des venösen Zuganges für die parenterale Ernährung. Österr Ärzteztg 35: 857

4.2 Technik und Probleme der Infusionslösungen

Jeder Patient benötigt auf Grund seiner Voraussetzungen (Mangelernährung, Fehlernährung, Hungerstoffwechsel, Postaggressionsstoffwechsel) und der zugrundeliegenden Erkrankung (Trauma, Operation, Verbrennung, Tumorerkrankung, Infektion) bzw. der Begleiterscheinungen (Diabetes mellitus, Leberinsuffizienz, Niereninsuffizien, Alter) eine spezifische Ernährungstherapie. Die Industrie dagegen bietet dem Behandler eine Reihe unterschiedlicher Infusionslösungen an.
Es muß daher für jeden Patienten die für ihn angepaßte („maßgeschneiderte") Ernährung zusammengestellt und zugeführt werden.
Die Zubereitung der Infusionslösungen kann direkt erfolgen (Apotheke und Schwester nach ärztlicher Anforderung) oder es werden sog. „Fertiglösungen" angeboten. Für die Praktikabilität der Infusionstherapie haben sich zumeist die sog. „Mischinfusionen" oder „All-in-one-Lösungen" durchgesetzt, wobei aber nicht übersehen werden darf, daß sie auch Probleme mit sich bringen.
In diesem Kapitel wird auf den Nahrungsaufbau und die einzelnen Infusionslösungen eingegangen, zudem werden die technischen Probleme, die sich aus der Infusionstherapie ergeben, besprochen.

4.2.1 Nahrungsaufbau

Die parenterale Ernährung wird heute nur mehr in Ausnahmefällen ohne stufenweisen Aufbau durchgeführt, da es sich gezeigt hat, daß eine abrupte Umstellung auf eine unphysiologische Ernährungsform zu zahlreichen Komplikationen führt. Wird z.B. in der Postaggressionsphase Glukose ohne Adaptation in Mengen von 0,5 g/kg KG und Stunde angeboten, so treten akut Glukoseverwertungsstörungen auf, die auch mit hohen Dosen Insulin nicht beherrschbar sind. Ähnliche Befunde ergeben sich auch bei der Aminosäurenzufuhr, wobei es hier zu verstärkten Aminosäurenverlusten im Harn und zum Anstieg von Ammoniak in Blut und der Harnstoffproduktionsrate kommt.

Die parenterale Ernährung vollzieht sich nicht nach einem einfachen Schema, sondern sie muß sich der jeweiligen Situtation anpassen. Beim langsamen stufenweisen Aufbau („step by step") adaptiert sich der Stoffwechsel an die veränderte Energiezufuhr, es treten seltener Stoffwechselkomplikationen auf, ein Insulinbedarf ist kaum notwendig. Die in der primären Phase eingegangene Energieschuld wird meistens in den folgenden Tagen kompensiert.

Für den Aufbau hat sich bei uns folgendes Schema bewährt (Tab. 4.2/1, siehe Anhang):

Am Operationstag (Unfalltag, Beginn der Ernährung) wird fast nur Flüssigkeit in Form einer Elektrolytlösung angeboten, Glukose maximal in einer Menge von 0,025 g/kg KG und Stunde (Glukose-Elektrolytlösung). In dieser Phase ist die Regulierung des Wasser- und Elektrolythaushaltes vorrangig, eine Ernährung erzeugt nur zusätzlichen Streß.
Ab dem 1. postoperativen Tag kann die Glukosemenge alle 8 bis 12 Stunden von 0,04 g/kg KG und Stunde beginnend um jeweils 0,04 bis 0,06 g/kg KG und Stunde oder um 0,16 bis 0,24 kcal/kg KG (Kohlenhydratenergie) und Stunde gesteigert werden. Bei einer Maximalzufuhr von 5 g/kg KG und Tag ist in den meisten Fällen das Optimum erreicht.
Bei der Aminosäurenzufuhr beginnt man am 1. postoperativen Tag mit ca. 0,015 g/kg KG und steigert ebenso alle 8 bis 12 Stunden um jeweils 0,0075 g/kg KG und Stunde. Bei einer Gesamtmenge von 0,07 g Aminosäuren/kg KG ist im allgemeinen das Maximum erreicht.
Mit der Fettzufuhr wird meist am 3. Behandlungstag mit 0,0125 g Fett/kg KG und Tag begonnen. Die Fettzufuhr wird täglich gesteigert bis ein Maximum von 0,06 g/kg KG und Stunde bzw. 1,4 g/kg KG und Tag erreicht wird.
D.h. am 1. postoperativen Tag werden bei einem 70 kg schweren Patienten 135 g Glukose bzw. 540 kcal an Kohlenhydratenergie und 35 g Aminosäuren bzw. 140 kcal an Eiweißenergie, am 2. Tag 336 g Glukose bzw. 1340 kcal an Kohlenhydratenergie und 75 g Aminosäuren bzw. 300 kcal an Eiweißenergie und am 3. Tag maximal 400 g Glukose bzw. 1600 kcal an Kohlenhydratenergie und 120 g Aminosäuren bzw. 480 kcal an Eiweißenergie und 25 g Fett bzw. 225 kcal an Fettenergie angeboten. Eine weitere Steigerung der Fettzufuhr um täglich 25 g bzw. 225 kcal läßt die Energiezufuhr bis auf max. 2700 kcal ansteigen, damit ist das Maximum erreicht.

Dieses Schema kann nach den jeweiligen Bedürfnissen verändert werden, es ist jedoch als Grundkonzept für einen Großteil der Patienten mit totaler Ernährung anwendbar.
Zum Nahrungsaufbau ist auch die Flüssigkeitsmenge, in der die Energie und die einzelnen Substrate zugeführt werden soll, zu berücksichtigen. Neben den Ernährungslösungen müssen vielfach Trägerlösungen zur Verfügung stehen, die zur Zufuhr von Elektrolyten, Heparin, Insulin, von kreislaufwirksamen Medikamenten (Dopamin, Dobutrex, Nitronal), von Sedativa und Analgetika und von Antibiotika verwendet werden können. Als Trägerlösungen müssen zumeist 500 bis 1000 ml/Tag bereitgestellt werden, so daß für die Ernährungstherapie vielfach nur mehr eine Flüssigkeitsmenge von 25 bis 40 ml/kg KG zur Verfügung stehen.

4.2.2 Applikationsformen

Sind die zuzuführenden Energie- und Flüssigkeitsmengen und die Verteilung der einzelnen Nährstoffkomponenten festgelegt, so muß die Form der Applikation gewählt werden. Es ergeben sich mehrere Möglichkeiten, die aber der Organisation der jeweiligen Station angepaßt sein müssen. Die einzelnen Möglichkeiten können auch wechselweise verwendet werden. Die heute üblichen Applikationsformen sind:

1. die getrennte Zufuhr der einzelnen Lösungen,
2. die Mischinfusion unter Verwendung von Mischbeuteln und
3. die gleichzeitige Applikation mittels Infusionsregler.

4.2.2.1 Getrennte Zufuhr

Sie ist die noch immer gebräuchlichste Form der Applikation, ist aber mit einer Reihe von Nachteilen gekennzeichnet. Die Nahrungszufuhr erfolgt durch ein Nebeneinander- und Hintereinanderlaufenlassen der einzelnen Infusionslösungen, wobei die Zufuhr vielfach unregelmäßig erfolgt. Dadurch können Stoffwechselimbalanzen entstehen (Blutzuckerkrisen, Hyperlipidämien).
Eine Verbesserung bedeutet das Einsetzen von Infusionspumpen, wodurch eine gleichmäßigere Zufuhr erfolgt. Eine potente Infusionstherapie sollte heute nur mehr mittels gesteuerter Infusionsgeschwindigkeit erfolgen (Tab. 4.2/2, siehe Anhang).

Bei dem oben beschriebenen Beispiel erhält der Patient am Operationstag 8400 ml Glukose 5% zur Ernährungstherapie, am 1. postoperativen Tag 1700 ml Glukose 10% (bzw. 850 ml Glukose 20%) und 400 ml einer 10%igen Aminosäurenlösung, am 2. postoperativen Tag 1600 ml Glukose 20% (bzw. 800 ml Glukose 40%) und 1000 ml einer 10%igen Aminosäurenlösung (bzw. 750 einer 15%igen Lösung), am 3. postoperativen Tag 1000 ml Glukose 40% (bzw. 750 ml Glukose 60%), 750 ml einer 15%igen Aminosäurenlösung und 250 ml einer 10%igen Fettlösung und am 4. Tag 1000 ml Glukose 40% (bzw. 750 ml Glukose 60%), 750 ml einer 15%igen Aminosäurenlösung und 250 ml einer 20%igen Fettlösung.

Vor jeder längerfristigen Infusionsbehandlung soll ein Infusionsplan erstellt werden, der alle Daten (Energieaufbau, Substratverteilung, Flüssigkeitsvolumen) berücksichtigt und der den technischen und zeitlichen Ablauf festlegt.

4.2.2.2 Mischlösungen

Immer mehr setzen sich die Mischlösungen durch, die neben dem Vorteil einer leichteren Handhabung auch bestimmte Gefahren in sich bergen. Aminosäuren, Glukose und Fett können gemeinsam nur schwer (Kostenfrage, Lagerung) ohne chemische Veränderung industriell sterilisiert werden.

Um beim selbst durchgeführten Mischvorgang (Apotheke, Station) Kontaminationen zu verhindern, werden verschiedene Lösungen vorgeschlagen: Die Vermengung unter „Laminar air flow“, die Herstellung von Mischlösungen von einer speziell dafür abgestellten Person („Spritzenschwester“) in einem speziell dafür adaptierten Arbeitsraum („Spritzenzimmer“) (Tab. 4.2/3, siehe Anhang).
Elektronenmikroskopische Untersuchungen von Nährlösungen haben gezeigt, daß es auch bei längerer Lagerung dieser im Kühlschrank (bis zu 20 Tagen) und bei kurzfristiger Belassung unter Raumtemperatur (bis maximal 48 Stunden) zu keinen Veränderungen der Mischlösungen kommt. Die Größenordnung der Fettpartikel bleibt annähernd gleich (ca. 1µm), ebenso der pH-Wert und die Titrationsazidität.

Für die Mischlösungen stehen Glasflaschen und Mischbeutel zur Verfügung. Bei den Glasflaschen (zumeist 1-l-Flaschen) ist vielfach eine 30%ige bzw. 60%ige Glukoselösung vorgelegt, Aminosäuren und Fette werden zugefügt. Der Verschluß der Glasflasche kann zu einem Problem werden (Kontamination, Fremdkörperpartikel). Die Mischbeutel werden in unterschiedlicher Größe (1l, 2l und 3l) und Zusammensetzung (PVC, Polyäthylen, EVVA) angeboten. Bestimmte Materialien lassen Sauerstoff durch und es kann zu Veränderungen kommen. Hier stellt sich auch die Preisfrage.
Nach den bisherigen Erfahrungen empfiehlt es sich, nach Herstellung einer Mischinfusion diese sofort zu verwenden oder sie max. eine Woche im Kühlschrank zu lagern, die Infusionslösung sollte nicht über eine Zeitspanne von länger als 24 Stunden infundiert werden. Zusätze zur Ernährungslösung (Elektrolyte, Vitamine) sollten nur überlegt und nach Berücksichtigung eventueller Inkompatibilitäten beigefügt werden.
Inhalt der Mischlösungen (Substrate, Elektrolyte) und Zusätze (Spurenelemente, Vitamine) müssen genau gekennzeichnet sein, Zusätze sollten erst unmittelbar vor der Applikation beigefügt werden.
Unter Berücksichtigung dieser Kriterien können Konzepte für verschiedene Mischlösungen, die dem jeweiligen Bedarf angepaßt sind, erarbeitet werden.

4.2.2.2.1 Periphervenöse Lösungen (hypokalorische Lösungen)

Bei einem Großteil der Patienten in der operativen Medizin und bei Patienten mit internistischen, onkologischen, neurologischen oder sonstigen Erkrankungen, bei denen eine Nahrungszufuhr auf natürlichem Weg nicht erfolgen kann, ist eine totale parenterale Ernährung nicht indiziert oder notwendig, sondern es soll mittelfristig eine „Minimaldiät“ verabfolgt werden. Diese soll ein Minimalangebot („hypokalorischeErnährung“) an Energie und Stickstoff aus Ami-

nosäuren enthalten, so daß zumindest der Grundumsatz und das endogene Stickstoffbilanzminimum gedeckt wird.
Eine solche Therapie ist auch deshalb angezeigt, da es in der klinischen Routine nicht immer möglich ist, einen zentralen Venenkatheter anzulegen (Gefahren). Bei Verwendung von peripheren Venenkathetern ist jedoch die Zufuhr höherprozentiger Lösungen wegen der starken Gefäßirritationen dieser Lösungen kontraindiziert. D. h. die Osmolaritätswerte dürfen max. 1200 mosmol/l Wasser betragen, wobei sich die Osmolarität einer Lösung folgendermaßen berechnen läßt:

> Addition von Kationen und Anionen zuzüglich 300 mosmol je 50 g Kohlenhydrate bzw. Aminosäuren. Fettlösungen zeigen weniger als 300 mosmol/l.

Der Vorteil einer Fettzufuhr besteht darin, daß mit kleinen Flüssigkeitsvolumina relativ große Energiemengen zugeführt werden können.
Die sog. „hypokalorischen Lösungen" (Tab. 4.2/4, siehe Anhang) enthalten zwischen 20 und 35 g Aminosäuren, 50 bis 125 g Kohlenhydrate und bis zu 25 g Fett/l Infusionslösungen. Elektrolyte, Vitamine und Spurenelemente werden zumeist nach einem errechneten Durchschnittsbedarf beigefügt. Der Energiegehalt liegt zwischen 450 und 850 kcal/l und die Osmolarität nach Elektrolytzusatz zwischen 600 und 1200 mosml/l. Als Glukoseaustauschstoff sollte nur Xylit toleriert werden.
Mit ca. 3000 ml dieser Lösungen wird der durchschnittliche postoperative Bedarf gedeckt (1500 kcal bei 75 g Aminosäuren und einem Energie-N-Quotienten von ca. 130 kcal/g N).
Periphervenöse Mischlösungen haben Vor- und Nachteile, die gegeneinander aufgewogen werden müssen (Tab. 4.2/5, siehe Anhang).

4.2.2.2.2 Zentralvenöse Lösungen (normo- und hyperkalorische Lösungen)

Sie dienen vor allem für die normo- und hyperkalorische volladaptierte Ernährung, daneben gibt es auch Speziallösungen für spezielle Indikationen. Diese werden bei den einzelnen Kapiteln (Kap. 6) besprochen.
Die Grundlösung findet als fettfreie Lösung (Gesamtnährlösung I) besonders in der Postaggressionsphase nach Traumen und Operationen Anwendung (Tab.4.2/6, siehe Anhang). Sie beinhaltet zumeist 150 g Glukose und 50 g Aminosäuren je 1000 ml Infusionslösung, d.h. sie hat einen Energiegehalt von 800 kcal/l.
Die fetthaltige Grundlösung (Gesamtnährlösung II) beinhaltet ebenfalls 150 g Glukose, 50 g Aminosäuren und 50 g Fett je 1000 ml Infusionslösung, d.h. sie hat einen Energiegehalt von 1250 kcal/l. Bei ihr zeigt das Verhältnis der einzelnen Energiekomponenten eine Annäherung an die normale Nahrungszufuhr

(Kohlenhydrate : Protein : Fett = 48 : 16 : 36). Das Stickstoff/Kalorienverhältnis beträgt 130 kcal je g Stickstoff.
Elektrolyte, Spurenelemente und Vitamine werden je nach Bedarf beigefügt.

Die Vorteile der Gesamtnährlösungen sind in Tab. 4.2/7 (siehe Anhang) dargelegt.
Bei der Verwendung der Mischlösungen ist ein adaptierter Aufbau unumgänglich. Am 1. postoperativen Tag wird mit 0,3 ml/kg KG und Stunde der Gesamtnährlösung I begonnen (Abb. 4.2/1), die Infusionsgeschwindigkeit wird alle 8 Stunden um 0,15 ml/kg und Stunde gesteigert, d.h. 20ml/Stunde bei einem 70 kg schweren Patienten mit einer Steigerung von 10 ml alle 8 Stunden. Am 3. postoperativen Tag wird dann als 2. Infusion die Gesamtnährlösung II angeboten, die dann zunehmend die Gesamtnährlösung I ersetzt.

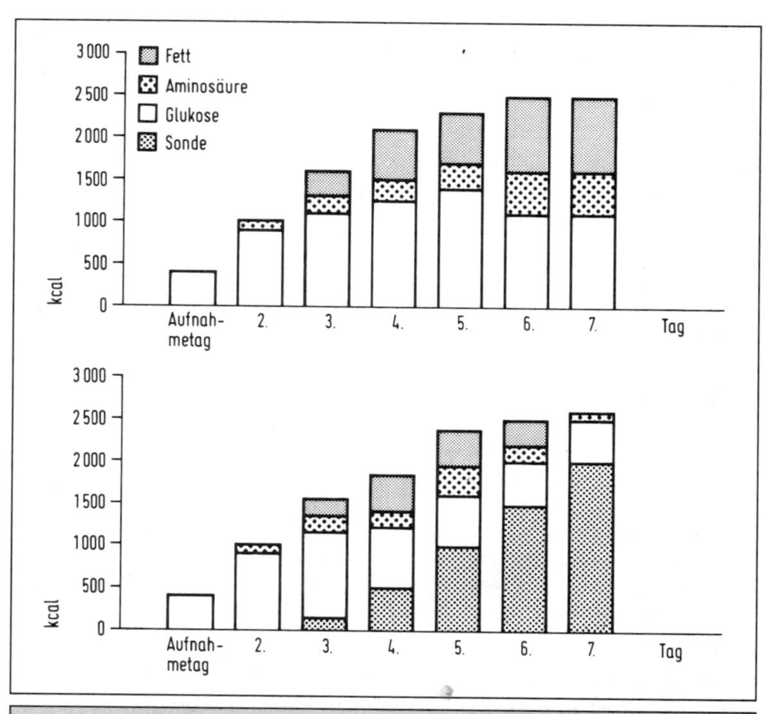

Abb. 4.2/1: Nahrungsaufbau mit Mischlösungen mit alleiniger parenteraler Ernährung und mit kombinierter parenteraler Ernährung.

Wird der Patient zusätzlich enteral ernährt, so muß der Nahrungsaufbau entsprechend modifiziert werden.
Die Zufuhr bei diesem Vorgehen variiert zwar in geringen Grenzen, jedoch kann die Energie- und Substratzufuhr im Gesamten als ausgeglichen betrachtet werden. Die Flüssigkeitszufuhr kann mit Elektrolyt- und Trägerlösungen für Medikamente gleichmäßig gehalten werden und soll im allgemeinen zwischen 2000 und 3000 ml gehalten werden.

Literatur

Dölp R, Ahnefeld FW, Knoche E, Traub E (1978): Möglichkeiten und Grenzen der periphervenösen parenteralen Ernährung. Infusionstherapie 5: 61

Kleinberger G (1980): Partielle parenterale Ernährung bei frischem Herzinfarkt. In. Eckart J (ed). Grundlagen und Praxis der Ernährungstherapie, Bd. 3 der Klinischen Ernährung. Zuckschwerdt, München

Schaaf D (1980): Die Praxis bei der Herstellung von Mischinfusionen – Eine Erhebung. Infusionstherapie 6: 320

Shenkin A, Wretlind A (1978): Parenteral nutrition. World Rev Nutr Diet 28: 1

Solassol C, Joyéux H, Dubois JB (1979): Total parenteral nutrition with complete nutritive mixtures: an artificial gut in cancer patients. Nutr Cancer 1: 13

4.3 Komplikationen bei der Infusionstherapie

Der Anwender der Infusionstherapie muß auch genau über die Verträglichkeit der einzelnen Substrate Kenntnis haben, er muß über die Herstellung, Lagerung und Anwendung Bescheid wissen. Mit jeder Mischinfusion wird ein neues Medikament hergestellt, wobei die haftungsrechtlichen Bedingungen nicht immer klar sind. Daneben müssen Komplikationen, die durch die Infusionstherapie auftreten können, und die entsprechende Verhütung bzw. deren Therapie bekannt sein.

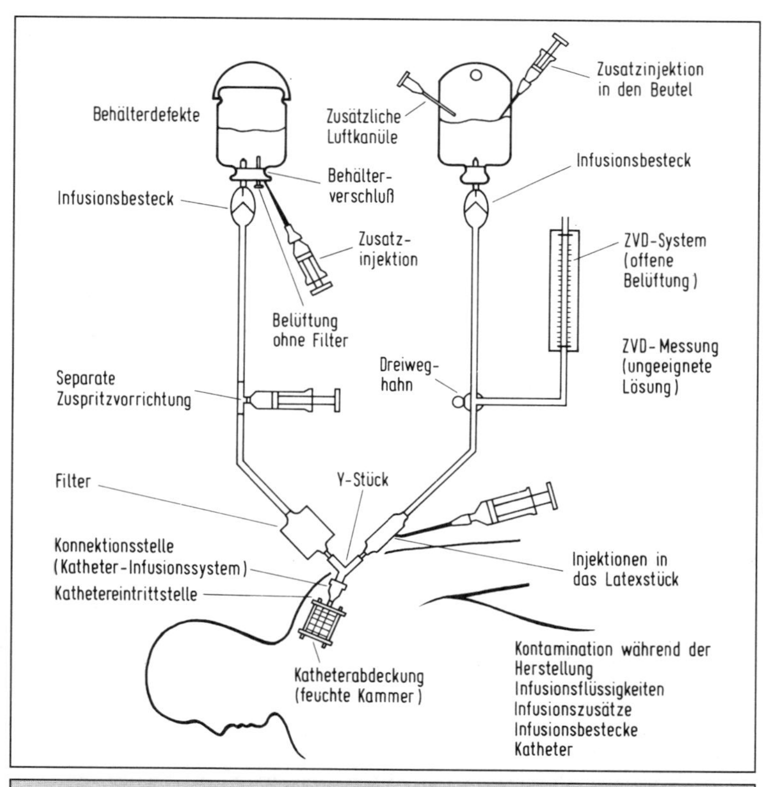

Abb. 4.3/1: Mögliche Ursachen infusionsbedingter Infektionen (nach Schmitz, 1980).

4.3.1 Kontamination

Bei jeder Infusionstherapie besteht die Gefahr der Infektion, da die Haut als natürliche Barriere durchbrochen wird (Abb. 4.3/1). Dabei kann der Infektionsweg von der Infusionsflasche bis zum Katheter reichen. Es wird hierbei zwischen primärer Kontamination (intrinsische Kontamination) und sekundärer Kontamination (extrinsischer) unterschieden. Die primäre Kontamination ist heute praktisch ausgeschlossen, da für die Herstellung strenge Vorschriften bestehen. Durch unzureichende Verpackung und durch Haarrisse können jedoch bereits vor der Verwendung Kontaminationen auftreten.
Sekundäre Kontaminationen erfolgen vor oder während der Infusionstherapie. Die Auswirkungen einer Kontamination hängen vor allem von den Wachstumsbedingungen, die die Keime vorfinden, ab. An strömungsbehindernden, fibrin- oder blutbedeckten Stellen siedeln sich Keime bevorzugt an, vermehren sich und werden danach bolusartig oder kontinuierlich verbreitet. Die Infektionsgefahr erhöht sich auch mit zunehmender Liegedauer des Katheters. Die chemischen und physikalischen Eigenschaften der Infusionslösungen begünstigen das Wachstum der Keime, stark vom physiologischen pH-Wert abweichende Werte und niedrige Osmolaritäten hemmen das Wachstum eher. Ein besonderes Risiko der bakteriellen Kontamination bringt das Zuspritzen von Pharmaka zu gebrauchsfertigen Infusionslösungen (je mehr Zusatzampullen umso größer die Gefahr der Kontamination!). In vielen Krankenhäusern bewährt sich die Infusionszubereitung unter „laminar air flow" oder die Zubereitung durch die Apotheke oder einer eigens dafür abgestellten „Spritzenschwester".
Während einer längerfristigen Infusionstherapie sind regelmäßige bakteriologische Kontrollen durchzuführen. Es zeigt sich, daß die Kontaminationsraten von ca. 5% unmittelbar nach der Zubereitung bis auf 30% nach Beendigung der Infusion ansteigen können.

4.3.2 Inkompatibilitäten

Eine weitere Problematik, die durch das Vermischen von Infusionslösungen und das Zuspritzen von Medikamenten entsteht, betrifft die Gefahr von Inkompatibilitäten (Tab.4.3/1, siehe Anhang). Durch die außerordentlich große Zahl von Kombinationsmöglichkeiten kommt es zu Unverträglichkeiten, zu chemischen, physikalischen und therapeutischen Interaktionen.
Physikalische Inkompatibilitäten entstehen vielfach durch eine Herabsetzung der Löslichkeit (Farbänderung, Ausfällung), Insulin (Nitroglyzerin) wird zum Teil an der Behälterwand und im Infusionssystem adsorbiert, wodurch erhebliche Wirkungsverluste eintreten.

Bei chemischen Veränderungen kann es zur Ausfällung unlöslicher Komplexe (Kalzium, Phosphat) und zur Bildung neuer löslicher Verbindungen oder von Spaltprodukten (Antibiotika, Adrenalin, Antihistaminika) kommen, ebenso können toxische Produkte entstehen (Askorbinsäure und Fe^{+++}). Bei der Herstellung von Mischlösungen ist besonders darauf zu achten, daß eine bestimmte Reihenfolge eingehalten wird:

1. Kohlenhydrate,
2. Aminosäuren mit Elektrolyten,
3. Fett mit fettlöslichen Vitaminen,

da es sonst zur Veränderung der Fettemulsion kommt („Aufrahmen").

Daneben besitzen der pH-Wert und die Titrationsazidität einer Nährlösung eine große Bedeutung (Glukose 5%: pH ~4,5, TA 0,1 mmol/l; Glukose 40%: pH ~4,0, TA 1,2 mmol/l; Aminosäurenlösung 10%: pH ~5,6, TA 15,5 mmol/l).
Die therapeutischen Unverträglichkeiten sind vor allem auf Grund der veränderten pharmakologischen Eigenschaften der Wirksubstanzen zu bedenken. Ihr Nachteil dabei ist, daß sie sich nicht durch sichtbare Veränderungen bemerkbar machen und die Wechselwirkungen der einzelnen Medikamente kaum überschaubar sind. Für eine Reihe von Interaktionen einzelner Medikamente gibt es Literaturhinweise und Tabellen.
Um das Inkompatibilitätsrisiko so gering wie möglich zu halten, sind einige grundsätzliche Punkte zu beachten (Tab. 4.3/2, siehe Anhang).

4.3.3 Komplikationen

Bei jeder Infusionstherapie können Komplikationen auftreten, die entweder technisch (Punktion, Katheter) oder durch die Infusionslösung oder deren Substrate bedingt sind. Der Behandler sollte diese Komplikationen kennen und sie auch behandeln können.

4.3.3.1 Technisch bedingte Komplikationen

Technisch bedingte Komplikationen sollen hier nur andeutungsweise besprochen werden. Es sind dies bei zentralen Venenkathetern Punktionskomplikationen, Fehllagen, Thrombosen, Katheterinfektionen und Katheterkomplikationen. Punktionskomplikationen können arterielle Punktionen (0,5 – 1%), Verletzungen von Nerven, Luftembolien, Katheterembolien und Pneumothorax (0,8 – 1,2%) sein. Bei den Katheterfehllagen sind neben den typischen Fehllagen (zu tiefe Lage, V. jugularis, Abgleiten zur Gegenseite, V. mammaria) die Gefäßperforation und Herzperforation zu beobachten. Eine Thrombosierung ist abhängig vom gewählten Zugangsweg (V. femoralis ca. 16%, V. basilica 7 – 9%, V. subclavia 0,4–1,4%, V. jugularis ext. 1,7 – 3,4%) von der Punktionstechnik (Zahl der Punktionsversuche, Seldinger-Technik) und vom Kathetermaterial (PVC). Für Katheterinfektionen kommen die Autoinfektion, die exogene Schmierinfektion, die primäre Kontamination des Katheters und Sterilitätsfehler beim Legen in Frage.

4.3.3.2 **Metabolische Komplikationen** (Tab. 4.3/3, siehe Anhang)

Es sollen hier einige interessante und oft auch verhütbare Komplikationen der Infusionstherapie besprochen werden, es können jedoch nicht alle durch die Infusionstherapie bedingten Störungen abgehandelt werden.

Kohlenhydratzufuhr: Durch den Postaggressionsmechanismus kommt es zur Veränderung der Insulinwirkung, so daß häufig Hyperglykämien auftreten. Blutglukosewerte über 200 mg/dl (= 11 mmol/l) führen zu ernsthaften Komplikationen: Laktatanstieg, Hyperosmolarität, erhöhte Infektionsgefährdung. Besonders bei Hirnschädigungen kann eine Hyperglykämie und die damit auftretende lokale Laktazidose zum weiteren Untergang von geschädigtem Hirngewebe führen (PET-Untersuchungen). Die Hyperosmolarität führt zur intrazellulären Dehydratation und zur Schädigung des Gewebes, dies kann auch zu einer tubulären Schädigung mit Nierenversagen führen.
Es muß versucht werden, den Blutglukosewert im normalen Bereich, d.h. zwischen 90 und 180 mg/dl (5 und 10 mmol/l) zu halten. Dies kann einerseits durch den stufenweisen Aufbau der Glukosezufuhr, durch die Verwendung von Kohlenhydratersatzstoffen (Xylit) oder durch die Substitution von Insulin erfolgen. Die Gefahren der Kohlenhydratersatzstoffe wurden im betreffenden Kapitel besprochen (Kap. 3.1). Insulin hat auch Nebenwirkungen, die sich im Fettstoffwechsel (Lipolyse, Aminosäureneinbau) ausdrücken. Durch eine hohe Insulinzufuhr kann die Oxidation von Glukose kaum erhöht werden. Daneben kann es unter der Insulinapplikation zu gefürchteten Hypoglykämien kommen, die beim nicht wachen Patienten nur schwer realisierbar sind. Die Hypoglykämien führen zu massiven zerebralen Schädigungen und können das Outcome des Patienten negativ beeinflussen.

Aminosäurenzufuhr: Die unkontrollierte Zufuhr von Aminosäuren kann zu zahlreichen Störungen führen. An den meisten Stationen kann kein Plasmaaminogramm durchgeführt werden, mit dem der Verlauf der Aminosäuren verfolgt wird. Ein starker Anstieg der Plasmaaminosäuren führt auch zu einer Hyperosmolarität, die sich im osmolaren Gap ausdrückt.

Bei bestimmten Erkrankungen kommt es zu spezifischen Aminosäurenveränderungen, die im jeweiligen Kapitel besprochen werden (siehe Kap. 6). Die inadäquate Zufuhr von Aminosäuren kann zu Imbalancen der Serumaminosäuren führen (Anstieg von Phenylalanin, Tryptophan, schwefelhaltigen Aminosäuren, fehlende Konversion bestimmter Aminosäuren).
Werden Aminosäuren nicht entsprechend verstoffwechselt, so kommt es als Überlaufphänomen zu Azidose und Aminoazidurien. Die Azidose läßt sich vielfach als vergrößerter Anionen-Gap nachweisen, daneben kann auch der hohe Chloridgehalt zur Hyperchlorämie führen.
Bestimmte Aminosäuren führen im Überangebot zur Hyperammoniämie, dies zeigt sich bes. bei erhöhtem Glyzinangebot.
Bei zu raschem Aufbau der Aminosäurenzufuhr kann es zu einem verstärkten Anstieg der Harnstoffproduktionsrate kommen, da die Aminosäuren nicht in die Zellen eingebaut werden können.
Bei zu rascher Aminosäurenzufuhr kommt es zu einem erhöhten Atemdrive, der sich in einem erhöhten Atemminutenvolumen ausdrückt, außerdem kann es zu Übelkeit und Erbrechen kommen.
Die Aminosäurenzufuhr muß deshalb langsam adaptierend erfolgen. Bei Hyperammoniämien, erhöhtem ungeklärtem Anionen-Gap und hoher Harnstoffproduktionsrate, die durch die Primärerkrankung allein nicht erklärt werden können, ist die Aminosäurenzufuhr zu reduzieren und evtl. auf ein anderes Präparat umzustellen (spezifische Leber- oder Nierenlösung).

Fettzufuhr: Besonderes ältere Lipidinfusionen haben in höherer Dosierung zu mehrfachen Komplikationen geführt: Lungenfunktionsstörungen (erhöhter pCO_2, erniedrigte alveoläre Ventilation), immunologische Störungen (Blockierung des RES, verminderte Phagozytoseaktivität der Leukozyten) und Gerinnungsstörungen (Thrombozytenabfall, Blutungen).
Bei modernen Lösungen kommen diese Nebenwirkungen nur mehr selten vor. Daneben können anaphylaktische Störungen auftreten.
Bei Inkompatibilitäten kann es zum Aufrahmen der Fettemulsion kommen, dadurch entstehen größere Fettpartikel. Diese können zu Mikroembolien führen.
Bei schweren Stoffwechselstörungen kann es unter der Fettapplikation zu Hyperglykämien kommen, die die Fettzufuhr limitieren.
Bei zu schneller Fettapplikation kann es zu Übelkeit und Erbrechen kommen. Fette sollen in der akuten Phase eines Schockes nicht appliziert werden. Ansonsten soll Fett bei einem Anstieg der Serumtriglyzeride über 250 mg/dl und bei weiterhin steigernder Tendenz reduziert werden. Kommt es unter der Fettapplikation zu einem Anstieg der Blutglukosewerte, so ist die Fettapplikation ebenfalls zu reduzieren.

Elektrolytstoffwechselstörungen: Unter der Ernährungstherapie werden vielfach Elektrolytdisturbanzen beobachtet.
Häufig kommt es unter der TPN zu einer Hypokaliämie, was nicht notwendigerweise einen Kaliummangel bedeutet. TPN-Lösungen stimulieren die Freisetzung von Insulin oder Insulin wird der TPN-Lösung beigefügt. Insulin erhöht die Natriumpermeabilität der Muskel- und anderer Zellen, Kalium wird dadurch vermehrt in die Zelle eingeschleust. Bei Patienten mit einer verstärkten anabolen Reaktion mag der Kaliummangel als ein Resultat einer verstärkten protoplasmatischen Synthese angesehen werden.

Ein vermehrter renaler Kaliumverlust kann bei Patienten mit einer Alkalose beobachtet werden. Bei Patienten mit einer Glukosurie wird auch vermehrt Kalium ausgeschieden. Mit dem Kalium geht zumeist auch Magnesium verloren, es kann zu ausgeprägten Magnesiummangelzuständen kommen. Dies wurde bereits im Kapitel 3 besprochen.
Die Bedeutung des Phosphats in der TPN wurde bereits im Kapitel 3 abgehandelt.
Störungen des *Säure-Basen-Haushaltes:* Eine Reihe von Störungen des Säure-Basen-Haushaltes können unter der Infusionstherapie beobachtet werden.
Eine metabolische Alkalose resultiert zumeist vom Kaliumdefizit oder kann relativ plötzlich bei Patienten auftreten, die nach einer Hungerperiode größere Mengen an Glukose erhalten, man spricht von einer „refeeding alcalosis". Die Ursachen dafür liegen in einer ansteigenden renalen Bikarbonatreabsorption, im vermehrten Einbau von Glukose in die Zelle und in einer vermehrten Bildung von Bikarbonat durch die Metabolisation von Ketonen zu Bikarbonat und die verstärkte Ausscheidung von Säuren über die Niere.

Akute metabolische Azidosen (MAz) bei parenteral ernährten Patienten haben vielerlei Ursachen. Hyperchlorämische metabolische Azidosen treten als Komplikation bei der TPN mit synthetischen Aminosäuren auf, bei denen die AS (Histidin, Arginin, Lysin) an Chlor gebunden sind. Schwere MAz werden bei Hypophosphatämien beobachtet, da die Säurenexkretion in der Niere vom Phosphatgehalt abhängt. Bei einer Phosphatsubstitution kommt zu einem raschen Anstieg der titrierbaren Azidität und des Ammoniums und somit zu einer Behebung der Azidose.

Kardiale Störungen: Im Hungerzustand ist das Herz klein, fahl und schlaff und es kommt zur braunen Atrophie. Bei der raschen Auffüllung des Mangels kann es zu einem „refeeding syndrome" mit kardialen Problemen kommen, die auch in einem Phosphatmangel liegen.

Cholestase: Sie ist eine häufige (ca. 15% bei Erwachsenen, bis zu 50% bei Frühgeburten), jedoch noch nicht vollends geklärte Komplikation der TPE, wobei kein eindeutiger Zusammenhang zwischen TPE-Dauer und Beginn der Cholestase besteht. Als sensible Indikatoren gelten die Gallensäuren und die Gamma-GT, häufig steigt die Alkalische Phosphatase vor dem Bilirubin an. Der Abfall der direkten Bilirubinkonzentration wird als Zeichen der Besserung angesehen.
Als Ursachen der multifaktoriellen Cholestase werden diskutiert: fehlende orale Nahrungsaufnahme (gastrointestinale Hormone), Störungen von Gallensäurenstoffwechsel und Gallensekretion, toxische Wirkungen von Aminosäuren (Imbalancen von Leuzin, Isoleuzin, Glyzin, Threonin, Methionin und Tryptophan) und Fettemulsionen (Fettenergie >50% der Gesamtenergiezufuhr), Hypalbuminämie, Sepsis und Substratüberschuß.
Therapieansätze: Reduktion des Kalorien/N-Quotienten, enterale Nahrungszufuhr, Steigerung der Cholerese evtl. mit Cholestyramin, medikamentöse Anregung der Darmmotorik, Taurinsupplementierung (Bildung von Gallensäurenkonjugaten) und Metronidazol zur Verhinderung der bakteriellen Überwucherung.

Critical ill neuropathy (Muscle fatigue syndrome): Dieses Syndrom hat viele Gemeinsamkeiten mit der diabetischen Neuropathie (Verteilungsmuster, Histologie, Elektromyographie). Die CIP kann bei ca. 50% der langzeitbeatmeten und -ernährten Patienten nachgewiesen werden. Es kommt zu peripheren Polyneuropathien mit Abschwächung der Reflexe, zur Paralyse (Guillain-Barrée-Syndrom) und auch zur Ateminsuffizienz. Histologisch zeigt sich dabei eine strukturelle Schädigung des Axons, wobei die Regeneration Wochen bis Monate erfordert. Die Atemfunktionsstörungen können ein Entwöhnen vom Beatmungsgerät fast unmöglich machen.
Als Ursachen werden mehrere Gründe diskutiert. Fast alle Patienten zeigen in der Anamnese hyperglykämische Phasen und eine dadurch bedingte Hyperosmolarität. Bei diabetischen Störungen sonstiger Genese zeigt sich dasselbe Bild. Mehrere Autoren führen diesen Zustand auf Hypophosphatämien zurück, die bei der Langzeiternährung immer wieder beobachtet werden. Vereinzelt wird auch der Mangel an Thiamin für die CIP verantwortlich gemacht, da es durch eine kohlenhydratreiche Ernährung zu einem vermehrten Bedarf an Thiamin kommt.

Literatur

Ahnefeld FW, Schmitz JE, Vogl HR (eds.; 1981): Kontaminationen, Inkompatibilitäten und Interaktionen bei der Anwendung von Infusionslösungen und Medikamenten. 7. Kolloquium Klinische Pharmakologie und experimentelle Ernährung 1980 (Med Pharmazeut Studienges, Mainz)

Aubier M (1989): Respiratory muscle fatigue. Intensive Care Med 15: 17

Böhles H (1987): Cholestase bei totaler parenteraler Ernährung (TPE). Infusionstherapie 14 (Suppl): 3

Eckart J, Neeser G, Adolph M (1989): Metabolische Nebenwirkungen der parenteralen Ernährung. Infusionstherapie 16: 55

Estler CJ (1973): Arzneimittel-Interferenzen und Inkompatibilitäten am Zentralnervensystem angreifender Pharmaka. Fortschr Med 91: 527, 574, 707, 788

Finck GA, Mai C, Gregpor M (1979): Passgere Polyneuropathie mit Hirnnervenbeteiligung durch Hypophosphatämie. Nervenarzt 50: 778

Hutschenreuter K (1978): Komplikationen der Hohlvenenkatheterisierung. Prakt Anaest 14: 441

Kearns PJ, Basnuelos A (1982): Hypercapnie in hyperalimentation. Ann Int Med 96: 786

Knochel PJP (1985): Complications of total parenteral nutrition. Kidney Internat 27: 489

Lopez Messa JP, Garcia A (1990): Acute neuropathy in critically ill patients. Intensive Care Med 16: 159

Mitterschiffthaler G (1985): Parenterale Applikationstechniken. In: Roth E et al (eds.). Grundlagen undTechnik der Infusionstherapie und klinischen Ernährung, Bd. 2, pp 186. Karger, Basel

Ollenschläger G (1985): Technologische Probleme bei Infusionslösungen. In: Roth E et al (eds.). Grundlagen undTechnik der Infusionstherapie und klinischen Ernährung, Bd. 2, pp 147. Karger, Basel

Schmitz JE, Ahnefeld FW (eds;1980): Risiken der Infusionstherapie. In: Systemisierung von Infusionslösungen und Grundlagen der Infusionstherapie, Bd 5 d Beiträge zur Infusionstherapie. Karger, Basel

Waldhausen E, Keser G (1991) Lähmungen durch Kohlenhydrate unter Intensivtherapie. Anästhesist 40: 332

4.4 Überwachung der Ernährung

Jede Art der künstlichen Ernährung muß einem Monitoring unterliegen, um die Effizienz der Therapie zu überprüfen und um Komplikationen möglichst gering zu halten. Die Überwachung kann untergliedert werden in einen technischen, in einen klinischen und einen laborchemischen Teil.

4.4.1 Technisches Monitoring

Dieses befaßt sich mit der Kontrolle der einwandfreien Durchführung der Infusionstherapie und beinhaltet die:

- Kontrolle der Katheterlage,
- der Kathetereinstichstelle und der Sterilität des Katheters,
- der Auswahl und Zusammensetzung der Infusionslösungen nach den entsprechenden klinischen Kriterien,
- der einwandfreien Zubereitung der Infusionslösung (Inkompatibilitäten),
- der richtigen Beschriftung dieser,
- der Sterilität der Infusionslösung,
- der richtigen Lagerung der Lösungen,
- dem richtigen Applikationsort und
- der angepaßten Applikationsmenge und der Applikationszeit.

Die einzelnen Punkte sind genau zu beachten und z.T. auch zu dokumentieren (Zeitpunkt der Katheteranlage, Katheterlage, Einstichstelle, Zeitpunkt der Infusionszusammenstellung und genauer Inhalt der Infusionslösung, Infusionsmenge und Infusionszeit). Die einzelnen Punkte wurden in den jeweiligen Kapiteln ausführlich besprochen.

4.4.2 Klinische Überwachung

Diese hat sich mit dem allgemeinen Zustand des Patienten und mit dem Erfolg der Ernährungstherapie zu befassen (Tab. 4.4/1, siehe Anhang). Der allgemeine Zustand wird durch die Symptomatologie und den Verlauf der zugrundeliegenden Erkrankungen und eventueller Nebenerscheinungen (Beatmung, Alter des Patienten, vorbestehender Diabetes mellitus, Fettstoffwechselstörungen, Niereninsuffizienz, Leberinsuffizienz) beeinflußt, die zum Teil bedeutende Rückwirkungen auf die durchzuführende Ernährungstherapie haben. Die

Grundkrankheit verändert vielfach auch die Funktionen des Stoffwechsels und des Wasser- und Elektrolythaushaltes.
Die Infusionstherapie bedeutet für viele Patienten eine Änderung ihrer Lebensgewohnheiten und kann zur psychischen Belastung führen. Es muß versucht werden, die Compliance des Patienten zu verbessern und es müssen diesem die nötigen Schritte nach Möglichkeit genau erklärt werden. Es können auch Unverträglichkeitserscheinungen wie Übelkeit und Erbrechen auftreten, diese müssen genau abgeklärt werden.
Da die künstliche Ernährung die natürliche Nahrungszufuhr ersetzen bzw. bei einer Mangelernährung einen ausgeglichenen Ernährungszustand wiederherstellen soll, sind regelmäßige Gewichtskontrollen und solche der Ernährung (anthropometrische Kontrollen) durchzuführen. Die anthropometrischen Kontrollen sollen in größeren Abständen durchgeführt werden. Daneben sind auch Kontrollen des Energieverbrauches (indirekte Kalorimetrie) und der Eiweißhomöostase für den Ernährungserfolg wichtig. Mit der indirekten Kalorimetrie läßt sich auch die Aussage treffen, ob genügend Substrat zugeführt wird und ob die Substratrelationen adäquat sind (Abb. 4.4/1).

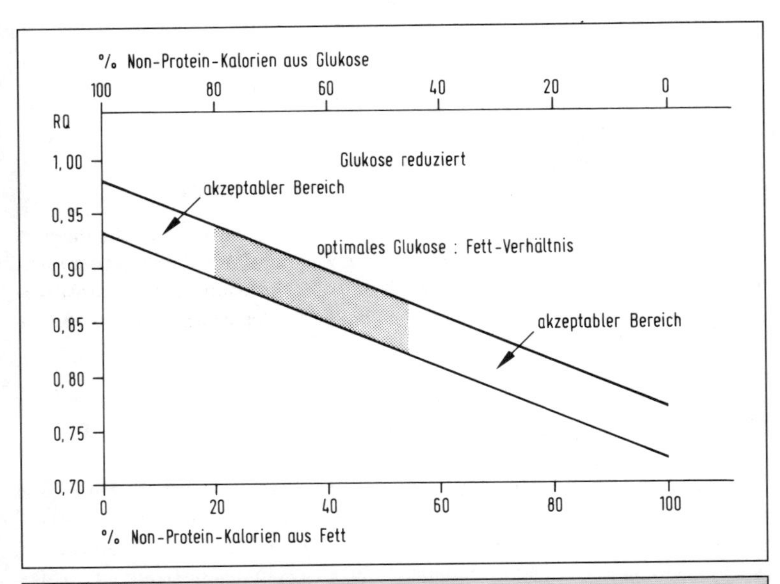

Abb. 4.4/1: Kalorimetrisch erstellte Korrelationen zwischen zugeführten Non-Protein-Kalorien und respiratorischem Quotienten mit Angabe der Effizienz der Nahrungszufuhr.

4.4.3 Laborchemische Kontrollen

Diese erst erlauben eine gezielte Überwachung der Ernährungstherapie und geben Auskunft über eventuell auftretende Komplikationen (Tab. 4.4/2, siehe Anhang). Sie müssen zu Beginn der Ernährung häufig und in regelmäßigen Abständen erhoben werden, wenn der Patient stabilisiert ist, kann ihre Durchführung in größeren Abständen erfolgen.
Über den Flüssigkeitshaushalt geben das Körpergewicht, das Körperwasser (Impedanzmethode), das Blutbild, die Serumosmolarität, der kolloidosmotische Druck und das Serum-Natrium Auskunft. Der Flüssigkeitshaushalt muß streng monitiert werden, da es unter der Ernährungstherapie zu Veränderungen des Flüssigkeitshaushaltes intra- und extrazellulär kommt.
Die Infusionstherapie kann den Säure-Basen-Haushalt und das Verhalten der Elektrolyte verändern, daher ist ihre Kontrolle von großer Bedeutung. Bei den Elektrolyten sind vor allem das Kalium, Magnesium, Kalzium und Phosphat zu berücksichtigen, da es unter TPN zu schwerwiegenden Veränderungen kommen kann.
Der Glukosestoffwechsel wird durch die regelmäßige Kontrolle der Blutglukose und der Harnzuckerausscheidung überwacht. Daneben werden auch die Serumosmolarität, der Kalium- und Phosphatgehalt und die Triglyzeride von der Kohlenhydratzufuhr beeinflußt. Eine Insulinbestimmung ist nur in wenigen Fällen durchführbar und hat weniger klinische Bedeutung.
Die Kontrolle der Fettzufuhr erfolgt mit der Bestimmung der Triglyzeride und der Ketonkörper. Bei Fettintoleranzen kann es auch zum Anstieg der Blutglukose kommen.
Die Eiweißhomöostase könnte gut mit der Bestimmung der Plasmaaminosäuren verfolgt werden, jedoch ist dies nur in wenigen Zentren möglich. Als indirekte Parameter für Imbalanzen dienen die Ammoniakbestimmungen, das Auftreten von Hyperosmolaritäten und von ungeklärten metabolischen Azidosen. Die Effektivität der Eiweißzufuhr kann mit der Bestimmung der Harnstoffproduktionsrate und dem Verhalten bestimmter kurzlebiger Proteine (Cholinesterase, Transferrin, retinolbindendes Protein, Prothrombin, Gesamtprotein) überprüft werden.

Das Verhalten der Spurenelemente und Vitamine ist nur schwer nachvollziehbar. Vielfach können die einzelnen Micronutrients nicht laborchemisch nachgewiesen werden, zudem fehlen auch eindeutige Normwerte für kranke Patienten. Bei Langzeiternährung ist vor allem der Zink-, Chrom-, Kupfer- und Thiaminspiegel zu kontrollieren.
Die vorliegende Tabelle gibt nur einen Hinweis auf die Art und Häufigkeit der durchzuführenden Untersuchungen, jeder behandelnde Arzt muß sich jedoch

nach seinen eigenen Erfahrungen und Möglichkeiten ein eigenes Schema aufbauen.
Zusätzlich müssen noch die organspezifischen Laborparameter, die hier nicht angeführt sind, kontrolliert werden, um ernährungsbedingte Schäden zu vermeiden.

Literatur

Dietze G, Peter K, Steinberereithner K, Wolfram G, Häuser B (eds., 1987): Wertigkeit metabolischer Parameter in der parenteralen Ernährung. In: Klinische Ernährung 29. Zuckschwerdt, München

Hackl JM, Mitterschiffthaler G (1985): Durchführung der enteralen Ernährung. In: Roth E et al (eds.). Grundlagen und Technik der Infusionstherapie und klinischen Ernährung, Bd. 2, pp 237. Karger, Basel

Schmitz JE, Dölp R, Grünert A, Ahnefeld FW (1985): Parenterale Ernährung: Konzepte und Überwachung. Arzneimitteltherapie 3: 210

Stähelin HB, Seiler WO (1985): Künstliche Ernährung – wann und wie? Ernährungs-Umschau 32: 99

5 Voraussetzungen für die künstliche Ernährung

Nachdem in den vorausgehenden Abschnitten die Stoffwechselgrundlagen (Postaggressions- und Hungerstoffwechsel) für die künstliche Ernährung, das Verhalten der einzelnen Substrate (Kohlenhydrate, Aminosäuren, Fette, Elektrolyte, Spurenelemente, Vitamine) und die technischen Voraussetzungen für die klinische parenterale Ernährung besprochen wurden, sollen in diesem Kapitel die patientenbezogenen Voraussetzungen (Ernährungszustand, Indikationen) besprochen werden. Die klinische Relevanz der Malnutrition liegt nämlich darin, daß der Verlauf der Krankheit, und dadurch die Prognose des Patienten negativ beeinflußt werden. Daneben werden auch noch die technischen Voraussetzungen für eine zielgerechte Infusionstherapie abgehandelt.

5.1 Erhebung des Ernährungszustandes

Die parenterale Ernährung soll es möglich machen, Patienten unter verschiedenen Bedingungen bedarfsorientiert zu ernähren. Um eine suffiziente Ernährungstherapie durchführen zu können, ist es notwendig, den primär bestehenden Ernährungszustand eines Patienten zu erheben. Der Ernährungszustand (Ernährungsstatus) ist primär das Ergebnis der Bilanz von Bedarf und Verbrauch an Nahrungsenergie und allen essentiellen Nährstoffen. Bei ausreichender Ernährung kann der Organismus alle notwendigen Funktionen optimal erfüllen, bei unzulänglicher Versorgung ergeben sich Störungen durch ausgleichende Anpassungsmechanismen in Stoffwechsel, Leistungsfähigkeit und Widerstandskraft. Für die klinische Relevanz ist es notwendig, zu entscheiden, ob der Patient mangelernährt, normal ernährt oder überernährt ist. Zur Erfassung des Ernährungszustandes stehen uns verschiedene Parameter zur Verfügung, die einen Rückschluß auf die Allgemeinzustand erlauben.

5.1.1 Körperzusammensetzung (Anthropometrie)

Sie ist festgelegt und unterscheidet sich bei gleichem Alter, Geschlecht und Ernährungsstatus nicht wesentlich. Ernährung und körperliche Aktivität haben dabei einen bedeutsamen Einfluß.
Für genaue Bestimmungen der einzelnen Körperbestandteile sind Methoden erforderlich (Tab. 5.1/1, siehe Anhang), die die Beschaffenheit des Skeletts, des Ausmaßes des subkutanen Fettgewebes und anderer Körpereigenschaften berücksichtigen. Dafür stehen uns die Erfassung von Körpergröße, -gewicht und Hautfaltendicke zur Verfügung. Diese Parameter verändern sich jedoch nicht kurzfristig, sondern zeigen eine relative Konstanz. Ihre Bestimmung erfolgt deshalb nicht täglich sondern in längeren Abschnitten.

Körpergröße/Körpergewicht: Sie sind die am häufigsten angewandten anthropometrischen Parameter und einfach durchzuführen. Das Verhältnis Körpergröße zu Körpergewicht kann am einfachsten mit dem Broca-Gewicht dargestellt werden, wobei dieses als

Broca-Gewicht = Körpergröße in cm – 100

definiert ist.
Eine bessere Darstellung erfolgt durch den Body-Mass-Index, der folgendermaßen definiert wird:

BMI = Körpergewicht in kg/Quadrat der Körpergröße in m

Der BMI-Wert beträgt für Männer 22 – 24, für Frauen 21 – 22, bei Werten über 30 spricht man von Fettsucht.
Das Verhältnis von Körpergewicht und Körpergröße allein reicht zur Beurteilung der Körperzusammensetzung nicht aus, weil damit auf die einzelnen Kompartimente nicht eingegangen wird.
Bei Intensivpatienten ist die Bestimmung der beiden Parameter oft schwierig, zudem können Flüssigkeitsverschiebungen die Werte verändern.

Hautfaltendicke: Das subkutane Fett macht etwa 50% des Depotfettes aus und kann daher zur Beurteilung der Körperfettmenge herangezogen werden. Die Hautfaltendicke ist im Prinzip leicht und schnell durchführbar, die Messung sollte jedoch, um vergleichbare Ergebnisse zu erzielen, immer von derselben Person durchgeführt werden. Die Hautfalten an verschiedenen Körperregionen weisen erhebliche Unterschiede auf, wobei die Trizepshautfaltendicke (Tab. 5.1/2, siehe Anhang) eine rasche Orientierung über den Körperfettgehalt gibt. Zur Bestimmung des Körperfettes wird die Messung an Trizeps, Thorax und Abdomen (Formel nach *Möhr*) vorgenommen.

Oberarmmuskelumfang: Sie ermöglicht eine grobe Abschätzung der Muskelmasse und errechnet sich folgendermaßen (Tab. 5.1/3, siehe Anhang):

Armmuskelumfang (cm) =
Armumfang (cm) – (0,314 × Trizepshautfaltendicke (mm))

Körperflüssigkeit: Die Bestimmung dieser ist besonders bei Intensivpatienten äußerst schwierig und mit vielen Fehlermöglichkeiten behaftet (Impedanzmethode).
Die Bestimmung der einzelnen Körperkompartimente und des Elektrolytgehaltes ist nur bestimmten Laboratorien vorbehalten und eignet sich nicht für den klinischen Alltag.

5.1.2 Bilanzuntersuchungen

Der Energieverbrauch und die täglichen Bildungsraten von Harnstoff und Kreatinin sind von der Nahrungszufuhr, vom Ernährungszustand, von der katabolen Situation und von der körperlichen Aktivität des Patienten abhängig.

Indirekte Kalorimetrie: Technisch ist diese einfacher durchzuführen als die direkte. Sie basiert auf der Messung des O_2-Verbrauches und des ausgeatmeten CO_2 zur Ermittlung des respiratorischen Quotienten (siehe Kapitel 2.1) sowie der Ausscheidung von Harn-N als Funktion des Proteinabbaus. Technisch ergeben sich gerade beim beatmeten Patienten ($fiO_2 > 0,5$) große Schwierigkeiten, so daß sich diese Methode noch nicht in der Routine durchsetzen konnte. Sie gibt jedoch Aussagen über den tatsächlichen Energiebedarf und über die Verwertung der einzelnen Substrate und ermöglicht erst eine gezielte Ernährungstherapie.

Stickstoffbilanzstudien: Sie beruhen darauf, daß im katabolen Zustand der Abbau von Muskelgewebe (auch Kreatinin und Methylhistidin) vermehrt ist.
Stickstoffbilanz: Sie ist die Differenz der zugeführten und der ausgeschiedenen Stickstoffmenge und ermöglicht es, die Richtung der Eiweißhomöostase zu bestimmen (Anabolie, Katabolie). Sie erfordert vor allem eine genaue Analyse der ausgeschiedenen Stickstoffmengen mit biochemischen Methoden. Infolge methodischer Fehler kann es zu falschen Aussagen kommen, da im Harn zumeist nur der Harnstoffstickstoff bestimmt wird und die übrigen Stickstoffverluste nur grob geschätzt werden, zudem müssen für exakte Messungen Adaptationszeiten eingehalten werden. Ihr Wert ist heute umstritten.

Harnstoffproduktionsrate (HPR): Sie wird aus der Summe der Harnstoffausscheidung im 24-Stunden-Harn berechnet und mit der Harnstoffretention aus dem Körperwasser korrigiert:

HPR (g/Tag) =
Harnstoff im Harn (g/Tag) + (δ-Serumharnstoff (mg/dl) × 0,0099 × Körpergewicht × Faktor)

Der Faktor beträgt bei Männern 0,6 und bei Frauen 0,55.
Werte über 40 werden als katabol bezeichnet.

Katabolieindex nach Bistrian: Dieser wird auch als Streßindex bezeichnet – er gibt die verschlechterte Proteinverwertung im Eiweißkatabolismus an.

KI = (HPR/2,14) – (zugeführte N-Menge/2 + 3)

Die 3 steht für die sonstigen obligaten N-Verluste. Ein Wert zwischen – 5 und 0 kennzeichnet keinen Streß, ein Wert von 1 bis einen mittleren Streß und einer >5 einen schweren Streß.

Kreatininindex: Dieser gibt den prozentuellen Anteil der tatsächlichen Kreatininausscheidung/Tag an der optimalen Kreatininausscheidung(= Ausscheidung für gleich große Menschen im guten Ernährungszustand an.

Kreatininindex (%) =
100 × (gemessene Kreatininausscheidung im Harn (Tag)/optimale Kreatininausscheidung im Harn (Tag))

Die optimale Kreatininausscheidung ergibt sich durch die Multiplikation des Broca-Gewichtes mit 23 bei Männern und mit 18 bei Frauen.
Die Kreatininausscheidung ist praktisch unabhängig von der Proteinzufuhr und es werden rund 2% des im Organismus vorhandenen Kreatins in Kreatinin verwandelt. Der Kreatingehalt der Muskulatur beträgt beim Mensch ca. 390 mg/100g Muskelgewebe.

5.1.3 Biochemische Werte

Eine Malnutrition führt zu verringerten Plasmaproteinspiegeln, da aufgund des Substratmangels die Syntheseleistung des Organismus eingeschränkt ist. Albumin dient dabei als Parameter eines chronischen Proteindefizits, Präalbumin, Transferrin und retinolbindendes Protein als Parameter akuter Proteinveränderungen.
Die Plasmaaminosäurenbestimmungen und die Bestimmung der Aminosäuren im Gewebe ist äußerst schwierig und bestimmten Zentren vorbehalten.

5.1.4 Bestimmung des Immunstatus

Bei Malnutrition und auch im Postaggressionsstadium sind immunologische Defekte beschrieben, wobei vor allem die zelluläre Immunität gestört ist. Die Erfassung des Immunstatus erfolgt mit Hilfe der absoluten Lymphozytenzahl im Blut und mit Intrakutantestungen mit verschiedenen Antigenen. Die Aussagekraft dieser Teste ist umstritten und gibt nur wenig Auskunft über die Abwehrlage eines Patienten.

Bei der Interpretation der vorhergehenden Befunde definiert man als:
- normalen Ernährungszustand: sämtliche Parameter liegen im Referenzbereich.
- Adipositas (Fettsucht): Körpergewicht, BMI (Fettsucht >30) und Fettdepots (Trizepshautfaltendicke) über der Norm, alle anderen Parameter im Normbereich.
- Protein-Mangelernährung: Gewicht, BMI und Hautffaltendicke im Normbereich, Armmuskelumfang und Kreatininausscheidung erniedrigt. Die Funktionsproteine (Transportproteine, Albumin) sind erniedrigt.
- Protein-Kalorien-Mangelernährung (Mangelernährung): Gewicht, BMI, Hautfaltendicke (Energiekomponente), Armmuskelumfang und Kreatininausscheidung erniedrigt (Proteinkomponente). Die Funktionsproteine (Transportproteine, Albumin) sind erniedrigt.

Der mangelernährte Patient zeigt eine höhere Komplikationsrate (Infektion, Wundheilungsstörung) bzw. allgemein eine vergrößerte Morbidität und Mortalität. Im Postaggressionsstadium kommt es zudem auf Grund der verringerten Eiweißreserven zu einer verschlechterten Immunabwehr, wobei vor allem die zelluläre Immunität betroffen ist.

5.2 Indikationen zur klinischen Ernährung

Die Indikation für eine Ernährungstherapie ist dann gegeben, wenn der Patient mit der normalen Nahrungszufuhr nicht bedarfsadaptiert ernährt werden kann, d.h. ein Patient ist dann zu ernähren:

1. wenn er nicht oder nicht ausreichend essen kann, darf oder will,
2. wenn bereits eine Mangelsituation und/oder eine kataboler Stoffwechselsituation besteht oder zu erwarten ist und
3. wenn eine längere Nahrungskarenz zu erwarten ist.

Wie jede therapeutische Maßnahme muß auch eine parenterale Ernährungstherapie dem Prinzip der Verhältnismäßigkeit der einzusetzenden Mittel folgen. Je aggressiver eine Behandlungsmethode ist, umso höher sind die Komplikationen und möglichen Gefahren einzuschätzen. Eine totale parenterale Ernährung ist demnach nur dann einzusetzen, wenn der gleiche Erfolg nicht auch durch eine enterale Zufuhr oder durch Infusionslösungen einer peripherveönsen Zufuhr erreicht werden kann.
Um die Indikation einer adäquaten Infusionstherapie zu ermöglichen, soll man zuerst die Frage nach dem „kann er nicht, soll er nicht oder darf er nicht essen" stellen (Tab. 5.2/1, siehe Anhang). Ein Eingehen auf alle Erkrankungen in diesem Rahmen ist unmöglich und es sollen nur exemplarisch einige Indikationen angezeigt werden.
Zur weiteren Indikationsstellung bewährt sich die Indikationsliste nach *Ahnefeld* und *Wiedeck* (Tab. 5.2/2, siehe Anhang). Sie berücksichtigt die wesentlichen Entscheidungskriterien, die einer parenteralen Ernährung zugrundeliegen und erfaßt sie auch punktemäßig. Diese Checkliste fragt nach Alter, Körpergewicht; Änderung des Körpergewichtes, Eiweißstatus und Harnstoffproduktionsrate. Es können maximal 11 Punkte erreicht werden, ab 5 Punkten ist bei entsprechender Erkrankung eine parenterale Ernährung durchzuführen. Für die perioperative Ernährungstherapie hat sich ein vereinfachtes Schema durchgesetzt.

5.3 Voraussetzungen zur parenteralen Ernährung

Nachdem in den vorhergehenden Kapiteln einzelne patientenbedingte Kriterien für die Ernährungstherapie besprochen wurden, sollen hier nun allgemeine Grundlagen diskutiert werden (Tab. 5.3/1, siehe Anhang).
Für die adäquate Durchführung einer Ernährungstherapie ist es auch wichtig, die lokalen Gegebenheiten zu kennen. Dabei stellt sich die Frage, ob die Mischinfusionen in der jeweiligen Apotheke zusammengestellt werden können. Ein Apotheker ist dazu auf Grund seiner Ausbildung befugt, ein „neues Medikament" herzustellen, er ist meistens auch räumlich („laminar air flow", Sterilität) und technisch (Abfüllanlage) dazu in der Lage. Durch den Personalmangel und die schlechte Kommunikation ist dies meistens jedoch nicht möglich.

Wird die Mischinfusion auf einer Intensivstation zusammengestellt, so stellt sich die Frage, ob ein entsprechender Raum („Spritzenzimmer", Kühlschrank) und entsprechendes Personal („Spritzenschwester") dafür zur Verfügung stehen. Die Infusionszubereitung darf nicht zu einer Nebentätigkeit degradiert werden, da hier eine große Verantwortung (richtiges Zusammenmischen, Sterilität, richtige Beschriftung) eingegangen wird.

Das Zusammenmischen von Infusionslösungen auf normalen Stationen ohne entsprechende Ausrüstung („Spritzenzimmer", „laminar air flow", Sterilitätsbedingungen) ist äußerst bedenklich.
Wichtig ist auch der Ausbildungsstand des Personals, das eine Infusionstherapie durchführt. Das Personal (Ärzte, Schwestern) muß über die entsprechenden Stoffwechselveränderungen, über die Indikationen, über die Substrate, über die auftretenden technischen Probleme (Zusammenmischen, Kontaminationen, Inkompatibilitäten, Infusionsgeschwindigkeit), über die Gefahren und Komplikationen der Infusionstherapie und über das entsprechende Monitoring Bescheid wissen. Vielfach sind weder Ärzte noch Pflegepersonal richtig dafür unterrichtet und sie nehmen ein hohes haftungsrechtliches Risiko auf sich. Eine regelmäßige Weiterbildung in diesem Bereich muß daher unbedingt gefordert werden.

Literatur

Blackburn GL (1980): Techniques of nutritional assessment. Monograph Cutter Lab, California

Brenner U, Müller JM, Walter M, Holzmüller W, Keller HW (1986): Anthropometrische Parameter. Infusionstherapie 13: 232

Elmadfa I, Leitzmann C (1990): Ernährung des Menschen. Ulmer, Stuttgart

Gofferje H, Fekl W (1979): Diagnostik der Mangelernährung. Infusionstherapie 6: 95

Hinghofer-Szalkay (1989): Ernährungsstatus und Körperzusammensetzung. Österr Ärzteztg 19: 48

Möhr M (1970): Beziehungen zwischen Körperbautyp und Körperzusammensetzung. Z Ärztl Fortbild 64: 733

Roth E, Funovics J, Winter M (1982): Mangelernährung und postoperative Komplikationshäufigkeit bei Carcinompatienten. Langenbecks Archiv 357: 77

Schmitz JE, Dölp R, Grünert A, Ahnefeld FW (1985): Parenterale Ernährung: Konzepte und Überwachung. Arzneimitteltherapie 3: 210

Shizgal HM (1990): Nutritional assessment with body composition measurements by multiple isotope dilution. Infusionstherapie 17 (Suppl 3): 9

6 Ernährungstherapie bei speziellen Krankheitsbildern

Nachdem die Ausgangslage des Stoffwechsels und der Ernährung unter den spezifischen Einflüssen (Postaggressionsstoffwechsel) besprochen und die technischen Probleme der künstlichen Ernährung erörtert worden sind, muß die Anwendung dieser Erkenntnisse auf einzelne Krankheitsbilder diskutiert werden.

Jede der nun beschriebenen Erkrankungen beeinflußt den Stoffwechsel auf ihre typische Art und erfordert demnach ein differenziertes therapeutisches Vorgehen. Eine Ernährungstherapie, die nur nach Schema vorgeht, fördert zahlreiche Komplikationen und vermindert den Wert jeder Ernährungstherapie. Vielfach bestehen auch mehrere Krankheitsbilder nebeneinander (z.B. beatmeter Patient nach einem Polytrauma und der Sekundärkomplikation einer Sepsis und eines Nierenversagens), so daß der behandelnde Arzt sich nach genauer Überlegung entscheiden muß, welche Therapieform er durchführt. Die Beschreibung der Ernährungstherapie bei verschiedenen Krankheitsbildern kann deshalb nur Anhaltspunkte für ein therapeutisches Vorgehen bieten, entläßt den Behandler nicht aus seiner Verantwortung, den Patienten als Ganzes zu sehen. Bei verschiedenen Erkrankungen steht die Ernährung primär nicht im Vordergrund, sondern es müssen die auslösenden Ursachen (z. B. Infektion bei Sepsis, Volumenmangel bei akuter Niereninsuffizienz) behoben werden. Die Ernährung kann deshalb vielfach nur eine supportive Therapie sein.

Die folgenden Kapitel erlauben keinen vollständigen Überblick über alle Erkrankungen, die den Stoffwechsel beeinflussen, jedoch sollte es möglich sein, aus der Zahl der angeführten Beispiele sich entsprechende Richtlinien zu erarbeiten.

Die Beschreibung der einzelnen Krankheiten ist unterteilt in eine Darstellung der spezifischen pathophysiologischen Veränderungen und ihren Einflüssen auf den Wasser- und Elektrolythaushalt, die Hormone und Mediatoren, den Kohlenhydrat-, Protein- und Fettstoffwechsel, die Spurenelemente und Vitamine. Anschließend folgt ein Therapievorschlag für die parenterale Ernährung, wobei wiederum auf die einzelnen Substrate eingegangen wird, und es werden zusätzliche Maßnahmen (enterale Ernährung, medikamentös) diskutiert, die die Therapie unterstützen können. Danach wird auf das entsprechende Monitoring eingegangen.

Die Literaturangaben sollen dem Leser helfen, bei wichtigen Fragen eine umfassendere Information zu finden.

Der Freiraum für Notizen dient für persönliche Anmerkungen und soll dabei helfen, eigene Überlegungen und Therapievorstellungen niederzuschreiben.

6.1 Der perioperative Patient

Vermehrte Kenntnisse bestimmter pathophysiologischer Vorgänge nach chirurgischen Eingriffen haben zu einer verbesserten Behandlung dieser Patienten geführt. Zahlreiche Untersuchungen haben gezeigt, daß es durch Mangelsituationen im Ernährungszustand zu einer erhöhten Rate an postoperativen Komplikationen (Infektionen, Wundheilungsstörung, Rehabilitation) kommt und daß durch eine gezielte Stoffwechsel- und Ernährungstherapie die Toleranz gegenüber Operationen wesentlich ansteigt.
Aus diesem Grund muß sich der behandelnde Arzt bereits vor der Operation mit dem bestehenden Ernährungszustand (siehe Kapitel 5) befassen und überlegen, ob nicht eine präoperative Ernährungstherapie indiziert ist. Denn nach *Dudziak* ist es sinnvoller, einen Patienten präoperativ ausreichend zu ernähren, als postoperativ die ernährungsbedingten Komplikationen zu behandeln. Weiters sind das Ausmaß der Operation und die entsprechenden Veränderungen auf den Wasser- und Elektrolythaushalt und den Stoffwechsel zu ermessen. Dann ist zu überlegen, wie lange die postoperative Nahrungskarenz andauert.

❐ Typische pathophysiologische Befunde

Bei vielen operativ zu versorgenden Patienten besteht bereits präoperativ eine länger bestehende Krankheit (Tumor, Obstruktion der Verdauungswege, Nahrungskarenz), die den Stoffwechsel beeinflußt, oder es bestehen andere begleitende Stoffwechselstörungen (Diabetes, Niereninsuffizienz, Leberinsuffizienz). Es müssen daher diese Fragen zuerst abgeklärt und die Ernährungstherapie entsprechend der einzelnen Krankheiten gestaltet werden (siehe Kapitel 6.2 bis 6.10).
Durch die Operation selbst und auch durch die einzelnen anästhesiologischen Verfahren kommt es weiter zu spezifischen Veränderungen. Durch die modernen Anästhesieverfahren (entsprechende Analgesierung und Sedierung, Periduralanästhesie) können die einzelnen Veränderungen vielfach minimiert werden, so daß der Operationsstreß nicht mehr so gewaltige Ausmaße annimmt. Der Operationsstreß entspricht dem typischen Postaggressionssyndrom und prinzipiell gelten alle dazu gemachten Aussagen.
Die postoperative Phase ist einerseits durch die meistens bestehende Nahrungskarenz gekennzeichnet, andererseits spielen zahlreiche Faktoren (Komplikationen, Infektionen, Wundheilung, Ateminsuffizienz, MOF) eine bedeutende Rolle.

Hormone und Mediatoren: Die präoperative Stoffwechsellage ist bei einzelnen Patienten äußerst unterschiedlich, d.h. es sind Patienten in Hungerphasen und solche im Postaggressionsstoffwechsel zu beobachten. Das hormonelle Verhalten wird durch die Grundkrankheit bestimmt und kann hier nicht besprochen werden.
Intraoperativ sind nicht nur die Einflüsse des Operationstraumas maßgebend, sondern auch Anästhesieverfahren und Flüssigkeitstherapie beeinflussen die hormonelle Homöostase. Die einzelnen Anästhesieformen beeinflussen die hormonellen Achsen entweder direkt (Eigenwirkung der Anästhetika) oder indirekt durch die Ausschaltung von Schmerz und vegetativen Regulationen. Der gezielte Einsatz der verschiedenen Anästhesieverfahren (Allgemeinanästhesie, modifizierte Neuroleptanalgesie, Nervenblockaden) verhindert zahlreiche Komplikationen und erleichtert dadurch auch das postoperative Handling.
Für die postoperative Phase ist der Postaggressionsstoffwechsel (siehe Kapitel 2.3) typisch und seine Symptome wurden hauptsächlich anhand des postoperativen Verhaltens beschrieben. Durch gezielte postoperative Maßnahmen (ausreichende Analgesie, wirksame Flüssigkeitstherapie) können jedoch die Auswirkungen des Postaggressionsstoffwechsels gemildert werden. Bei mittelschweren Operationen ohne Komplikationen wird vor allem die adrenerg-kortikoide Phase beobachtet, die dann ab dem 7. bis 10. Tag in die anabole Phase einmündet.
Es kommt primär zu einer erhöhten Freisetzung der Katecholamine, des adrenokortikotropen Hormons (ACTH) und des Vasopressins. Das vermehrt ausgeschiedene Vasopressin steigert die Rückresorption von Wasser und führt zur Antidiurese. Das HGH zeigt zumeist eine erhöhte Basalsekretion, läßt sich aber nicht stimulieren. Die Stimulierbarkeit tritt erst wieder in der anabolen Phase ein.
In der Nebennierenrinde werden Aldosteron und die Glukokortikoide vermehrt sezerniert. Die Aldosteronsekretion wird auch von verschiedenen Anästhetika beeinflußt.
Die vermehrte Ausschüttung von Adrenalin und Noradrenalin vermehrt das Herzminutenvolumen, erhöht die Herzfrequenz und den Blutdruck durch periphere Vasokonstriktion. Beide haben auch ihren Einfluß auf die Insulinwirkung bzw. die Lipolyse und Proteolyse.
Der Anstieg der Glukagonkonzentration führt zur vermehrten Glykogenolyse und Lipolyse und Glukoneogenese. Die Insulinwirkung ist herabgesetzt, dadurch kommt es zur diabetischen Stoffwechsellage.
Die Ausschüttung der Schilddrüsenhormone ist zumeist gehemmt, es kommt zum typischen „Low-T3-Syndrom“.

Immunkompetenz:
Bei vielen operativ zu behandelnden Erkrankungen besteht bereits präoperativ eine Einschränkung sowohl des zellulären Anteils (Lymphozyten, Makrophagen, Granulozyten, Mastzellen) wie auch des humoralen Anteils (Immunglobuline, Komplementkomponenten, Antikörper). Dies zeigt sich auch in den verschlechterten Immuntesten. Zwischen immunologischer Abwehrlage und Outcome nach operativen Eingriffen zeigt sich nach mehreren Untersuchungen eine Korrelation: bei negativen Hauttesten und erniedrigten Lymphozytenwerten ist das Outcome praktisch Null.
Durch die Operation selbst kommt es ebenfalls zu Veränderungen des Immunstatus, was sich in einer erhöhten postoperativen Komplikationsrate niederschlägt. Hier zeigen verschiedene neuere Untersuchungen interessante Einblicke in das Verhalten des Immunsystems.

Flüssigkeitshaushalt:
Ein bis drei Tage nach der Operation kommt es zu Antidiurese. Die Ursachen dafür sind vielgestaltig: Anästhetika, Medikamente, Schmerz, Flüssigkeitsverluste durch Wundsekrete, Blutverluste, Wundödem, Erbrechen, Erhöhung der Perspiratio insensibilis. Die Oligurie entwickelt sich über eine neurohormonelle Reaktion bedingt durch die Operation selbst und durch die Flüssigkeitsverluste. Die Wasserretention in der frühen postoperativen Phase überdeckt in den ersten Tagen den Verlust an Körpermasse. Daneben kommt es zu einer Retention von Natrium (positive Natriumbilanz, sekundärer Hyperaldosteronismus) und zu einem vermehrten Verlust an Kalium.

Energieumsatz:
Die präoperativen Veränderungen des Energieumsatzes hängen von der Grunderkrankung ab und können hier nicht behandelt werden. Durch eine Operation verändert sich zwar der Energiebedarf, es entstehen jedoch keine neuen Stoffwechselwege. Etliche Untersuchungen mittels indirekter Kalorimetrie konnten nachweisen, daß der Energieumsatz bei vielen Operationen geringer ist, als bisher vermutet wurde (Abb. 6.1/1). Nach operativen Elektiveingriffen mit unkompliziertem Verlauf steigt der Energiebedarf gegenüber der Vorperiode nicht signifikant an, bei septischen Komplikationen kann er um 20 bis 45% ansteigen. Durch sorgfältiges, gewebeschonendes Operieren ist eine Abnahme des Energieverbrauches zu erzielen, ebenso senkt eine ausreichende Analgosedierung und die Beatmung den Energieumsatz.

Kohlenhydrate:
Die Kohlenhydrate verhalten sich postoperativ typisch wie im Postaggressionsstoffwechsel. Es kommt zu einer Verminderung der Insulinwirkung und

direkten Stimulierung der Lipolyse, die zu einer den energetischen Bedarf weit überschreitenden Freisetzung von nichtveresterten Fettsäuren führt. In den Organen, in denen der Glukose- und Aminsäurentransport insulinabhängig ist, wird der Glukosetransport durch die Fettsäuren konzentrationsabhängig blockiert. Zudem erfolgt eine erhöhte Glukosebereitstellung (Glukoneogenese) durch die erhöhte Konzentration von Insulinantagonisten. Vermehrte Glukoneogenese aus Nichtkohlenhydraten (Alanin, Laktat, Glyzerin) und verminderte periphere Verwertung führen zum Bild der Glukoseverwertungsstörung („diabetische Stoffwechsellage").

Mit dem Abfall der nichtveresterten FFS normalisiert sich auch wieder die Glukoseverwertung. Während der Glukoseverwertungsstörung führen meist nur hohe exogene Insulindosen zu einer Normalisierung der Blutglukosewerte (Abb. 6.1/2), die Oxidationsrate kann dadurch kaum verbessert werden.
Von den Kohlenhydratersatzstoffen scheint besonders Xylit einen proteinsparenden Effekt zu besitzen. Zudem fällt unter diesen der Blutglukoseanstieg geringer aus.

Proteine:
Präoperativ besteht bei vielen Patienten ein Eiweißmangel, der die postoperative Rehabilitation erschwert. Ursachen dafür sind: Tumorwachstum, Obstruktionen, mangelnde Ernährung und Fehlernährung, Alkoholismus. Die Proteinmangelernährung führt hauptsächlich zu den postoperativen Komplikationen.

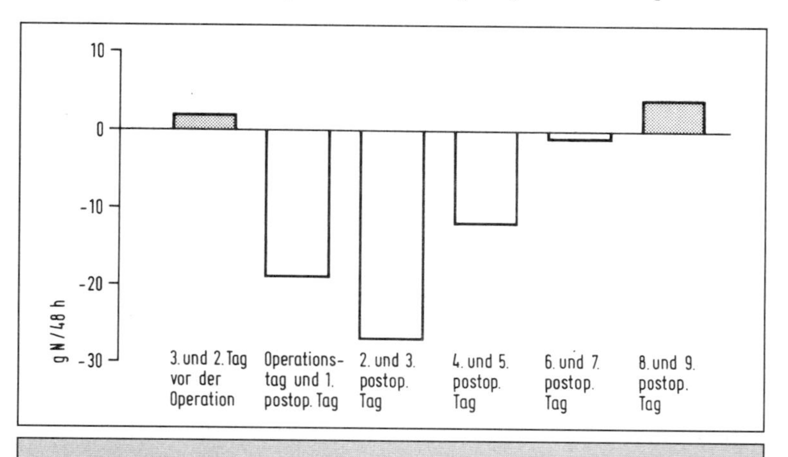

Abb. 6.1/1: Stickstoffbilanz von magenresezierten Patienten (Hartig, 1979).

Bei vielen Erkrankungen kommt es auch zu einer katabolen Stoffwechsellage (Abb. 6.1/1). Es muß daher eine genaue Anamnese und Beurteilung des Proteinstoffwechsels erfolgen.

Der postoperative Stoffwechsel ist besonders durch Veränderungen der Eiweißhomöostase gekennzeichnet. Die Ursachen dafür liegen einerseits im Operationstrauma selbst, andererseits aber in der Postaggressionssymptomatik mit seiner Katabolie. Durch die Operation kommt es zu Gewebszerstörungen, zu Blut- und Plasma- und Sekretverlusten, die wieder ersetzt werden müssen,

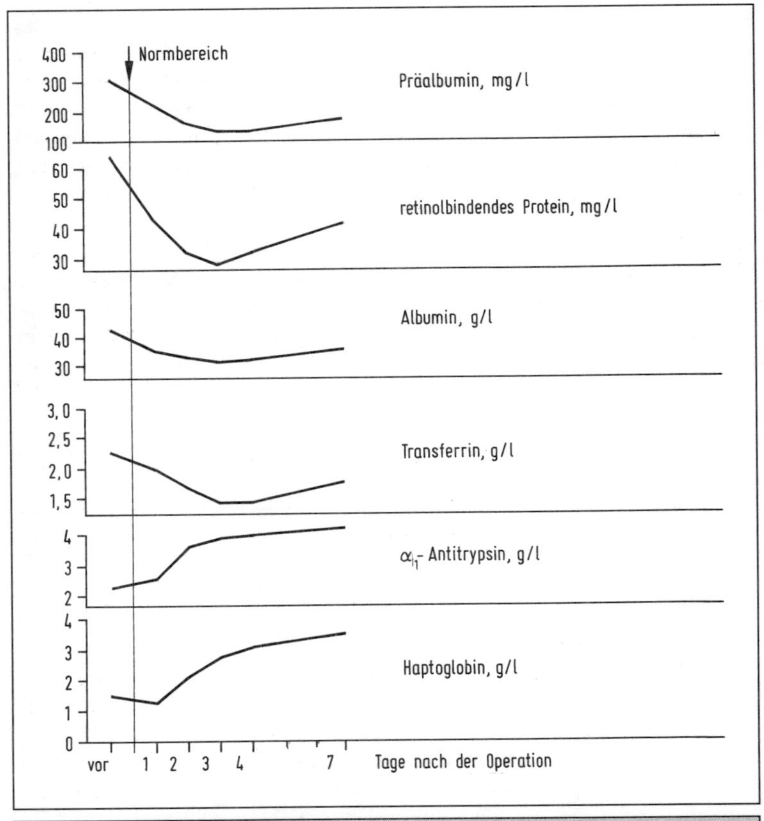

Abb. 6.1/2: Verhalten einzelner Plasmaproteine im postoperativen Verlauf (Löhlein, 1979).

andererseits laufen Abwehr- und Reparationsvorgänge ab, die zu einer vermehrten Eiweißsynthese führen.
Postoperativ wird im Rahmen des Postaggressionsstoffwechsels die Glukoneogenese aus Aminosäuren intensiviert. Dies ist jedoch ein unökonomischer Prozeß, da aus 100 g Aminosäuren nur 57 g Glukose synthetisiert werden.
Der Gesamtverlust an Eiweiß nach einer Operation ist beträchtlich: bei Magenresezierten werden während der ersten 10 Tage bei einem komplikationslosen Verlauf durchschnittlich 350 g Protein verloren. Die alleinige Bestimmung der Harnstoffproduktionsrate reicht vielfach nicht aus, da ein Teil der Verluste nicht mitbestimmt wird. Bessere Einblicke in die Änderungen des postoperativen Proteinstoffwechsels erhält man, wenn man Untersuchungen mit Stickstoffisotopen durchführt. Es zeigt sich dabei, daß neben dem Eiweißabbau immer wieder eine Neosynthese erfolgt. Die Bilanz zwischen beiden ist in der Akutphase unausgeglichen und negativ und wird erst in der anabolen Phase positiv.

Die Veränderung des Proteinstoffwechsels äußert sich auch im Verhalten der Plasmaeiweißkörper. So fällt die Gesamtmenge an Albumin postoperativ ab. Nach Magenresektionen können bei unkompliziertem Verlauf bis zu 70 g Albumin verlorengehen, bei größeren Operationen besonders im Abdominalbereich sind diese Verluste noch größer. Daneben fallen Transferrin, Präalbumin und retinolbindendes Protein postoperativ ab (Abb. 6.1/2). Dagegen steigen die Akutphasenproteine (Immunglobuline, Alpha-Globuline, Alpha1-Antitrypsin, Haptoglobin) an.

Fette:
Die Änderungen im Fettstoffwechsel sind durch eine Steigerung der Lipolyse gekennzeichnet, es kommt zu einer Erhöhung der FFS, zu einer höheren Oxidationsrate der Fette und zu einem stärkeren Anfall der Ketonkörper. So beträgt z.B. der Anteil des Fettes am Verlust der Körpermasse vom 1. bis zum 10. postoperativen Tag bei Männern ca. 15% und bei Frauen 30%.

Mineralhaushalt:
Die Veränderungen im Mineralstoffwechsel wurden z.T. bereits bei den Flüssigkeitsveränderungen besprochen. Zusätzlich kommt es in der Postaggressionsphase zu Verlusten von Magnesium und Phosphat und von Spurenelementen (Zink, Kupfer, Chrom). Die Veränderungen von Magnesium, Phosphat und Zink normalisieren sich wieder in der anabolen Phase. Eisen wird als Speicherform abgelagert und täuscht vielfach einen Eisenmangel vor (Bestimmung des Ferritins). Selen scheint eine antioxidative Wirkung zu besitzen.

Vitamine:
Die Vitamine zeigen ein ähnliches Verhalten wie die Spurenelemente, zusätzlich ist durch die Stoffwechselumstellungen ein erhöhter Bedarf erforderlich (Thiamin, Pyridoxin, Niazin). Als Scavenger sind auch Askorbinsäure und Vitamin E vermehrt erforderlich.

Verdauung und Resorption:
Durch die Operation und die einzelnen Anästhetika kommt es zu einer Veränderung der Motilität des Magen-Darm-Traktes, so daß es vielfach zu einer Darmatonie („postoperativer Ileus") kommt. Die Ursachen dafür sind der erhöhte Sympathikotonus und bestimmte Medikamente (Anästhetika, Analgetika, Dopamin usw.). Die Atonie betrifft vor allem den Magen (2 Tage) und Dickdarm (3 – 4 Tage), beeinflußt aber auch den Dünndarm (ca. 1 Tag), daraus resultiert die Gefahr des Erbrechens und des Ileus. Daneben kommt es zur verminderten Durchblutung und Sauerstoffversorgung der Darmzotten, so daß die Produktion an Darmenzymen absinkt (postoperative Laktose- und Fettintoleranz) und die Zottenoberfläche vermindert wird. Die postoperativen Resorptionsleistungen des Darmes sind zumeist vermindert.

❒ Therapievorschläge

Aufgrund der unterschiedlichen Ausgangslage müssen die Richtlinien für die Ernährungstherapie für den Zeitraum vor der Operation (präoperative Phase) und den Zeitraum nach der Operation (postoperative Phase) erstellt werden. Intra- und unmittelbar postoperativ ist eine Ernährungstherapie nicht indiziert, da der Patient sich primär stabilisieren muß und nicht dem Streß einer Ernährungstherapie unterzogen werden soll. Die einzelnen Phasen sollen getrennt besprochen werden.

1. Präoperative Phase:

Da bei über 30% der Patienten, die für eine größere Operation vorgesehen sind, korrekturbedürftige, pathologische Befunde (kardiozirkulatorische, respiratorische, metabolische) vorliegen, sind diese nach Möglichkeit zu behandeln. Dazu muß eine entsprechende Anamnese und klinische Abklärung durchgeführt werden, die auch den Ernährungszustand miteinbezieht (siehe Kapitel 4).
Je nach Schwere und Art des Eingriffes, der Vorgeschichte und dem Alter des Patienten ist dann eine Ernährungstherapie durchzuführen. Vielfach wäre dazu eine Ernährungstherapie über längere Zeit (Wochen) notwendig, doch ist dies aus Gründen der Operationsindikation und auch aus organisatorischen Gründen

kaum möglich. Entsprechende Studien über präoperative Ernährungsregime zeigen nicht immer einen eindeutigen positiven Erfolg. Es sollte aber auf jedem Fall danach getrachtet werden, den Patienten aus einer bedrohlichen Mangelsituation (Hungerstoffwechsel, schwerer Mangelzustand) herauszuführen.

Flüssigkeitszufuhr:
Mit der Flüssigkeitszufuhr sollen eventuell bestehende Flüssigkeitsdefizite behoben werden, jedoch darf der Patient nicht überinfundiert werden. Ödeme können perioperativ zu Komplikationen (kardiale Insuffizienz, Operabilität, Wunddehiszenz) führen, die nur schwer therapierbar sind.

Energiezufuhr:
Um bestehende Energiedefizite zu rekompensieren, ist es notwendig, die Energiezufuhr auf 30 bis 40 kcal/ kg Sollgewicht anzuheben. Die Energiezufuhr muß dafür ausgeglichen erfolgen und die Nahrungszufuhr sollte nach Möglichkeit enteral erfolgen. Die parenterale Ernährung hat vielfach den Sinn einer zusätzlichen Energiezufuhr.

Kohlenhydrate:
Diese werden adaptierend aufgebaut und erleichtern so auch die postoperative Kohlenhydratzufuhr. Auch in der präoperativen Phase soll die Glukosezufuhr 5 g/kg Körpergewicht nicht überschreiten.

Proteine:
Da bei diesen Patienten vielfach ein Eiweißmangel besteht, ist für eine suffiziente Aminosäurenzufuhr zu sorgen. Die Eiweißzufuhr kann bis auf 1,5 g/kg KG langsam gesteigert werden, um die bestehende Katabolie zu beherrschen. Um eine suffiziente Therapie zu ermöglichen, ist die Bestimmung der HPR bzw. des Bistrian-Indexes notwendig. Das Aminosäurenmuster der zugeführten Lösung soll ausgeglichen sein.

Fette:
Durch seine hohe Energiedichte ist Fett besonders zur Beseitigung des Energiemangels geeignet. Fett kann ebenfalls bis zu einer Menge von 1,5 g/kg KG zugeführt werden.

Mineralien, Spurenelemente und Vitamine:
Diese sollen entsprechend des bestehenden Mangels ersetzt werden. Es ist zu berücksichtigen, daß beim sog. „Refeeding syndrome“ ein erhöhter Bedarf an bestimmten Mikronutrients notwendig ist (Kalium, Magnesium, Phosphat, Zink, Thiamin, Pyridoxin).

Enterale Ernährung:
Nach Möglichkeit ist der Patient enteral zu ernähren, da die Nahrungszufuhr effektiver erfolgen kann. Vielfach bewährt es sich, dem Patient zusätzlich eine hochkalorische Sondennahrung anzubieten. Der bereits präoperativ an die Sondennahrung gewöhnte Patient läßt sich postoperativ leichter an eine Sondenernährung adaptieren.

Sonstige Maßnahmen:
Die Infusionstherapie wird adaptierend nach dem vorgestellten Konzept aufgebaut, jedoch kann der Nahrungsaufbau wegen der zumeist fehlenden zentralen Dysregulation (Postaggressionsstadium) rascher erfolgen.
Bei bestehender Katabolie können auch Anabolika verwendet werden, zudem ist eine suffiziente Physikotherapie zur Nährstoffverwertung zumeist indiziert. Bei Erbrechen, Inappetenz usw. müssen diese durch entsprechende Medikamente behandelt werden.

2. Postoperative Phase (Tab. 6.1/1, siehe Anhang):

Eine Indikation zur teilweisen oder kompletten postoperativen Ernährungstherapie ist sorgfältig zu stellen. Obwohl eine solche vielen Patienten hilft, die Symptome des postoperativen Katabolismus zu überwinden und Komplikationen zu vermindern, bedarf nicht jeder Patient einer solchen Therapie. Die Infusionstherapie kann auch das Gesamtrisiko erhöhen, und es stellt sich die Frage nach der Verhältnismäßigkeit der einzusetzenden Mittel.
Um die Entscheidungen für eine adäquate postoperative Ernährungstherapie zu erleichtern, empfiehlt sich die Checkliste nach *Schmitz*, die von uns leicht modifiziert wurde (Tab. 6.1/2, siehe Anhang). Sie berücksichtigt den Ernährungszustand, die zu erwartenden Stickstoffverluste bzw. die Schwere des operativen Eingriffes und die voraussichtliche Nahrungskarenz. Entsprechend der sich aus der Checkliste ergebenden Gesamtsumme kann dann ein Ernährungskonzept erstellt werden (Tab. 6.1/3, siehe Anhang).
Nach kleineren Operationen mit mäßiggradigen Postaggressionssymptomen sowie bei kurzfristiger Nahrungskarenz und gutem Allgemeinzustand kann auf eine Ernährungstherapie verzichtet werden. Eine ausreichende Flüssigkeits- und Elektrolytzufuhr muß jedoch für diese „Überbrückungsbehandlung" sichergestellt werden, vielfach bewähren sich auch die Glukose-Ringer-Lösungen.
Bei Patienten im ausreichenden Ernährungszustand und mittelschweren Operationen ohne größere Katabolie (entspricht einer HPR von 20 bis 30g/Tag) sowie begrenzter Nahrungskarenz bis zu einer Woche wird vor allem eine Sicherung der Proteinzufuhr angestrebt. Dafür eignen sich vor allem die peripher-

venösen Lösungen (siehe Kapitel 4.2). Im Rahmen eines peripherveneösen Ernährungskonzeptes mit Mischlösungen läßt sich die Zufuhr von 40 ml Flüssigkeit und 1 g Aminosäuren/kg KG bewerkstelligen, wobei kein zentraler Katheter angelegt werden muß. Der Vorteil liegt auch darin, daß die Osmolarität dieser Lösungen eine Osmolarität von 1000 mosmol/l nicht überschreitet. Diese peripherveneösen Komplettlösungen dienen auch als Aufbaustufen für die Patienten, bei denen aus bestimmten Gründen (Nahrungskarenz über 1 Woche, schlechter Ernährungszustand, ausgeprägte Katabolie) eine vollständige parenterale Ernährung durchgeführt werden muß. Ansonsten wird bei diesen Patienten der Nahrungsaufbau nach dem im Kapitel 4.2 beschriebenen Kriterien durchgeführt. Wird eine solche angestrebt, so gelten alle dort aufgestellten Voraussetzungen (Erhebung der Ernährungszustandes, Berechnung des Energiebedarfes, Sicherstellung eines entsprechenden Zuganges, Verfertigung einer adäquaten Mischlösung nach Energie und Substraten, entsprechende Kontrollen).

Flüssigkeitszufuhr:
Postoperativ wird zumeist ein Flüssigkeitsbedarf von 35 bis 45 ml/kg KG angegeben und er richtet sich vor allem nach der durchgeführten Operation und den zirkulatorischen Gegebenheiten. Bei vorbestehender Nieren- oder kardialer Funktionseinschränkung ist die Flüssigkeitszufuhr entsprechend zu adaptieren.

Energiezufuhr:
Der Energiebedarf richtet sich nach der Schwere des Eingriffes und wird für einzelne Operationen mit unterschiedlichen Werten angegeben, d.h. er kann zwischen 25 kcal und 45 kcal/kg Körpergewicht liegen. Mitberücksichtigt werden sollte auch der präoperative Ernährungszustand. Genaue Daten erhält man meistens nur mit der Anwendung der indirekten Kalorimetrie. Sekundäre Komplikationen können einen erheblichen Einfluß auf den Energiebedarf ausüben.

Kohlenhydrate:
Der Kohlenhydratbedarf ist positiv meistens durch die Postaggressionssymptomatik vermindert und liegt zwischen 2 und max. 5 g/kg Körpergewicht. Die Kohlenhydrate sollen langsam aufbauend zugeführt werden und sollen bei diabetischer Stoffwechsellage eher vorsichtig adaptierend verabfolgt werden. Eine Insulinsubstitution sollte nur bei vorbestehender diabetischer Stoffwechsellage erfolgen. Eine diabetische Stoffwechsellage kann zu Wundheilungsstörungen führen. In der postoperativen Phase können Glukoseersatzstoffe zur Verminderung der Proteinverluste verwendet werden. Sie finden besonders bei den peripherveneösen Lösungen ihre Anwendung, jedoch sind die Dosierungsrichtlinien zu beachten.

Proteine:
Postoperativ wird in erster Linie eine Sicherung des Proteinbedarfes angestrebt. Die Proteine dienen nicht nur zur Absicherung des Energiebedarfes während der Postaggressionssymptomatik sondern auch für die Proteinneosynthese. In der postoperativen Phase kommt es zum Abbau zahlreicher Eiweißsubstanzen (Gewebe, Blut, Plasmaproteine), die wieder ersetzt werden müssen, zudem müssen Akutphasenproteine gebildet werden und Reparationsvorgänge erfolgen. Daneben benötigt die immunologische Abwehr zahlreiche AS zum Aufbau von Zellen (Phagozyten) von Immunkörpern.
Der AS-Bedarf in der postoperativen Phase liegt bei mindestens 1 g/kg KG und kann bei Komplikationen (Sepsis, MOF) bis auf 2,5 g/kg KG ansteigen. Das AS-Muster muß entsprechend ausgeglichen sein und es darf zu keinen Imbalancen kommen.

Fette:
Durch seine hohe Energiedichte ist Fett besonders zur Beseitigung des Energiemangels geeignet. Fett kann ebenfalls bis zu einer Menge von 1,5 g/kg KG zugeführt werden.

Mineralien, Spurenelemente und Vitamine:
Postoperativ ist zumeist ein erhöhter Bedarf an bestimmten Mikronutrients notwendig (Kalium, Magnesium, Phosphat, Zink, Thiamin, Pyridoxin), die Ursachen dafür liegen im Postaggressionsstoffwechsel, aber auch in den verschiedenen Reparationsvorgängen und Verlusten durch Sekrete. Sekretverluste müssen entsprechend ausgeglichen werden (Natrium, Kalium, Chloride, Zink). Viele postoperative Komplikationen sind durch entsprechende Mangelzustände zu erklären.

Enterale Ernährung:
In den ersten postoperativen Tagen ist eine enterale Ernährung wegen Eingriffen im Verdauungssystem oder wegen der Gefahr des „postoperativen Ileus" nicht angebracht. Nach der ersten Defäkation soll jedoch nach Möglichkeit baldigst auf eine enterale Ernährung umgestellt werden. Dazu eignen sich vor allem Sondennahrungen, die entsprechend aufgebaut werden können. Sie haben den Vorteil, daß sie durch ihre Zusammensetzung leichter resorbiert werden als die übliche Nahrung.

Sonstige Maßnahmen:
Hierbei haben alle Maßnahmen einzusetzen, die eine baldige Rehabilitation ermöglichen: Atemtherapie, Antikoagulantientherapie, antibotische Therapie, Mobilisierung. Daneben sind entsprechende Begleiterkrankungen (Alter, Dia-

betes mellitus, Ateminsuffizienz, Nieren- und Leberversagen) adäquat zu therapieren.
Eine entsprechende Physikotherapie ist eine Grundvoraussetzung für jede suffiziente postoperative Behandlung.
Neuere Befunde sprechen davon, daß es durch die Gabe von rekombinantem Wachstumshormon vielfach gelingt, die postoperative Katabolie zu beherrschen.

Literatur

Behrendt W (1987): Posttraumatische parenterale Ernährung. In: Fresenius, Wissenschaftliche Mitteilungen 31

Behrendt W, Raumann J, Hanse J (1988): Glukose, Fruktose und Xylit in der postoperativen hypokalorischen Ernährung. Infusionstherapie 15: 170

Farriol M, Padro JB, Garcia E, Lopez J, Schwartz S (1987): Protein turnover by twenty-four hours post-surgery. J Clin Nutr Gastroenterol 2: 136

Georgieff M, Geiger K, Lutz H, Moldawer LL, Wagner D, Blackburn GL (1987): Stoffwechselorientierte postoperative Ernährungstherapie – Möglichkeit und Grenzen der Behandlung. Infusionstherapie 14 (Suppl 1): 53

Grundmann R, Tübergen D (1987): Humanalbumintherapie und prognostischer Wert der kolloidosmotischen Druckbestimmung auf der chirurgischen Intensivstation. Infusionstherapie 14: 284

Hackl JM, Weirather E, Gottardis M (1989): Energiebedarf und Deckung bei polytraumatisierten Patienten in der postoperativen Phase. Zbl Chir 114: 1155

Holter AR, Fischer JE (1977): The effects of perioperative hyperalimentation on complication in patients with carcinoma and weight loss. J Surg Res 23: 31

Jiang ZM, He GZ, Wang XR, Wilmore DW (1989): Low-dose growth hormone and hypocaloric nutrition attenuate the protein-catabolic response after major operation. Ann Surg Oct: 513

Kirkpatrick JR (1987): The neuroendocrine response to injury and infection. Nutrition 3: 221

Lee HA (1983): Protein metabolism during anaesthesia. Clin Anaesth 1: 551

London MJ (1990): Perioperative fluid management. Anaesth Rev 17 (Suppl 3): 44

Müller JM, Jerke AS, Wolters U (1991): Untersuchungen zum postoperativen Stickstoffverlust. Infusionstherapie 18: 109

Schmitz JE, Dölp R, Grünert A, Ahnefeld FW (1985): Parenterale Ernährung: Konzepte und Überwachung. Arzneimitteltherapie 3: 210

Seeling W, Kustermann J, Schneider E (1990): Postoperative Katheteranalgesie nach abdominellen Eingriffen. Regional-Anästhesie 13: 78

Wood CD, Shreck R, Tommey R, Towsley K, Guess CW, Werth R, Pollard M (1985): Relative value of glucose and amino acids in preserving exercise capacity in the postoperative period. Amer J Surg 149: 383

6.2 Der polytraumatisierte Patient

Das Polytrauma zeigt eine große Variabilität in seinem jeweiligen Umfang und seiner Schwere. Eine Vergleichbarkeit zwischen den einzelnen Traumen und deren Verlauf ist nur unter Verwendung entsprechender Scores möglich (HTI-Score, ISS-Score nach Baker). Neben dem ursprünglichen Trauma ist auch die Beeinflussung verschiedener Organsysteme (Kreislauf, O_2-Versorgung, Leber, Niere usw.) zu beachten, da diese vielfach den Ausgang der Erkrankung bestimmen. Der traumatisierte Patient kann nur in seiner Gesamtheit beurteilt werden und Untersuchungen der letzten Jahre befassen sich zunehmend mit den Auswirkungen des Traumas auf die zellulären Funktionen (O_2-Transport, Mediatoren, Rezeptoren).
Die Ernährung kann vielfach nur supportiv angewandt werden, sie soll dem Organismus helfen, das Trauma mit seinen Auswirkungen leichter zu überwinden.

❐ Typische pathophysiologische Befunde

Beim polytraumatisierten Patienten findet sich als Antwort auf das Trauma (und den folgenden Schockzustand) eine Umstellung des Stoffwechsels mit charakteristischen Symptomen wie Glukoseverwertungsstörungen, Anstieg der freien Fettsäuren und Katabolie, es kommt zum sog. „Postaggressionsstoffwechsel“ (Kapitel 2.3). Diese Veränderungen sind durch spezifische Veränderungen des gesamten „Milieu interieur“ bedingt (Abb. 6.2/1). Eine weitere Ursache der posttraumatischen Katabolie ist bedingt durch die Immobilisation und Inaktivität der Muskulatur. Vielfach wird dieser Effekt durch die notwendige künstliche Beatmung mit Sedation und Relaxation verstärkt. Diese Veränderungen führen beim polytraumatisierten Patienten vielfach zu speziellen Problemen: Immobilisation und erschwerte Fähigkeit zur Rehabilitation infolge Muskelschwäche („muscle fatigue syndrome“), ungenügende Expektoration und respiratorische Insuffizienz (Pneumonie), Veränderung des humoralen und zellulären Immunstatus, verstärkte Infektanfälligkeit und Sepsis mit der Ausbildung eines Multiorganversagens (MOF). Das MOF ist wiederum von einer erhöhten Letalität gekennzeichnet, Symptome der Sepsis überlagern vielfach die des primären Traumas.

Flüssigkeitshaushalt:
Durch das Trauma kommt es zu einer Umstellung des Flüssigkeit- und Elektrolythaushaltes (Abb. 6.2/1). Im hypovolämen Zustand muß zur Aufrechterhaltung des Cardiac index und einer entsprechenden peripheren Perfusion (CI; Wedge pressure, $\dot{V}O_2/DO_2$) Volumen erhalten werden. Durch die weiter unten besprochenen hormonellen Umstellungen kommt es zur entsprechenden Flüssigkeits- und Elektrolytbereitstellung, andere Systeme wie das ANP versuchen dabei, modulierend einzugreifen. In der Sekundärphase soll die Flüssigkeit wieder eliminiert werden, jedoch kann durch Auftreten von Komplikationen (Sepsis, MOF) dieser Effekt hintangehalten werden. Der Bedarf an Flüssigkeit sollte dementsprechend genau monitiert werden (CI, PCWP, DO_2, Harnmenge, Klinik).

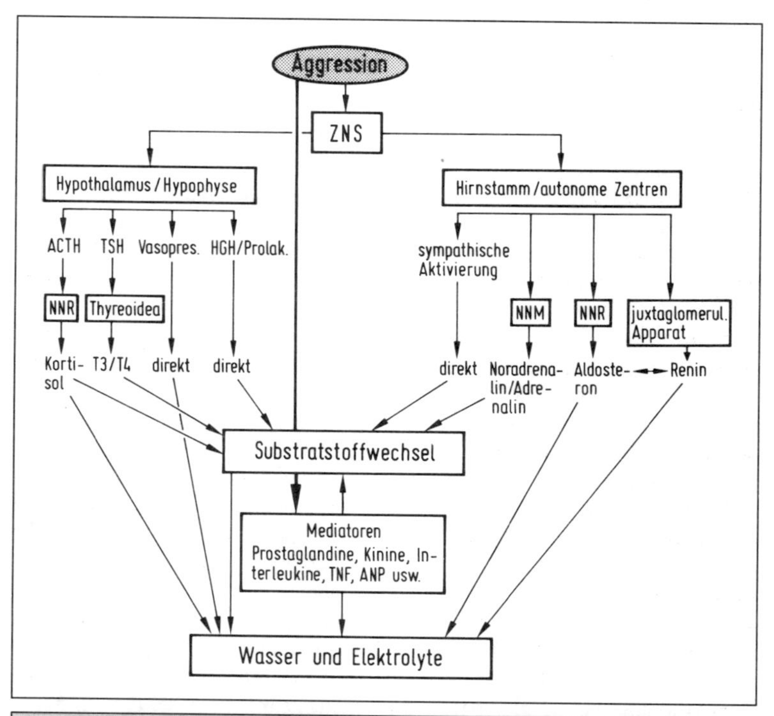

Abb. 6.2/1: Neuroendokrinologische Regulationen (und Mediatorregulation) nach einem Trauma. Li. hypothalamisch-hypophysäre Achse, re. Regulation über das autonome Nervensystem.

Hormone:
Durch das Trauma kommt es zur spezifischen endokrinen Antwort: es werden vermehrt Katecholamine ausgeschüttet, daraus folgt eine Verminderung der peripheren Insulinwirksamkeit (und der Insulinsekretion) und Glukagon. Die Hypophyse zeigt eine vermehrte Sekretion von ACTH, dies führt wiederum zu einer erhöhten Kortikoidausschüttung. Daneben ist die Basalsekretion von HGH und Prolaktin erhöht. Aus der Stimulation des Hypophysenhinterlappens folgt eine vermehrte Freisetzung des antidiuretischen Hormons, welches mit dem Aldosteron, Renin und Angiotensin zu einer vermehrten Wasser- und Salzretention führt. Von den peripheren Hormonen zeigt das Testosteron, T3 und T4 einen Abfall (Abb. 6.2/2)l, wobei jedoch FSH/LH und TSH durch Releasing-Faktoren stimulierbar sind. In der Primärphase kann auch eine Suppression der Insulinsekretion bestehen. Aus diesen endokrinen Umstellungen folgen eine „diabetische Stoffwechsellage“ mit Glukoseverwertungsstörungen („Insulinresistenz“ – „Down-Regulation“ der Rezeptoren) bei einem zellulären Energiedefizit („Low T3-Syndrom“), einer vermehrten Mobilisierung von freien Fettsäuren und einer verstärkten Proteolyse bei gleichzeitig verminderter Wirkung der anabolen Funktionen (Testosteron, HGH). Diese Veränderungen können über die Primärphase andauern und werden durch ein gleichzeitiges Bestehen eines schweren Schädel-Hirn-Traumas, einer notwenigen künstlichen Beatmung oder einer Infektion (Sepsis) weiterverändert bzw. prolongiert.
Die Mediatoren zeigen nach einem Trauma ein z.T. charakteristisches Verhalten, das bei Komplikationen wie Sepsis zusätzlich moduliert wird (siehe Kap. 6.7).

Immunkompetenz: Nach einem Trauma kommt es fast regelmäßig zu typischen Veränderungen der Immunkompetenz: Änderung der Leukozytenfunktionen (Makrophagenfunktion, Opsoninfunktion), Verbrauch der humoralen Faktoren (Abfall der Immunglobuline) und Anstieg der Akutphasenproteine. Die Lymphozytenwerte sind erniedrigt, Hautteste bleiben zumeist negativ. Bei diesen Patienten wird auch die Gefahr der „bakteriellen Translokation“ durch die Darmwand diskutiert, die beim Menschen bisher noch nicht eindeutig nachgewiesen werden konnte.
Diese Veränderungen bergen die Gefahr der sog. „Frühsepsis“ nach ca. 2 Tagen oder der typischen „posttraumatischen Sepsis“ in sich. Auf diesen Hypothesen ruht das Konzept der „selektiven Darmdekontamination“, das durch gezielt angewandte lokale (Mund, Rachen, Darm) und selektive Antibiotika- und Antimykotikagabe die gramnegative Sepsis (Pneumonien) bei diesem Krankengut verhindern soll. Es gelingt zumeist, die gramnegativen Infektionen zu eliminieren, jedoch werden gehäuft Staphylokokkeninfektionen beobachtet.

Energieumsatz:
Der tägliche Energiebedarf der polytraumatisierten Patienten wurde lange Zeit zu hoch (3 – 4000 kcal/Tag) angesetzt. Untersuchungen mittels indirekter Kalorimetrie ergeben bei multiplen Frakturen (siehe Abb. 2.3/4) eine Erhöhung des Energiebedarfes um 20 – 40% über dem Grundumsatz, bei septischen Komplikationen kann dieser bis auf 70% ansteigen. Eine übersteigerte Hyperalimentation führt zu einer Belastung bestimmter Organ- und Zellfunktionen, die wiederum zur Verschlechterung der Gesamtsituation führen („Streß der Überernährung"). In der Phase der Hypoxie mit Laktatanstieg ist eine exogene Nährstoffzufuhr sogar kontraindiziert, da die Substanzen nicht entsprechend metabolisiert werden können.

Kohlenhydrate:
Durch den „Insulinmangel" wird die Aufnahme der Glukose und von AS in die Zellen gehemmt und die Versorgung des Zitronensäurezyklus mit Substraten behindert. Dagegen zeigt das Glukagon eine ausgeprägte Wirkung auf die Glukoneogenese. Das Resultat dieser Veränderungen ist ein erhöhter Blutglukosespiegel und eine Glukosurie bei gleichzeitiger Verminderung der intrazellulären Energieversorgung. Die Verminderung der Energieversorgung kann zu weiteren Gewebsschäden besonders in den minderdurchbluteten Randgebieten führen (Laktatanstieg in PET-Untersuchungen).
Kohlenhydrataustauschstoffe (Xylit) werden z.T. insulinunabhängig verstoffwechselt und haben einen proteinsparenden Effekt.

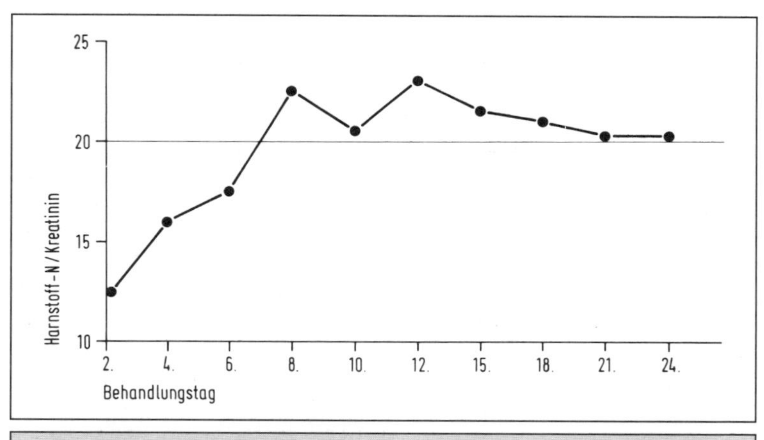

Abb. 6.2/2: Verhalten des Harnstoff-N/Kreatinin-Quotienten als Ausdruck der Katabolie bei Patienten mit schweren SHT (nach Hackl, 1980).

Proteine:
Um den Energiebedarf zu decken, kommt es zu einer verstärkten Proteolyse. Als wichtige Präkursoren für die Glukoneogenese erweisen sich Alanin (Eingriff des Xylit) und Threonin. Daneben ist im Postaggressionsstoffwechsel die Synthese von Zystin aus Methionin, Tyrosin aus Phenylalanin und Serin aus Glyzin eingeschränkt. Die verzweigtkettigen AS Valin, Leuzin und Isoleuzin dagegen zeigen einen stetigen Anstieg, da ihr Transport in die periphere Zelle z.T. insulinabhängig ist. Beruhend auf diesen posttraumatischen Veränderungen wurden sog. „Traumalösungen" entwickelt, deren Effektivität aber umstritten sind.
Posttraumatisch steigen die Stickstoffverluste (Harnstoffproduktionsrate) stetig an und können bis zu 40 g/Tag (80 g HPR) erreichen, die kumulativen Werte weisen auf größere Verluste an Muskel- und sonstiger Proteinsubstanz hin. Als Ausdruck der Katabolie kann auch der Anstieg des Harnstoff-N/Kreatinin-Quotienten in der posttraumatischen Phase gesehen werden (Abb. 6.2/2). Wird dieser Zustand nicht unterbrochen (unzureichende Eiweißzufuhr, Sekundärkomplikationen), so ist mit schweren Komplikationen zu rechnen (Wundheilungsstörungen, fehlende Infektabwehr, Ateminsuffizienz usw.). Ursächlich an der Proteinkatabolie dürfte auch die fehlende Mobilisation der Muskulatur und die der anabolen Effekte bestimmter Hormone (Testosteron, HGH) sein.

Fette:
Die Lipolyse ist gesteigert, da einerseits die antilipolytische Wirkung des Insulins wegfällt, andererseits die Lipolyse durch den erhöhten Katecholamingehalt direkt gesteigert wird. Es steigt die Konzentration der FFS an, diese führt in der Leber zu einer gesteigerten Ketogenese. Die erhöhte Freisetzung von FFS dient als hauptsächlicher Energielieferant für alle peripheren Gewebe. Die FFS haben jedoch eine pharmakologische Eigenwirkung, die sich u.a. im Reizleitungssystem des Herzens auswirkt.

Elektrolyte, Spurenelemente und Vitamine:
Einzelne Spurenelemente zeigen in der Akutphase einen signifikanten Abfall (Phosphat, Magnesium, Zink, Eisen, Kupfer), der sich mit der Stabilisierung des Zustandes wieder normalisiert. Der Einfluß von Askorbinsäure und Selen als Antioxidans ist in der posttraumatischen Phase noch nicht eindeutig abgeklärt.

❒ **Therapievorschläge** (Tab. 6.2/1, siehe Anhang)

Die Therapie umfaßt neben einer suffizienten Schocktherapie eine möglichst frühzeitige und vollständige chirurgische Versorgung der Verletzungen (Laparatomie, Osteosynthese usw.). Ziel der primären Versorgung soll eine möglichst frühzeitige Mobilisationsfähigkeit und vollständige Rehabilitierbarkeit ohne Sekundär- und Tertiärschäden sein. In vielen Fällen ist eine künstliche Beatmung indiziert, jedoch soll nach Möglichkeit eine Atemaugmentation vor einer kontrollierten Beatmung bei einem sedierten und relaxierten Patienten den Vorzug haben. Eine entsprechende Analgesie (Periduralanästhesie, Interkostalblockade), eine ausreichende Heparinisierung, eine Streßulkustherapie und eine suffiziente Physikotherapie lassen viele Komplikationen vermeiden.

Energiezufuhr:
Die Ernährung erfolgt in der Akutphase rein parenteral und steigt von ca. 400 kcal am Unfalltag je nach Bedarf (indirekte Kalorimetrie) bis auf max. 50 kcal/kg Idealgewicht an. Höhere Energiemengen sind kaum erforderlich.

Kohlenhydrate:
Mit einer max. Glukosezufuhr von 5 g/kg KG wird in fast allen Fällen ein Ausgleich gefunden. Bei einer langsamen Steigerung der Glukosezufuhr von jeweils 1 g/kg KG alle acht Stunden werden kaum Glukosewerte über 200 mg/dl (>11 mmol/l) beobachtet. Therapeutisch können höhere Blutglukosewerte durch eine adäquate Zufuhr von Insulin gehemmt werden, jedoch wird durch eine Insulinsubstitution die Oxidationsrate für Glukose kaum gesteigert. Als Alternative bietet sich eine langsame Steigerung der Glukosezufuhr oder die Gabe von Glukoseaustauschstoffen (Xylit) an.

Proteine:
Aminosäuren werden ab dem 2. Behandlungstag zugeführt, wobei die Zufuhr langsam steigend bis auf max. 1,5 g/kg KG angehoben werden kann. Als AS-Muster empfehlen sich alle voll adaptierten Lösungen, wobei sich die speziellen Traumalösungen nicht eindeutig bewährt haben.

Fette:
Eine intravenöse Fettzufuhr erfolgt nach Abklingen der primären Schockphase, frühestens jedoch am 3. Behandlungstag. Zu frühzeitig verabfolgte Fettgabe kann zu Glukosestoffwechselstörungen führen. Die Fettdosierung kann bis auf ca. 1,5 g/kg KG gesteigert werden, bei Überschreiten der Triglyzeridwerte über 250 mg/dl (>2,8 mmol/l) oder der Blutglukosewerte über 200 mg/dl (>11 mmol/l) ist die Fettzufuhr zu reduzieren.

Elektrolyte, Spurenelemente und Vitamine:
In der primären Phase müssen die Elektrolyte (Natrium, Kalium, Phosphat) genau bilanziert werden. Der Spurenelement- und Vitaminbedarf ist bei diesen Patienten meistens erhöht und liegt im oberen Bereich, der in den Tab. 3.4/3 und 3.4/5 angegeben ist (siehe Anhang). Besonders wichtig scheint die Zufuhr von Askorbinsäure und Thiamin zu sein.

Sonstige Maßnahmen:
Bei beatmeten polytraumatisierten Patienten besteht neben der Gefahr einer primär nicht erkannten Verletzung im Magen-Darm-Bereich die Gefahr der Streßulkusbildung und der Darmatonie. Nach Ausschluß dieser kann zumeist nach der ersten Defäkation (ab. dem 4. Behandlungstag) mit einer Sondenernährung langsam aufbauend begonnen werden.
Die SDD hat sich in der letzten Zeit bei gezielter Indikation bewährt, so daß es zu einer Verminderung der Sekundärinfektionen gekommen ist.
Die Frage der supportiven Therapie mit β-Blockern, Anabolika vom Testosterontyp und rekombinantem Wachstumshormon ist noch Ziel einzelner Untersuchungen und diese Therapiemöglichkeiten sollten nur in Extremfällen angewandt werden.

Literatur

Behrendt W, Surmann M, Raumann J, Gianni G (1991): How reliable are short-term measurements of oxygen uptake in polytraumatized and long-term ventilated patients? Infusionstherapie 18:20

Dölp R, Ahnefeld FW, Grünert A (1980): Untersuchungen zum Konzentrationsverhalten der Plasma-Aminosäuren unter kontinuierlicher Infusion von Traumafusin bei Probanden. Infusionstherapie 7: 224

Elwyn DH (1980): Nutritional requirements of adult surgical patients. Critical Care Med 8: 9

Hackl JM, Gottardis M, Wieser Ch, Rumpl E, Stadler Ch, Schwarz S, Monkayo R (1991): Endocrine abnormalities in severe traumatic brain injury – a cue to prognosis in severe craniocerebral trauma? Intensive Care Med 17: 25

Hausmann D (1989): Anabolika bei Traumapatienten: Zur Wirkung auf den Protein-, Natrium- und Kaliumhaushalt. Intensivbehandlung 14: 10

Kinney JM (1980): Caloric and nitrogen requirements in catabolic states. In: Karran et al (eds.). Practical nutritional support. Pitman Medical Publ, Kent

Munro HN (1974): Protein metabolism in response to injury and other pathological conditions. Acta Anaesth Scand 55 (Suppl): 81

Woolfson AMJ, Wheatley RV, Allison SP (1979): Insulin to inhibit protein catabolism after injury. New Engl J Med 300: 14

6.3 Der septische Patient

Sepsis und „septisches Syndrom" stellen eine generalisierte Antwort auf eine Infektion dar, wobei Art und Ort der Infektion vielfach nicht nachgewiesen werden können. Der Begriff der Sepsis ist heute weitverbreitet und wird für fast jedes Krankheitsbild im Intensivbereich herangezogen, bei dem hohe Temperaturen, eine Leukozytose und eine Hyperdynamie bestehen. Die Sepsis ist die häufigste Komplikation im Intensivbereich; in der Literatur spricht man, daß fast jeder Patient, der über längere Zeit eine Intensivtherapie benötigt, einer Sepsis unterliegt (Abb. 6.3/1). Langzeitbeatmung, Streßulkusprophylaxe mit Antihistaminika, fehlende Immunkompetenz, Translokation der Bakterien durch die Darmmukosa, veränderte Mediatoren- und Hormonregulation und veränderter Stoffwechsel führen zum Bild des septischen Syndroms.

„Klinik"	
Fieber	Kontinua > 38°C oder Schübe 3mal täglich > 39 °C
Leukozyten	> 15 000 oder < 3000
Herzfrequenz	> 120/min
art. Mitteldruck	< 80 mmHg
Thrombozyten	< 100 000

„Sepsis", wenn mehr als 4 Punkte erfüllt werden

Abb. 6.3/1: Diagnosestellung einer „Sepsis" nach einem Punkteschema.

❒ Typische pathophysiologische Befunde

Das Bild der Sepsis ist vielgestaltig und oft nur schwer definierbar. Der Sepsis folgt in vielen Fällen das Multiorganversagen (multi organ failure, „MOF"), das die Überlebensqualität dieser Patienten stark beeinträchtigt (Abb. 6.3/2).
Die Stadieneinteilung der Sepsis wird vielfach nach *Siegel* durchgeführt, sie erfolgt heute vielfach vereinfacht nach der Unterteilung in ein hyperdynames und hypodynames Stadium (Abb. 6.3/3). Vereinzelt werden Scoring-Systeme eingesetzt, um Ablauf und Prognose der Sepsis überschaubarer zu machen. Diese Systeme bewähren sich nicht vollends und jeder Patient stellt ein Spezifikum dar.

Besonderes Interesse hat die Klinik und Wissenschaft an den biologischen Antworten des Streß in der Sepsis. Dieser Streß ruft zumeist metabolische, hormonelle und hämodynamische Responses hervor, die im metabolischen Bereich durch eine veränderte Proteinhomöostase, Hypermetabolismus, gestörten Kohlenhydratstoffwechsel, Natrium- und Wasserretention und erhöhte Lipolyse gekennzeichnet sind. Das Ganze zielt darauf hin, die „einzelne Zelle" bzw. das Gewebe mit ausreichend Energie zu versorgen.

Flüssigkeitshaushalt:
In der Sepsis werden wahrscheinlich durch die Wirkung verschiedener Mediatoren und eines lokalen O_2- bzw. Energiemangels die Gefäßwände permeabel (Aufheben der „tight junctions") und es kommt zum Austritt von interstitieller Flüssigkeit und Proteinen, wobei der Abtransport durch die geänderten kolloidosmotischen Druckwerte nicht entsprechend erfolgt. Daraus resultiert ein intravasaler Volumenmangel und dadurch entstehen weitere Störungen der zellulären und intrazellulären Strukturen mit einer Änderung der Membransysteme. Die zugeführte Flüssigkeit strömt weiter ab, der Herzzeitvolumen steigt, um die Versorgung aufrecht zu erhalten, weiter an. Der Anstieg des HZV kann solange erfolgen, bis es zu einer Dekompensation des kardialen Leistung kommt. Um

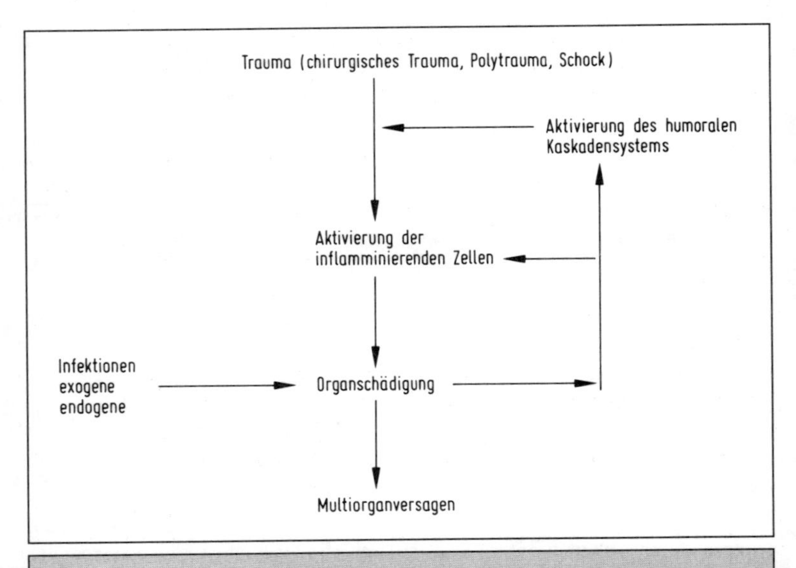

Abb. 6.3/2: Zusammenhang zwischen Trauma, Sepsis und Multiorganversagen.

diesen Circulus vitiosus zu umgehen, werden im septischen Zustandsbild vielfach große Flüssigkeitsmengen benötigt, daneben ist der Einsatz katecholaminerger Substanzen (Dopamin, Dobutamin, Adrenalin, Noradrenalin) meistens notwendig.
Die Kolloide, die bei diesem Vorgang in das Interstitium abtriften, führen zu einem Abfall des kolloidosmotischen Druckes (bis unter 10 mm Hg). Ein Ersatz dieser Kolloide führt zu einer verschlechterten Rekompensation in der Erholungsphase, da die Kolloide im Interstitium liegen bleiben.

Hormone und Mediatoren:
Die Sepsis zeigt die typischen hormonellen Veränderungen des Postaggressionsstadiums (siehe Kapitel 2.3 und 6.2), die im einzelnen nur ausgeprägter sind und länger anhalten. Besonders erwähnenswert ist das Verhalten des Somatomedins (Bildung in der Leber), das zumeist erniedrigt ist und deshalb zur Inaktivität des HGH führt.
Im Rahmen eines septischen Prozesses kommt es auch durch die Aktivierung verschiedener endogener Entzündungskomponenten (Mediatoren) und Zellen zu strukturellen Veränderungen und Organläsionen, die in der Folge zum Multiorganversagen (MOF) führen können (Abb. 6.3/2). Einzelne dieser Mediatoren greifen auch in den Stoffwechsel ein: Mediatoren der zirkulierenden Proteine (Inaktivatoren, Inhibitoren), Entzündungszellen und deren Produkte (PMNs: Elastase, Zyklooxygenaseprodukte, freie Radikale; Makrophagen: Interleukin 1, Tumor necrosis factor (TNF), Neopterin; Mastzellen).

Elastase ist eine Serinprotease, die imstande ist, Elastin, Kollagene, Glykoproteine, Fibronektin, Gerinnungs- und fibrinolytische Faktoren, Komplementfaktoren, Immunglobuline, Proteinaseninhibitoren und Transportproteine

Nach Siegel		Klinischer Sprachgebrauch
kompensierte Sepsis	I	kompensierte Sepsis
metabolische Insuffizienz	II	hyperdynamisches Stadium
respiratorische Insuffizienz	III	Stadium der Organinsuffizienz (Lunge, Niere, Leber)
kardiale Insuffizienz	IV	septischer Schock (hypodynames Stadium)

Abb. 6.3/3: Stadieneinteilung der Sepsis nach Siegel und im klinischen Sprachgebrauch.

(Ferritin) abzubauen. In fast allen Studien zeigt sich eine positive Korrelation zwischen Elastase und Schwere des ARDS, der Sepsis oder des MOF.

Zyklooxygenase-Stoffwechsel-Produkte: Bei der Beschädigung von Zellmembranen wird die Arachidonsäure-Kaskade aktiviert. Die Arachidonsäuremetaboliten besitzen zahlreiche, sich gegenseitig beeinflussende Wirkungen, die auch den Stoffwechsel beeinflussen.

Freie Radikale: Diese sind instabile Atome und werden aus O_2 durch aktivierte Phagozyten und von den meisten Zellen in der Reperfusionsphase durch die Aktivierung der Xanthinoxidase und die der Arachidonsäure-Kaskade gebildet. Freie Radikale induzieren die Lipid-Peroxidation (Zellmembranuntergang mit Einstrom von Kalzium in die Zellen) und führen zur Inaktivierung von Enzymen und von detoxifizierenden Substanzen (Glutathion). Ihre Effekte sind in vivo schwer nachzuweisen (kurze Halbwertszeit, Scavengers).

Interleukin 1 („endogenes Pyrogen“) induziert Fieber und einen Hypermetabolismus, stimuliert die Fibroblasten und die Endothelzellen zur Produktion von GM-CSF und PGE_2, vermehrt die PGE_2-Synthese im Hypothalamus, steigert die Proteolyse in der Muskulatur, ist wichtig für die Aufrechterhaltung der Darmmukosabarriere und führt in der Leber zur Synthese von Akutphasenproteinen.

Tumor-Nekrose-Faktor (TNF, „Kachektin“) induziert u. a. Fieber, Hyperglykämie und die Bildung von O_2-Radikalen und vermindert die Synthese von Schlüsselenzymen. Experimentelle Zufuhr von TNF führt zu Fieber, Diarrhön, metabolischer Azidose mit Laktatanstieg, ARDS-ähnlichen Veränderungen in der Lunge und hämorrhagischer Nekrose von Niere und Nebenniere. Besonders ausgeprägt sind vor allem die metabolischen Veränderungen. Es wird experimentell versucht, Antikörper gegen TNF herzustellen.
Die Mediatoren greifen in vielfältiger Weise in den Stoffwechsel ein, jedoch sind die einzelnen Schritte noch nicht genau abgeklärt und bedürfen weiterer Untersuchungen. Inwieweit hier therapeutisch eingegriffen werden kann, ist noch nicht abschätzbar.

Energieumsatz:
Der Einfluß der Sepsis auf den Stoffwechsel in ihren verschiedenen Phasen ist der Abb. 6.3/4 zu entnehmen. Während der Sepsis kommt es zu einem Mißverhältnis zwischen DO_2 und $\dot{V}O_2$ und die Transportsysteme an den Membranen sind gestört. Daraus folgt in vielen Fällen ein Substrat- bzw. O_2-Mangel (Hypoxie) der Zelle, wobei aber auch das O_2-Angebot ein limitierender Faktor ist (O_2-Abhängigkeit bestimmter Zellfunktionen). Die O_2-Aufnahme z.B. der Mus-

kelzelle ist bei der Sepsis vermindert und der Gehalt energiereicher Verbindungen (ATP, KP) erniedrigt.
Beim septischen Patienten sind noch zahlreiche Fragen des Energiebedarfes und der Verteilung ungeklärt, wobei die indirekte Kalorimetrie nicht immer eindeutige Erklärungen bietet.

Parameter	I	II	III	IV
Glukosestoffwechsel				
Blutglukose	⊥↑	↑↑	↑	↑↓
Laktat	⊥	⊥↑	↑	↑↑
Laktat/Pyruvat	⊥	⊥	↑	↑↑
Fettstoffwechsel				
Triglyzeride	⊥	⊥↑	↑↑	↑↓
Cholesterin	⊥	⊥↓	↓	↓↓
freie Fettsäuren	↑⊥	⊥↓	↓	↑
Ketonkörper	⊥↑	↓↓	↓	↑
Eiweiß- und Aminosäurenstoffwechsel				
UN-Generationsrate	↑	↑↑↑	↑↑	↓
NH_3	⊥	⊥	⊥↑	↑
Fibronektin	⊥↑	⊥↑	↓	↓↓
Aminosäuren				
aromatische AS	⊥	↑	↑↑	↑↑↑
verzweigtkettige AS	⊥	↑⊥	⊥	↓
Urea AS	⊥	⊥	↑	↑↑
glukoplastische AS	⊥↑	↓↓	⊥↑	↑↑
Respiratorische Parameter				
a. v. DO_2	⊥↑	↓	↓↓	↓
O_2-Aufnahme	↑	↓	↓↓	↓↓↓
pH	⊥	↑	↓	↓↓
CO_2	⊥	↓	↑	↑↑
V_A / Q_T	↑	↓↓	⊥↑	↑↑
Q_S / Q_T	⊥	⊥↑	↑	↑↑

Abb. 6.3/4: Auswirkung der Sepsis in den verschiedenen Stadien auf die einzelnen Stoffwechselsysteme.

Im gesamten muß der Energiebedarf als erhöht (20 – 50%) angesehen werden, jedoch kann durch eine ungezielte Ernährung ein weiterer „Streß" verursacht werden.

Kohlenhydrate:
Bei der Sepsis (Stadium I bis III) findet sich eine massiv erhöhte Glukoneogenese (>400 g/Tag), wobei diese ausschließlich in der Leber stattfindet. Die Ursachen dafür sind die Erhöhung des Glukagon/Insulin-Quotienten, ein gesteigertes Substratangebot (AS, Glukose, Laktat) und eine behinderte Einschleusung von Pyruvat in den Zitronensäurezyklus. Das wichtigste Substrat für die Glukoneogenese ist das Laktat, dessen Synthese während der Sepsis stark erhöht ist und bis zu 40% der Glukoneogenese ausmacht. Ca. 15% der Glukoneogenese erfolgt aus Alanin.
Durch exogene Glukosezufuhr gelingt es nicht, die endogene Glukoneogenese zu durchbrechen.
Im Stadium IV kommt es durch die zunehmende Leberfunktionsstörung (MOF) zu einem Absinken der Glukoneogenese mit Abfall der Blutglukosekonzentration und zu einem Anstieg der Laktatkonzentration. Die Leber wird von einem laktatverwertenden zu einem laktatproduzierenden Organ.
Daneben kann Glukose durch die bestehende Insulinresistenz nicht bedarfsgerecht von den peripheren Zellen aufgenommen werden. Trotz erhöhter Insulinwerte findet sich zumeist eine Hyperglykämie.
Der erhöhte Glukose-Turnover widerspricht nicht dem intrazellulären Energiemangel, da die Zelle nicht entsprechend die FFS verwerten kann. Als Ausdruck dieses Energiemangels kann auch die erhöhte intrazelluläre Konzentration des Laktats herangezogen werden.

Proteine:
Bei hyperdynamen Patienten kommt es zu einer verstärkten Proteolyse und zu einem verminderten Einbau der AS in die Muskelzellen. Dies bedingt einen Anstieg der Gesamtaminosäurenkonzentration im Plasma, wobei ein typisches Muster zu beobachten ist (siehe Abb. 3.2/2): die verzweigtkettigen AS sind erniedrigt, Phenylalanin, Tyrosin und die schwefelhaltigen AS sind erhöht. In der Muskelzelle sind dagegen die VZKA erhöht, während Glutamin erniedrigt ist.
Die Katabolie kann beim septischen Patienten zum gefürchteten „Autokannibalismus" mit einer HPR über 80 g/Tag führen, der durch die Zufuhr kaum unterbrochen werden kann. Ursache dafür dürften die Effekte bestimmter Mediatoren (Interleukin, TNF) und der Mangel an Somatomedin C sein. Es wird aber auch diskutiert, daß das periphere Energiedefizit die Zelle zwingt, AS zur Energiegewinnung zu oxidieren.

Es ist aber der gesamte Proteinumsatz erhöht, wobei die AS nicht nur zur Glukoneogenese und zur Energiegewinnung herangezogen werden, sondern auch zur Neosynthese wichtiger Proteine (Akutphasenproteine, Transportproteine, Fibroblasten, Leukozyten).

Fette:
In den Stadien I und II ist die Lipolyse im Sinne des Postaggressionssyndroms aktiviert und es werden vermehrt FFS im Blut nachgewiesen. Mit zunehmender Schwere der Sepsis wird jedoch die endogene Lipolyse durch die erhöhten Insulinkonzentrationen beeinträchtigt, wobei zusätzlich die hepatische Ketonkörperproduktion (Endotoxine?) blockiert ist. Die Lipoproteinlipase-Aktivität ist zunehmend vermindert, daraus folgt eine verminderte Elimination exogen zugeführter Fette. Die Cholesterinwerte nehmen mit dem Krankheitsverlauf zunehmend ab und erreichen im Stadium IV Werte unter 50 mg/dl (hepatische Insuffizienz); die Lipoproteinfraktionen sind entsprechend pathologisch zusammengesetzt (niedriges Chol in LDL und HDL, hohe TG in VLDL und LDL).
In der Sepsis ist die β-Oxidation der FFS in den Zellen eingeschränkt und diese können nicht entsprechend zur Energiegewinnung herangezogen werden.

Mineralhaushalt:
Bei schwerer Sepsis kommt es vielfach zur Beeinträchtigung der Na/K-Pumpe mit Einstrom von Natrium in die Zellen, daraus resultiert u.a. eine Hyponatriämie und Hyperkaliämie („sick cell syndrome“). Die verstärkte Katabolie führt zu einem weiteren Kaliumanstieg. Bereits in den Frühstadien der Sepsis kommt es zu einem Abfall der Phosphatkonzentration, wobei die Ursachen dafür nicht klar sind (Erythrozyten? Leukozyten?), weiters wird eine Erniedrigung des Gesamt- wie auch des ionisierten Kalziums und des Magnesiums beobachtet. Bei den Spurenelementen sind das Zink und Kupfer erniedrigt.

Vitamine:
Während der Sepsis kommt es zu unterschiedlichen Veränderungen des Vitaminstatus, wobei der Bedarf an Askorbinsäure, Pyridoxin und Thiamin besonders hoch liegt.

❒ **Therapievorschläge** (Tab. 6.3/1, siehe Anhang)

Die Aufgaben der Sepsistherapie liegen primär in der Bekämpfung dieser durch lokale (chirurgische), antibiotische, kreislaufstabilisierende und organprotektive Maßnahmen. Die kreislaufstabilisierenden therapeutischen Bedingungen für den septischen Schock sind grundsätzlich:

a) ein CI über 50% des Normwertes (4,5l/min × m^2),
b) ein DO_2 50% über dem Normwert (>600ml/min × m^2),
c) ein $\dot{V}O_2$ ca. 30% über dem Normwert (>170ml/min × m^2) und
d) ein Blutvolumen von ca. 500 ml über der Norm (3,2l/m^2 für Männer und 2,8l/m^2 für Frauen).

Daneben muß aber auch für eine sinnvolle, weitere Schäden verhindernde Ernährung dieser Patienten gesorgt werden.

Flüssigkeitszufuhr:
Diese ergibt sich aus den oben angeführten allgemeinen therapeutischen Vorschlägen, wobei über die Art der zuzuführenden Flüssigkeit zu diskutieren ist. Nach eigener Erfahrung eignen sich Kombinationen von kristalloiden und kolloidalen Lösungen, wobei der kolloidosmotische Druck den Wert von 15 mm Hg nicht unterschreiten soll. Eine vermehrte Flüssigkeitszufuhr (positive Bilanz von einigen Litern) soll nur in der Akutphase (Stadium III) erfolgen, in der Folgephase soll danach getrachtet werden, den Flüssigkeitsüberschuß wieder zu normalisieren. Als unterstützende Kreislauftherapie zur Erzielung eines entsprechenden CI bewähren sich zusätzlich verschiedene Medikamente (Dopamin, Dobutamin, Adrenalin, Noradrenalin, Phosphodiesterasehemmer).
Die Flüssigkeits- und Kreislauftherapie der Sepsis unterliegt noch immer starken individuellen Ansichten und kann hier kaum abgehandelt werden.

Energiezufuhr:
Im Stadium IV ist keine exogene Energiezufuhr angebracht, da der Organismus diese nicht verwerten kann. Primär hat in dieser Phase die Schocktherapie zu erfolgen.
Während der hyperdynamen Phase ist eine entsprechende Ernährungstherapie durchzuführen, jedoch erfordert diese eine entsprechende Anpassung an die jeweilige Situation unter einem entsprechenden Monitoring (Blutglukose, Laktat, Triglyzeride, Harnstoff, Ammoniak, Elyte; indirekte Kalorimetrie).
Der Energiebedarf liegt in der hyperdynamen Phase zwischen 30 und 50 kcal/kg Idealgewicht, höhere Energiemengen sind kaum indiziert und führen zu einer zusätzlichen Belastung des Organismus. Die Energiezufuhr soll aufbauend („step by step") erfolgen, um den Organismus entsprechend zu adaptieren.

Kohlenhydrate:
Beginnend mit 100 g/Tag bis auf maximal 5 g/kg KG und Tag ansteigend gelingt es zumeist, die Blutglukosewerte unter 200 mg/dl (11 mmol/l) zu halten. Eine Insulinsubstitution ist nur selten indiziert und soll Werte über 120 E/Tag nicht überschreiten. Liegen die Blutglukosewerte über 200 mg/dl und kommt es zu

einem Anstieg des Laktats über 30 mg/dl, so ist die Glukosezufuhr entsprechend zu reduzieren. Die Verwendung von Glukoseaustauschstoffen (Xylit) bei septischen Patienten wird konträr diskutiert, im Stadium IV ist sie kontraindiziert.

Proteine:
Die Proteinzufuhr sollte ebenfalls adaptierend erfolgen, wobei Mengen bis zu 2,0 g/kg KG erforderlich sein können. Auch mit massiver Proteinzufuhr gelingt es während des septischen Syndroms kaum, die „N-Bilanz" zu positivieren, sie soll nur verbessert werden.
Eine zu forcierte Eiweißzufuhr kann die Harnstoffproduktionsrate weiter erhöhen und zur Hyperammoniämie führen, da die AS nicht entsprechend metabolisert werden können.
Die Diskussion über entsprechende „Sepsis"-Lösungen ist noch nicht abgeschlossen. Es zeigt sich, daß es durch die Verwendung von Dipeptiden (Glutamin) gelingt, die N-Bilanz zu verbessern.

Fette:
Während der hypodynamen Phase ist eine Fettzufuhr kontraindiziert, ansonsten kann Fett (bis max. 1,5 g/kg KG) wegen seiner Energiedichte verwendet werden. Da die Fettelimination verändert ist, muß die Fettzufuhr unter der Kontrolle der Triglyzeride und der Blutglukose erfolgen. Bei Triglyzeridwerten über 250 mg/dl und einer ansteigenden Tendenz und bei Blutglukosewerte über 200 mg/dl muß die exogene Fettzufuhr entsprechend reduziert werden.

Mineralien, Spurenelemente und Vitamine:
Diese sollten unter Kontrolle substituiert werden. Bei den Vitaminen empfiehlt sich zumeist eine Zufuhr, die im oberen Bereich liegt (Askorbinsäure, Thiamin, Vitamin A und E).

Enterale Ernährung:
Es zeigt sich, daß eine frühzeitige enterale Ernährung auch bei diesen Patienten (nekrotisierende Pankreatitis, abdominelle Sepsis) durchführbar ist, nur muß der Nahrungsaufbau langsam und adaptierend (chemisch definierte Diät) erfolgen. Die Komplikationsraten (Diarrhön) sind bei diesen Patienten leicht erhöht, jedoch führt die enterale Ernährung zur frühzeitigen Erholung der Darmmukosa und Flora.

Sonstige Maßnahmen:
Die Gabe von Anabolika und rekombinantem HGH hat sich bei der Sepsis nicht bewährt, ob Anti-TNF hier eine Verbesserung erzielen kann, ist eher umstritten.

Literatur

Cerra FB, Siegel JH, Coleman B, Border JR (1980): Septic autocannibalism. A failure of exogenous nutritional support. Ann Surg 192: 570

Clowes GHA, Randall HT, Cha CJ (1980): Amino acid and energy metabolism in septic and traumatized patients. JPEN 4: 195

Eckart J, Wolfram G (1983): Fettstoffwechsel und parenterale Fettapplikation bei der Sepsis. In: Eckart J (ed). Sepsis. Beitr. Infusionsther klin Ernähr,vol 10, pp 141. Karger, Basel

Goris RJA (1990): Mediators of multiple organ failure. Intensive Care Med 16, Suppl 3:192

Hackl JM (1989): Die Ernährung des septischen Abdominalpatienten. Beitr Anaesth Intensivmed 30: 182

Hinshaw LB, Emerson TE (1991): Significance of tumor necrosis factor-a in sepsis: progress in anti-TNF antibody therapy. Intens Crit Care Dig 10: 7

Löhlein D, Lehr L, Török M, Pichlmayr R (1983): Die Korrektur von Aminosäurenimbalanzen als adjuvante Therapie bei septischer Peritonitis. Infusionstherapie 10: 46

Long CM, Kinney JM, Geiger JW (1976): Nonsuppressability of gluconeogenesis by glucose in septic patients. Metabolism 25: 193

Nordenström J, Carpentier YA, Askanzi J, Robin AP, Elwyn DH, Hensle TW, Kinney JM (1983): Free fatty acid mobilisation and oxydation during total parenteral nutrition in trauma and infection. Ann Surg 198: 725

Rubli E, Teuschen J (1981): Vorgehen bei abdominaler Sepsis. Schweiz Med Rundschau 70: 464

Schmitz JE (1989): Der besondere Ernährungsfall: der septische Patient. Infusionstherapie 16: 216

Shaw JHF, Wildbor M, Wolfe RR (1987): Whole body protein kinetics in severely septic patients – the response to glucose infusion and parenteral nutrition. Ann Surg 87: 288

6.4 Der respiratorisch-insuffiziente (beatmete) Patient

Der chronisch ateminsuffiziente und der beatmete Patient stellt den behandelnden Arzt vor mannigfache Probleme, die auch den Stoffwechsel und die Ernährung mitbeeinflussen.

❒ Typische pathophysiologische Befunde

Bei Patienten mit chronischen Atemwegserkrankungen (COPD) als auch bei Patienten mit akutem Lungenversagen läßt sich gehäuft eine Mangelernährung feststellen, wobei Unter- und Fehlernährung zu einer erhöhten Anfälligkeit bei Infekten und damit zu erhöhter Morbidität und Mortalität führen.
Ein reduzierter oder inadäquater O_2-Verbrauch wird durch einen erniedrigten Blutfluß beim kardiogenen oder hämorrhagischen Schock, Verteilungsstörungen in der Mikrozirkulation durch Vasokonstriktion und erhöhtem metabolischen Bedarf unter den Bedingungen von Sepsis, Trauma, Verbrennungen oder einem Endstadium bei der Leberzirrhose hervorgerufen.

Determinanten für das zelluläre O_2-Angebot:

a) der konvektive O_2-Transport (O_2-Aufnahme durch die Lunge, Hb-Gehalt, CI),
b) der regionale Blutfluß (vaskulärer Widerstand, Perfusionsdruck) und
c) der Gewebs-O_2-Flux (Kapillaroberfläche, Anzahl der perfundierten Kapillaren, Diffusionsdistanz).

Im Verlauf vieler Erkrankungen (Traumen, postoperativ, Sepsis usw.) kann es auch zu einer respiratorischen Insuffizienz kommen, die zur Beatmungsindikation mit allen ihren Möglichkeiten (IPPV, IRV, IMV, BIPAP, CPAP, HFV) führt. Aus der respiratorischen Insuffizienz und der Notwendigkeit zur Beatmung ergeben sich spezifische Probleme, die sich auf verschiedene Organsysteme auswirken:

- Veränderungen des Kreislaufes
- Wasser- und Elektrolythaushalt
- Nierenfunktion
- Immunologie
- Stoffwechsel
  Proteine (Atemantrieb)
  Kohlenhydrate (Lipogenese, RQ)
  Phosphat

Flüssigkeitshaushalt:
Die künstliche Beatmung mit ihren speziellen Beatmungsformen (PEEP, IRV, BIPAP) beeinflußt den venösen Rückfluß zum Herzen negativ, zudem kommt es zu hormonellen Umstellungen (antidiuretisches Hormon, ANP), die zu einer weiteren Flüssigkeitsretention führen. Die Flüssigkeitsbilanz wird positiv, eine zu ausgeprägte positive Flüssigkeitsbilanz kann jedoch zum Bild der „Fluid Lung" führen. Durch die Gabe von Dopamin wird dieser Effekt teilweise aufgehoben. Erst während der Phasen der Spontanatmung kehrt sich dieser Effekt um, es kommt zur Ausscheidung der überflüssigen Wassermengen, die Flüssigkeitsbilanz wird negativ.

Hormone und Mediatoren:
Neben den oben beschriebenen Umstellungen der Hormone kommt es beim beatmeten Patienten zu hormonellen Umstellungen im Rahmen der Grunderkrankung (Katecholamine, Kortisol usw.) und zu Veränderungen des Angiotensin-Converting-Enzymes und des Plasma-Renin-Angiotensin-Systems.
Die spezifischen Mediatoren (Elastin, Neopterin, TNF, Interleukin usw.) verändern sich vornehmlich durch die Grunderkrankung.

Immunkompetenz:
Während der Beatmung kommt es zu einer Suppression der Immunkompetenz, es besteht ein erhöhtes Infektionsrisiko. Daneben kommt es vielfach zu einer stillen Aspiration von Mageninhalt und Sekret aus dem oropharyngealen Raum. Die Patienten sind durch Aspirationpneumonien äußerst gefährdet. Vielerorts hat sich die Prophylaxe mit einer selektiven Darmdekontamination durchgesetzt.

Energieumsatz:
Der Energieumsatz entspricht während der kontrollierten Beatmung den Gegebenheiten der Grunderkrankung, d.h. er ist zumeist erhöht. Durch die Abnahme der Atemarbeit während der kontrollierten Beatmung liegt beim COPD-Kranken der Energieumsatz im unteren Normbereich. In der Weaning-Phase ist die Atemarbeit zwar erhöht, jedoch können erhöhte Energieangebote durch ihr hohes thermodynamisches Äquivalent zu einer Erhöhung der CO_2-Produktion und damit zu einer erneuten Vermehrung der Atemarbeit führen (Abb. 6.4/1).

Kohlenhydrate:
Kohlenhydrate führen durch ihren RQ von 1 zu einer erhöhten CO_2-Produktion, deshalb ist ihre Verwendung besonders in der Weaning-Phase von besonderer Bedeutung. Kohlenhydrat sollte nur restriktiv eingesetzt werden und nicht den Betrag von 60% der Gesamtenergiezufuhr überschreiten. Eine übermäßige

Kohlenhydratzufuhr fördert durch den hohen Vitamin-B-Bedarf wahrscheinlich auch das sog. „Muscle Fatigue Syndrome".

Proteine:
Aminosäuren führen über eine zentrale Regulation zu einem Atemantrieb, der sich in einer vermehrten alveolären Ventilation ausdrückt. Andererseits ist eine entsprechende Proteinzufuhr notwendig, um die muskulären Funktionen aufrecht zu erhalten.

Fette:
Fette sind bes. in der Weaning-Phase durch ihren niedrigen RQ optimale Energiedonatoren (Abb. 6.4/1), ihr Anteil an der Gesamtenergiezufuhr sollte jedoch nicht 50% überschreiten, da es sonst zu Imbalanzen kommt. Inwieweit hohe Fettgaben in der akuten Phase zu Veränderungen der Klärfunktionen der Alveolozyten führen, ist noch ungeklärt. Inwieweit der Mangel bestimmter Phospholipide zu Veränderungen der Surfactant-Substanz führt, ist Ziel zahlreicher Studien. Die Substitution von Surfactant-Faktor bei bestimmten Formen des ARDS hat sich bewährt.

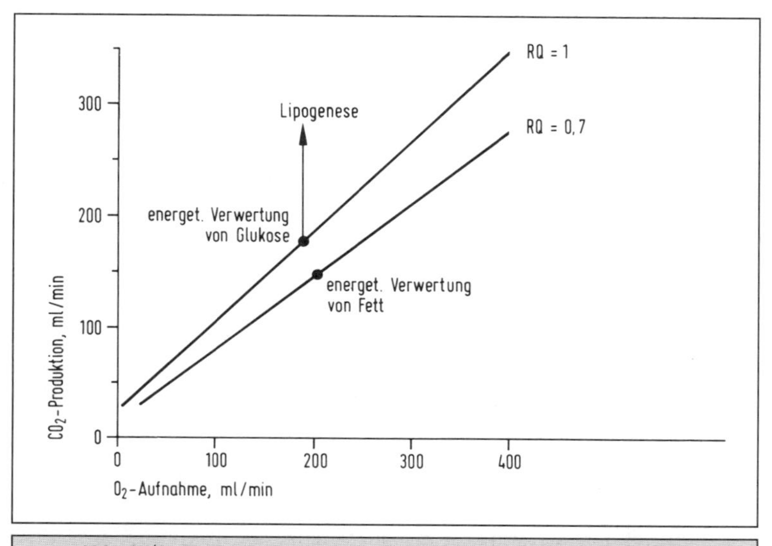

Abb. 6.4/1: O_2-Verbrauch und CO_2-Produktion bei septischer Patientin (gemessen mit indirekter Kalorimetrie).

Mineralhaushalt:
Die ausgeglichene Zufuhr von Kalium, Magnesium und Phosphat hat einen positiven Einfluß auf die Atemmechanik und die Sauerstoffaufnahme (2,3-DPG). Genaue Bedarfszahlen sind noch nicht bekannt. Bei der familiären Hypokaliämie und beim Phosphatmangel sind respiratorische Störungen beschrieben.

Vitamine:
Besonders dem Thiamin kommt in der künstlichen Beatmung eine besondere Bedeutung zu. Inwieweit dem Vitamin C und E als Antioxidantien eine Bedeutung zur Verhinderung von Radikalbildung ein Augenmerk geschenkt werden muß, ist noch ungeklärt.

Verdauung und Resorption:
Die Verdauung beeinflußt indirekt die Atmung. Abdominelle Störungen führen indirekt zu respiratorischen Störungen (Römheld-Syndrom, basale Atelektasen bei Zwerchfellhochstand). Zudem kommt es bei Motilitätsstörungen gehäuft zur stillen Aspiration. Die darniederliegende Verdauung führt gehäuft zur bakteriellen Translokation und zur sekundären Infektion, wobei bei Intensivpatienten eine Pneumonie mit Darmkeimen besonders gehäuft beobachtet wird. Zu diskutieren ist wiederum die SDD. Eine frühzeitige enterale Ernährung hilft, manche Komplikationen zu verhindern, jedoch ist diese in der Weaning-Phase wegen der zusätzlichen Belastung der Motilität äußerst umstritten.

❒ Therapievorschläge (Tab. 6.4/1, siehe Anhang)

Der Ernährungstherapie ist beim Beatmungspatienten besonderes Augenmerk zu schenken, da in den einzelnen Phasen (kontrollierte Beatmung, Weaning-Phase) unterschiedliche Regime angewandt werden müssen.

Flüssigkeitszufuhr:
In der Akutphase sollte eine restriktive Flüssigkeitstherapie (ca. 80 bis 100 ml/Stunde) verfolgt werden, bei positiver Flüssigkeitsbilanz kann durch dopaminerge Substanzen, Diuretika und evtl. durch Hämofiltration eine Normalisierung der Flüssigkeitsbilanz erreicht werden.
In der Weaning-Phase kommt es zu einem Rückshiften der Flüssigkeit, es können in dieser Phase ruhig negative Bilanzen eingegangen werden.

Energiezufuhr:
Die benötigte Energiezufuhr richtet sich nach dem jeweiligen Krankheitsbild

(25 bis 50 kcal/kg Körpergewicht), jedoch muß die Energiezufuhr meistens konzentrierter erfolgen.
In der Weaning-Phase muß die Energiezufuhr meistens reduziert (15 bis 30 kcal/kg Körpergewicht) werden, um eine vermehrte Atemarbeit zu vermeiden.

Kohlenhydrate:
Während der kontrollierten Beatmung können Kohlenhydrate in normaler Dosierung (bis 5g/kg Körpergewicht) verabfolgt werden, in der Weaning-Phase sollten diese bis auf 2,5 g/kg KG reduziert werden.

Proteine:
Diese sollten den Betrag von 2,0 g/kg KG in der Phase der kontrollierten Beatmung nicht überschreiten, in der Phase des Weanings sollten sie bei 1,0 liegen.

Fette:
In der perakuten Phase des Lungenversagens sollten Fette bis max. 0,8 g/kg KG zugeführt werden, in der Weaning-Phase kann der Fettanteil bis zu 2 g/kg KG oder 50% der Gesamtenergiezufuhr angehoben werden.
Inwieweit die Gabe von L-Karnitin bei diesen Patienten eine Verbesserung bedingt, ist noch ungeklärt.

Mineralien:
Eine normale Substitution der Mineralien und bes. von Phosphat ist anzustreben.

Spurenelemente und Vitamine:
Thiamin soll ausreichend substituiert werden. Inwieweit Vitamin C und E eine Verminderung von Komplikationen und eine Verbesserung der Rehabilitierung bewirken, ist noch ungeklärt.

Sonstige Maßnahmen:
Während der kontrollierten Beatmung ist eine frühzeitige enterale Ernährung anzustreben, jedoch muß für eine normale Verdauungsfunktion gesorgt werden. Während der Weaning-Phase ist die enterale Nährstoffzufuhr zu reduzieren, um Komplikationen von Seiten des Magen-Darm-Traktes zu minimieren.
Neben der geeigneten Beatmungstherapie ist für eine suffiziente Infektionsprophylaxe zu sorgen. Wichtig ist bei diesen Patienten auch eine entsprechende Atemtherapie (äußerlich, Massage, Training der Atemmuskulatur usw.). Inwieweit eine Elektrotherapie und Maßnahmen wie HGH-Substitution von Erfolg gekrönt sind, ist noch ungeklärt.

Literatur

Armstrong JN (1986): Nutrition and the respiratory patient. Nutrition Supp Serv 6: 8

Askanazi J, Weissman C (1982): Nutrition and the respiratory system. Crit Care Med 10:163

Bassili HR, Deitel M (1981): Effects of nutrional support on weaning patients of mechanical ventilators. JPEN 5:163

Bursztein S, Saphar P, Glaser P, Taitelmann U, Myttenaeve S, Nedey R (1977): Determination of energy metabolism from respiratory functions alone. J Appl Physiol Respirat Environ-Exercise Physiol 42:117

Deitel M, Williams VP, Rice TW (1983): Nutrition and the patient requiring mechanical ventilatory support. J Amer Coll Nutr 2:25

Driver AG, LeBrun M (1980): Iatrogenic malnutrition in patient receiving ventilatory support. JAMA 244: 2195

Geiger JP, Gielchinsky J (1971): Acute pulmonary insufficiency. Arch Surg 102:400

Giovannini I, Boldrini G (1983): Respiratory quotient and patterns of substrate utilization in human sepsis and trauma. JPEN 243: 1444

Gutierrez G (1991): Cellular energy metabolism during hypoxia. Crit Care Med 19: 619

Iapichino G (1989): Nutrition in respiratory failure. Intensive Care Med 15: 483

Macklem PT (1986): The clinical relevance of respiratory muscle research. Am Rev Respir Dis 134:812

Schmitz JE, Lotz P, Grünert A (1981): Untersuchungen über den Substrat- und Energieumsatz an langzeitbeatmeten Intensivpatienten. Infusionstherapie 8:61

6.5 Der niereninsuffiziente Patient

Zu einem Nierenversagen kann es primär durch ein Organversagen oder sekundär im Verlaufe anderer Erkrankungen (postoperativ, nach schweren Traumen, bei der Sepsis, d.h. im Rahmen eines MOF) kommen. Dabei tritt ein Sistieren der Ausscheidungsfunktion der Niere zutage, die Ursache dafür kann zirkulatorisch-hypoxisch (Schockniere, Hypovolämie, Hämolyse, Wasser- und Elektrolytstörungen) oder nephrotoxisch (Toxine, Antibiotika, organische Lösungsmittel) sein.

❐ Typische pathophysiologische Befunde

Die Klinik des Nierenversagens zeigt zumeist eine Stadienabfolge: im Initialstadium wird die Nierendurchblutung gedrosselt und es kommt zu einem funktionellen Versagen (Phase I). Im Stadium der Oligo-Anurie (Phase II) sind bereits morphologische Veränderungen zu beobachten, die Nierenfunktion kann kaum mehr kausal beeinflußt werden. Die Gefahren in diesem Stadium sind Überwässerung („fluid lung"), metabolische Azidose mit Hyperkaliämie und Katabolie. In den meisten Fällen ist eine Nierenersatztherapie (Hämofiltration, Hämodiafiltration, Hämodialyse, Peritonealdialyse) notwendig, um die gefährliche oligo-anurische Phase zu überwinden. Erholt sich die Nierenfunktion wieder (Phase III), so kommt es zum polyurischen Stadium mit Harnmengen bis zu 2000 ml/Stunde bei Hypo- bis Isosthenurie (Harnosmolalität ≤Serumosmolalität). Im polyurischen Stadium kommt es noch zu einem Ansteigen der harnpflichtigen Substanzen und zu Elektrolyt- und sonstigen Verlusten (Vitamine, Spurenelemente, Hormone), weitere Gefahren liegen in der Exsikkose bei ungenügender Flüssigkeitsbilanzierung und in einer erhöhten Infektionsgefahr. In Einzelfällen erholt sich die Niere nicht und es kommt zur chronischen Niereninsuffizienz (Phase IV), diese kann aber auch nach Erkrankungen anderer Art (Glomerulonephritis, Pyelonephritis, Good-Pasture-Syndrom, hämolytisch-urämisches Syndrom) auftreten.
In den einzelnen Phasen des Nierenversagens kommt es zu unterschiedlichen Stoffwechselveränderungen, die einerseits durch die Grundkrankheit bedingt sind, die aber auch Folge des Nierenversagens sein können.

Hormone:
Im akuten Nierenversagen (ANV) wird zumeist ein erhöhter Sympathikotonus beobachtet, während bei chronischer Niereninsuffizienz (CNV) der Gehalt der sympathischen Vesikeln vermindert und der Gehalt an cAMP im Serum erhöht

ist. Daneben ist ein Anstieg von Insulin und Glukagon zu beobachten und es treten vielfach Glukoseverwertungsstörungen auf.

Energieumsatz:
Der Energieumsatz verhält sich sehr unterschiedlich. Im ANV besteht zumeist ein erhöhter Energieumsatz, während in den Phasen des CNV dieser sich im Normbereich befindet. Um klare Anhaltszahlen zu erhalten, ist es notwendig, den Energieumsatz durch die indirekte Kalorimetrie oder durch die HPR zu ermitteln.

Kohlenhydrate:
Eine Hyperglykämie ist für die Niereninsuffizienz wegen der Zunahme der antiinsulinären Hormone (Katecholamine, Glukagon, HGH) bei meist erhöhten Seruminsulinspiegeln ein typischer Befund.

		nicht katabol	katabol
Harnstoff	(mg/dl)	< 40	> 40
Kreatinin	(mg/dl)	< 1,5	> 2
Kalium	(mmol/l)	< 0,5	> 0,5
Harnsäure	(mg/dl)	< 1	> 1

Abb. 6.5/1: Anstieg verschiedener Parameter als Ausdruck des Katabolismus beim Nierenversagen.

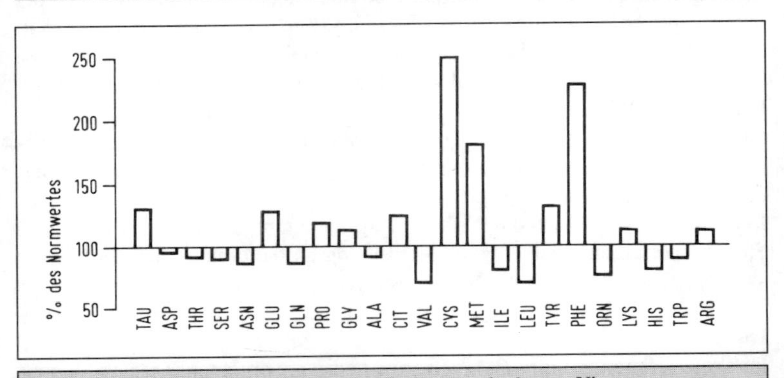

Abb. 6.5/2: Plasmaaminogramm bei Patienten mit akutem Nierenversagen. Angaben in % des Mittelwertes der Norm (nach Druml, 1983).

Proteine:

Beim hyperkatabolen Typ des Nierenversagens kommt es zu einer Stimulation der Glukoneogenese aus Aminosäuren auf Kosten der Proteinsynthese, Ausdruck dafür ist auch der Quotient Harnstoff zu Kreatinin, der dann über 20 liegt (Abb.6.5/1). Zahlreiche Proteine fallen ab, wobei besonders das Erythropoieitin zu erwähnen ist, der Transferringehalt dagegen steigt an.
Schon nach kurzer Zeit setzen beim ANV Störungen des Aminosäurenstoffwechsels (Abb.6.5/2) ein, wobei die Art und das Ausmaß von der Grundkrankheit (Trauma, Sepsis) mitbestimmt werden. Bei den essentiellen AS sind zumeist die Konzentrationen von Valin, Leuzin, Isoleuzin und Threonin vermindert, während Phenylalanin und Methionin erhöht sind. Bei den nichtessentiellen AS sind Arginin, Histidin und Tyrosin vermindert, Glyzin und Zitrullin erhöht. Histidin und Arginin sind bei niereninsuffizienten Patienten semiessentiell. Histidin wird verstärkt methyliert, jedoch nur unzureichend nachgebildet. Ein Mangel an Histidin (täglicher Bedarf ca. 1,5 g) vermindert die Hämoglobin- und Albuminsynthese und erhöht den Eiweißkatabolismus. Ein Mangel an Arginin, das hauptsächlich in der Niere synthetisiert wird, führt zu Störungen des Harnstoffzyklus. Die Synthese von Serin aus Glyzin ist im CNV vermindert, Glyzin wird auch vermehrt eliminiert. Die Umwandlung von Phenylalanin in Tyrosin, die hauptsächlich in der Niere erfolgt, ist durch die Hemmung der Phenylalaninhydroxylase verzögert.
Während der Hämofiltration und Dialyse werden dem Organismus ca. 8 g an Aminosäuren entzogen (Abb.6.5/3), bei der Peritonealdialyse kann es zu einem Verlust bis zu 20 g AS kommen.

Fette:

Während in der Frühphase des ANV die Lipolyse maximal stimuliert ist und ein hoher Spiegel an FFS besteht, treten nach wenigen Tagen die charakteristischen Veränderungen des urämischen Fettstoffwechsels auf. Der Serumtrigly-

	Hämodialyse	Hämofiltration	Peritonealdialyse
Aminosäuren	2 g/h	0,1 – 0,2 g/l	0,2 – 0,3 g/l
Proteine/Peptide	< 0,2 g/h	0,8 – 2,0 g/l	0,8 – 2,0 g/l
Glukose	8 g/h	1,0 g/l	1,0 g/l
Vitamine	+++	+	+
Spurenelemente / Hormone	–	+	+

Abb. 6.5/3: Substanzverlust durch Hämodialyse (in g/Stunde Dialyse) und kontinuierlicher Hämofiltration (in g/l Filtrat).

zeridspiegel ist erhöht, während der Cholesteringehalt meist im Normbereich liegt (Hyperlipoproteinämie Typ IV). Die Hypertriglyzeridämie wird neben der gestörten Utilisation (Verminderung der hepatischen Lipaseaktivität) auch durch eine gesteigerte Synthese verursacht. Die Elimination von exogen zugeführtem Fett ist verzögert. Bei Patienten mit CNV kommt es häufig zu einem Karnitinmangel.

Mineralhaushalt und Vitamine:
Bei gestörter Nierenfunktion kommt es besonders zu Ausscheidungsstörungen des Kaliums, es besteht die Gefahr der Hyperkaliämie. Bei erhöhtem Energieumsatz ist vielfach eine Hypophosphatämie zu beobachten, die besonders bei parenteraler Ernährung ausgeprägt ist. Die Spurenelemente und Vitamine verhalten sich unterschiedlich, während einzelne vermindert ausgeschieden werden (Askorbinsäure, fettlösliche Vitamine), kommt es bei anderen zu einer Mangelsituation (Pyridoxin, Niazin).

❒ **Therapievorschläge** (Tab. 6.5/1 u. 6.5/2, siehe Anhang)

Diese haben vor allem Rücksicht auf die verschiedenen Stadien des Nierenversagens zu nehmen und zu berücksichtigen, ob bei einem Patienten eine Nierenersatztherapie durchgeführt wird.

Flüssigkeitszufuhr:
Diese richtet sich nach den jeweiligen Bedürfnissen, eine genaue Bilanzierung ist unbedingt erforderlich.

Energiezufuhr:
Eine ausreichende Energiezufuhr ist für die Erhaltung der Organfunktionen und die Hintanhaltung von Komplikationen wesentlich. Kohlenhydrate und Fette entfalten einen proteinsparenden Effekt und verbessern die Stickstoffbilanz, wobei die Energiezufuhr je Gramm N bei nichturämischen Patienten 120 und 200 kcal und bei entsprechender Eiweißreduktion im Dialysestadium >500 kcal betragen soll. Der Gesamtenergiebedarf im ANV ist abhängig von der Grundkrankheit und liegt bis zu 80% über dem entsprechenden Grundumsatzwert (35 – 45 kcal/kg KG).

Kohlenhydrate:
Obwohl sowohl beim ANV als auch beim CNV eine Glukoseverwertungsstörung zu beobachten ist, muß Glukose als Hauptenergieträger eingesetzt werden. Die Glukose kann bei langsamer Adaptation und gleichmäßiger Infusions-

geschwindigkeit bis auf 0,4 g/kg KG und Stunde, jedoch max. bis. 6 g/kg KG und Tag gesteigert werden. Steigt der Blutzuckerspiegel über 180 mg/dl (=10 mmol/l) an, so muß die Zufuhr reduziert oder Insulin substituiert werden.

Proteine:
Die Berechnung des Aminosäurenbedarfes muß den endogenen AS-Umsatz und die Verluste während der Nierenersatztherapie berücksichtigen. Daraus ergibt sich für das nichtdialysepflichtige Stadium ein Bedarf von ca. 0,6 – 0,8 g AS/kg KG und bei regelmäßiger Dialyse oder Hämofiltration ein solcher von 1 – 1,2 g/kg KG, im nephrotischen Syndrom sind oft 2 – 3 g/kg KG notwendig. Zur additiven Gabe während der Hämodialyse sind ca. 0,5 g/kg KG und Dialysebehandlung empfehlenswert. Es werden heute vielfach bedarfsadaptierte Lösungen verwendet, die neben den essentiellen AS zusätzlich Histidin und Arginin enthalten. Zusätzlich sollen Glyzin, Serin und Tyrosin angeboten werden. Die Gabe von nur essentiellen AS hat sich nicht bewährt, da der Organismus auch unspezifische N-Träger benötigt.

Fette:
Trotz der oben beschriebenen Fettstoffwechselstörungen ergibt sich keine Kontraindikation für die Verwendung von Fettemulsionen, sie sind als einzige nicht dialysable Energieform auch während der Dialyse geeignet. Bei einer Dosierung von max. 1 g/kg KG werden nur selten Hypertriglyzeridämien von über 200 mg/dl (= 2,3 mmol/l) beobachtet werden, bei Werten über 250 md/dl muß die Fettgabe unbedingt reduziert werden.

Vitamine und Spurenelemente:
Während der Dialyse (Hämofiltration) muß für eine ausreichende Spurenelement und Vitaminsubstitution (Folsäure, Pyridoxin) gesorgt werden: Zink 50 – 200 µmol, Mangan 7 – 35 µmol, Kupfer 5 – 70 µmol, Selen 0,4 µmol; Thiamin 2 – 5 mg, Niazin 10 – 40 mg, Pantothensäure 2,5 – 10 mg, Folsäure 0,4 – 1 mg; Kobalamin 3µg, Askorbinsäure 50 – 100 mg; fettlösliche Vitamine einmal wöchentlich. Inwieweit sich Erythropoieitin für den Intensiveinsatz bewährt, ist noch nicht geklärt.

Sonstige Maßnahmen:
Bei Patienten mit CNV bewährt sich nach einigen Literaturangaben die Substitution mit L-Karnitin.
Mit einer enteralen Sondenernährung gelingt es vielfach, hohe Energiemengen bei geringer Flüssigkeitszufuhr zu erzielen, doch führt eine diätetische Eiweißzufuhr von über 1,0 g/kg KG bereits zu Imbalancen, verhindert aber nicht, daß Zeichen eines latenten Eiweißmangels auftreten.

Literatur

Attmann PO, Gustafson A (1979): Lipid and carbohydrate metabolism in uremia. Europ J Clin Invest 9: 285

Bock E (1986): Aminosäurenzufuhr beim akuten, noch kompensierten Nierenversagen in der posttraumatischen Phase. Infusionstherapie 13: 254

Blumenkrantz MJ, Kopple JD, Koffler A, Kadmar AK (1978): Total parenteral nutrition in the management of acute renal failure. Am J Clin Nutr 31: 1831

Druml W, Kleinberger G (1986): Elimination of amino acids in chronic renal failure. Infusionstherapie 13: 267

Finke K (1990): Ernährung bei akutem Nierenversagen. In: Colombi A (ed.). Nutrition in acute and chronic renal failure. Zuckschwerdt W, München

Huth K (1979): Parenterale Fettzufuhr bei Patienten mit akutem Nierenversagen. In: Sieberth (ed). Akutes Nierenversagen. Thieme, Stuttgart

Kult J, Heidland A (1976). Ernährungsprobleme bei Nierenerkrankungen. Infusionstherapie 3: 72

Piraino AJ, Firpo JJ (1981): Prolonged hyperalimentation in catabolic chronic dialysis therapy patients. JPEN 5: 463

Wanner C, Hörl WH (1985): Untersuchungen zum Eiweißkatabolismus bei Patienten mit posttraumatischen akuten Nierenversagen. Intensivmed 22: 222

Wolfson M, Jones MR, Kopple JD (1982): Amino acids losses during hemodialysis with infusion of amino acids and glucose. Kidney Internat 21: 500

6.6. Der leberinsuffiziente Patient

Zu einem Leberversagen kann es primär durch ein Organversagen (Zirrhose, Hepatitis) oder sekundär im Verlaufe anderer Erkrankungen (bei Intoxikationen, postoperativ, nach schweren Traumen, bei der Sepsis, d.h. im Rahmen eines MOF) kommen. Das Leberversagen ist wegen der zentralen Rolle der Leber im Stoffwechsel (Synthesefunktion, Detoxifikation, Organfunktion, Energieumsatz) sehr vielgestaltig und beeinträchtig den Patienten auf mannigfache Weise.

❒ Typische pathophysiologische Befunde

Bei der schweren Leberinsuffizienz bestehen gleichzeitig Störungen des Eiweiß-, Fett- und Kohlenhydratstoffwechsels und diese bedingen die schlechte Prognose dieses Krankheitsbildes. Zusätzlich können eine Reihe von Komplikationen auftreten, die ihrerseits wieder Rückwirkungen auf den Stoffwechsel ausüben: durch gastrointestinale Blutungen kann es zur Resorption stickstoffhaltiger Produkte (Ammoniak, Phenolkörper, Methionin) kommen, die zum gefürchteten Coma hepaticum führen können. Daneben führen Infektionen und Schockzustände (Hypovolämie) zu Stoffwechselentgleisungen, die wiederum die Glukoseverwertung verschlechtern und zur Katabolie führen.

Wasserhaushalt:
Die Nierenfunktion dieser Patienten ist zumeist eingeschränkt (hepato-renales Syndrom) und sie neigen zur Flüssigkeitsretention und zu Elektrolytentgleisungen (Natrium-, Kalium- und Phosphatmangel).

Hormone und Mediatoren:
Bei diesen Patienten wird vielfach ein Hyperinsulinismus beobachtet, wobei vor allem eine Störung des Insulinabbaus dafür verantwortlich sein dürfte.

Immunkompetenz:
Diese ist durch die spezifischen Syntheseveränderungen der Leber und deren Rückwirkung auf die immunkompetenten Organe zumeist gestört. Die Hautteste fallen fast immer negativ aus, die Lymphozytenzahlen sind meist erniedrigt. Das Verhalten verschiedener Mediatoren läßt sich nur schwer voraussagen. Der leberinsuffiziente Patient ist vielfach durch eine erhöhte Infektanfälligkeit gekennzeichnet.

Energieumsatz:
Beim Leberzerfallkoma ist zumeist ein erhöhter Energiebedarf nachweisbar, während bei Leberausfallserscheinungen der Energiebedarf im Normbereich liegt. Auch hier kann eine klare Aussage nur über die Messung des O_2-Verbrauches bzw. der CO_2-Produktion erzielt werden.

Kohlenhydrate:
Der Kohlenhydratabbau ist bei der schweren Leberinsuffizienz vielfach gestört, obwohl bei den meisten Patienten ein Hyperinsulinismus besteht. Neben Hypoglykämien, die vor allem durch die fehlenden Glykogenreserven und die verminderte Metabolisation der Präkursoren bedingt sein dürften, sind Hyperglykämien zu beobachten. Die diabetische Stoffwechsellage dürfte durch die allgemeine Streßsymptomatik bedingt sein. Durch die fehlenden Kapazitäten bei der Metabolisation von Kohlenhydraten kann es zu einem Anstieg von Laktat kommen. Die Verwendung von Glukoseersatzstoffen (Fruktose, Sorbit, Xylit), deren Verwertung fast ausschließlich in der Leber erfolgt, führt zu einem Verlust an ATP und zu einem Abfall des Gesamtgehaltes an Adenosinphosphaten in der Leber. Dadurch wird eine Reihe energieabhängiger Stoffwechselprozesse in diesem Organ gehemmt (z. B. Hemmung der Proteinsynthese), während Harnsäure und Laktat ansteigen.

Proteine:
Die Leber nimmt im Aminosäurenstoffwechsel durch die Aufgabe, Aminosäuren zu synthetisieren und überschüssige AS durch Umwandlung oder Abbau zu entfernen, eine zentrale Rolle ein. Die Harnstoffsynthese erfolgt ausschließlich in der Leber und bei terminaler Leberinsuffizienz fällt die Harnstoffproduktionsrate unter 8 g/Tag ab, während die Ammoniakwerte über 100 µmol/l ansteigen. Das Verhalten der HPR und des Ammoniaks erlauben eine Prognose des leberinsuffizienten Patienten.

Führt man einem leberinsuffizienten Patienten AS in üblicher Menge und Zusammensetzung zu, so können präkomatöse Veränderungen auftreten (hepatische Enzephalopathie). Parallel dazu kommt es zu typischen Abweichungen im Plasma-AS-Muster: AS, die hauptsächlich in der Leber umgesetzt werden (Phenylalanin, Tyrosin, Methionin, Ornithin, Arginin = zyklische AS) steigen signifikant an, während AS, die extrahepatisch in den peripheren Zellen verstoffwechselt werden (Valin, Leuzin, Isoleuzin = verzweigtkettige AS), abfallen.
Dies zeigt sich u. a. im sog. „Fischer-Quotienten“. Der Fischer-Quotient berücksichtigt das Konzentrationsverhältnis der aromatischen AS (Phe, Tyr) zu den verzweigtkettigen AS (Leu, Ile, Val) und er ist bes. bei schweren Lebererkran-

kungen stark erhöht. Die beiden AS-Gruppen gelangen über denselben aktiven Transportmechanismus durch die Blut-Hirn-Schranke und es kommt zur Anhäufung der aromatischen AS im Liquor (Vorstufen biogener Amine). Durch Verdrängung der adrenergen Transmitter (Noradrenalin, Dopamin) kommt es wahrscheinlich zur Anhäufung falscher Neurotransmitter (Octopamin) und damit zum Koma. Diese Theorie ist nicht unumstritten, jedoch kann durch Verwendung spezifischer Leberlösungen die hepatische Enzephalopathie hintangehalten werden. Mit der Zufuhr von verzweigtkettigen AS („L-Valin“) kann ein bereits bestehendes Coma hepaticum durchbrochen werden, es verschwinden die typischen „triphasischen Potentiale“ im EEG und der Ammoniakspiegel fällt ab.

Fette:
Die Verwendung von Fettemulsionen in der Therapie der Leberinsuffizienz wurde lange Zeit wegen der bekannten Fettstoffwechselstörungen (Synthesestörung der hepatischen Lipase) bei der primär bereits zu beobachtenden Fettleber und der Eliminationsverzögerung abgelehnt. Bei Lebererkrankungen kann es daher zu Lipoproteinstörungen kommen.
Wegen der hohen Energiedichte bewährt sich jedoch Fett als potenter Energieträger, wobei die Dosis den Plasmatriglyzeridspiegeln entsprechend adaptiert werden muß. Bei überwiegender Kohlenhydratzufuhr wird histologisch eine hochgradige Verfettung der Leberzellen beobachtet und bereits ein geringer Fettanteil hemmt die kohlenhydratinduzierte Lipogenese. Aber auch die Verminderung der Lipoproteinsynthese in der Leber, die niedrige Konzentration der VLDL-Triglyzeride und die Möglichkeit der peripheren Verwertung exogen zugeführter Triglyzeride indiziert die Fettzufuhr.

Spurenelemente und Vitamine:
Lebererkrankungen führen zu einer geänderten oder verminderten Speicherkapazität dieses Organs (Eisen, Kupfer, Vit. A, E, K, B_6, Niazin, Folsäure und B_{12}) und wichtige biochemische Reaktionen sind gestört (Vit. D, B_1 und B_6, Vit. K).

❐ **Therapievorschläge** (Tab. 6.6/1 und 2, siehe Anhang)

Bei der Behandlung schwerer Leberinsuffizienzen ist auf den Gesamtzustand des Patienten zu achten. Die Ernährung ist eine supportive Therapie, die dem Körper bei der Bewältigung seiner schweren Störungen helfen soll. Eine Hyperalimentation führt zur weiteren Belastung der Leberfunktionen und kann den Gesamtzustand des Patienten verschlechtern. Im Coma hepaticum ist primär das Koma zu beherrschen, die Ernährungstherapie ist erst sekundär durchzuführen.

Flüssigkeitszufuhr und Elektrolyte:
Nach Behebung der Wasser- und Elektrolytentgleisungen, die zahlreiche Komplikationen (Herz- u. Kreislaufsituation, Niereninsuffizienz, Komazustände, Blutungen, Sepsis) hervorrufen bzw. unterhalten können, wird mit der parenteralen Ernährung begonnen. Bei den Elektrolytstörungen ist der Kalium- und Phosphatbedarf genau zu bilanzieren, da hier vor allem Entgleisung zu beobachten sind.

Energiezufuhr:
Der Energiebedarf überschreitet kaum die Größe von 2000 kcal/Tag. Dabei ist besonders auf den stufenweisen Aufbau zu achten. Eine zu forcierte Energiezufuhr kann zu schweren Komplikationen führen. Die Energiemenge soll täglich um ca. 500 kcal gesteigert werden, dabei ist vor allem auf eine adäquate Nahrungszusammensetzung zu achten (Reduktion des Fettanteiles und bestimmter AS).

Kohlenhydrate:
Die Kohlenhydratzufuhr sollte langsam gesteigert werden, jedoch ist kaum eine Zufuhr über 6 g/kg KG und Tag vonnöten. Bei extremen Fällen, bei denen keine Reserven vorhanden sind und bei denen eine Hyperinsulinämie besteht, sind auch höhere Mengen indiziert. Auf exogene Insulingaben können leberinsuffiziente Patienten sehr unterschiedlich reagieren und hypoglykämische Episoden können sehr gefährlich sein. Bei Blutglukosewerten über 180 mg/dl (>10 mmol/l) und Laktatwerten über 60 mg/dl (> 7 mmol/l) muß die Glukosezufuhr reduziert werden. Glukoseaustauschstoffe sind wegen der oben erwähnten Nebenwirkungen kontraindiziert.

Proteine:
Es sollen max. 1 g/kg KG zugeführt werden, wobei darauf Bedacht genommen werden muß, daß das AS-Muster entsprechend adaptiert sein sollte. Bei Anwendung normaler Aminosäurengemische sollten max. 0,6 g/kg KG zugeführt werden. Bei Anstieg des Ammoniakwertes im Serum über 100 µmol/l, bei Abfall der Harnstoffproduktionsrate unter 8 g/Tag, bei Hypoglykämien < 3 mmol/l (60 mg/dl) und Hyperlaktatämien >7 mmol/l muß die AS-Zufuhr reduziert werden. Das AS-Muster soll den oben besprochenen Empfehlungen entsprechen.

Fette:
Die Fettzufuhr kann bis auf max. 0,6 g/kg KG oder 20 – 25% der Gesamtenergie betragen. Die Fettzufuhr muß mit der Triglyzeridbestimmung genau monitiert und die Fettaplikation entsprechend reguliert werden.

Spurenelemente und Vitamine:
Hier ist vor allem die Zufuhr von Vitamin K zu berücksichtigen, aber auch andere Vitamine und Spurenelemente müssen substituiert werden (siehe Kapitel 3.3 und 3.4). Besonders die Substitution von Magnesium und Phosphat ist zu bedenken.

Enterale Ernährung:
Die Zufuhr von handelsüblichen Sondennahrungen empfiehlt sich nicht, da besonders der AS-Gehalt zu hoch ist und die AS-Zusammensetzung nicht den spezifischen Bedürfnissen entspricht. Unter den handelsüblichen Sondennahrungen kann es zur Ausbildung und Verstärkung eines Coma hepaticum kommen.

Sonstige Maßnahmen:
Besteht ein Präkoma oder Koma, so kann L-Valin (1 ml/kg KG und Stunde) infundiert werden; bei gestörter Nierenfunktion kann es jedoch zu hyperosmolaren Zuständen kommen. Daneben werden Mannit 10% bzw. Anexate® verwendet.
Als additive Therapie bewähren sich Darmspülungen, die Gabe von Laktulose und eine lokale antibiotische Therapie zur Senkung des Ammoniaks. Inwieweit eine Therapie mit spezifischen AS (Arginin, Ornithin) nützt, ist noch ungeklärt.

Literatur

Arroyo V, Bernardi M, Epstein M (1988): Pathophysiology of ascites and functional renal failure in cirrhosis. J Hepatol 6: 239

Bode Ch (1978): Probleme der parenteralen Ernährung und Sondenernährung bei Leberkranken. Internist 19: 72

Ferenci P (1988): Hepatische Enzephalopathie. Ergeb Inn Med Kinderheilkd 37: 1

Gentilini P, Laffi G, Buzzelli G, Stefan P (1980): Functional renal alterations in chronic liver diseases. Digestion 20: 73

Gerok W (1981): Therapie der Protein- und Aminosäuren-Stoffwechselstörungen bei Leberkrankheiten. Leber/Magen/Darm 11: 63

Grimm G, Ferenci P, Katzenschlager R (1988): Improvement of hepatic encephalopathy treated with flumazenil. Lancet II: 1292

Holm E, Bässler KH, Staedt U, Leweling H, Striebel JP (1982): Parenterale Fettzufuhr bei Leberzirrhose. In: Eckart, Wolfram (eds), Fett in der parenteralen Ernährung, Bd. 2, pp 87. Zuckschwerdt, München

Kleinberger G, Widhalm K (1982): Besonderheiten des Energiestoffwechsels und seiner Deckung bei leberinsuffizienten Patienten. In: Kleinberger, Eckart (eds), Der Energiebedarf und seine Deckung, Bd. 7, pp 189. Zuckschwerdt, München

Kuse ER, Kotzerke J, Ringe B, Wassmann R, Gubernatis G, Pichlmayr I (1990): Fettemulsion in der parenteralen Ernährung nach Lebertransplantation. Anästh Intensivther Notfallmed 25: 428

Riederer P, Jellinger K, Kleinberger G, Weiser M (1980) Oral and parenteral nutrition with L-valine mode of action. Nutr Metab 24: 209

Striebel JP, Holm E (1979): Parenteral nutrition and coma therapy with amino-acids in hepatic failure. JPEN 3: 240

6.7 Der diabetische Patient

In unserem Kulturkreis sind ca. 3% der Bevölkerung manifest und zusätzlich 8 – 10% latent an Diabetes mellitus (DM) erkrankt. Beim Typ-I-Diabetiker kommt es nach einer prädiabetischen Phase zu einem Sistieren der Insulinproduktion, es besteht ein „absoluter" Insulinmangel. Beim Typ-II-Diabetiker ist die Insulinproduktion des Pankreas meist normal, der Insulinspiegel im Blut jedoch „relativ" zur Konzentration der Blutglukose vermindert. Die Pathogenese des DM ist relativ vielgestaltig (genetische Faktoren, Autoimmunerkrankung, Insulinresistenz, pankreaszerstörende Erkrankungen, Viruserkrankungen) und auch die Manifestationsfaktoren (Übergewicht, endokrine Zweiterkrankung, Streßsituation, Pankreaserkrankung, Medikamente, Gravidität).
Der DM ist zu einer Zivilisationserkrankung geworden und ein Großteil vor allem alter Patienten leidet an einer diabetischen Stoffwechsellage.

Zielorgan	Kohlenhydrat-	Fett-	Proteinstoffwechsel
Leberzelle	Derepression der Enzyme der Glykolyse Repression der Enzyme der Glukoneogenese Aktivierung der Glykogensynthetase Inaktivierung der Glykogenphosphorylase	Förderung der Lipogenese aus Kohlenhydraten Hemmung der Ketogenese	Förderung des Einbaus von AS in Proteine Hemmung der Freisetzung von AS Hemmung der Harnstoff-biosynthese
Muskelzelle	Steigerung des transmembranen Glukosetransportes Steigerung des Glukoseabbaus Aktivierung der Glykogenbildung	Aktivierung der Lipoproteinlipase Hemmung der Lipase	Förderung des Einbaus von AS in Proteine Hemmung der Freisetzung von AS
Fettzelle	Steigerung des transmembranen Glukosetransportes Aktivierung des Pentose-phosphatweges		Förderung des Einbaus von AS in Proteine

Abb. 6.7/1: Biochemische Wirkung des Insulins.

In diesem Kapitel werden nur die krankheitsspezifischen Veränderungen (perioperativ) und Therapien besprochen, jedoch kann nicht auf die allgemeine Therapie des Diabetes eingegangen werden.

❐ Typische pathophysiologische Befunde

Die pathologischen Veränderungen bei Diabetikern werden am besten verstanden, wenn die biochemischen Wirkungen des Insulins bekannt sind (Abb. 6.7/1).
Der Typ-I-(juvenile)-DM wird im Durchschnitt vor dem 40. Lebensjahr manifest. Er ist unbedingt auf exogen zugeführtes Insulin angewiesen und ohne Insulinsubstitution kommt es zur schweren Ketoazidose.
Beim Typ-II-(Alters)-DM, der meistens nach dem 40. Lebensjahr auftritt, liegt häufig nur ein relativer Insulinmangel vor. Daher kommt es nur selten zur Ketoazidose (häufiger hyperosmolares Koma).
Die Lebenserwartung des Diabetikers wird entscheidend vom Auftreten typischer Komplikationen beeinflußt: Gefäßerkrankungen (ca. 77%) (Mikroangiopathien, Makroangiopathien, Arteriosklerose, Hypertonie), Hyperlipidämien, Adipositas, Neuropathien, Infektionen.

Flüssigkeitshaushaus:
Bei der diabetischen Entgleisung (ketoazidotisches und hyperosmolares Syndrom) kommt es zu massiven Flüssigkeitsentgleisungen mit Zeichen eines Volumenmangels. Der Volumenmangel induziert einen sekundären Hyperaldosteronismus, der bestimmte Elektrolytveränderungen nach sich zieht.

Hormone:
Streßsituationen wie Operationen und Traumen führen bei diesen Patienten zu einer verstärkten katabolen Antwort (siehe Kapitel 2.3), wobei diese durch eine verstärkte Produktion von Glukagon, Katecholaminen, Kortisol und einen relativen Insulinmangel gekennzeichnet ist. Diese Veränderungen führen zu einer weiteren Hyperglykämie und einer leichten (beim NIDDM) bzw. ausgeprägten (beim IDDM) Ketose, bedingt durch die verstärkte Lipolyse und Ketogenese.
Intravenös zugeführtes Insulin hat eine Halbwertszeit von ca. 7 Minuten. Dies bedeutet, daß nach Absetzen einer Insulininfusion schon nach etwa 30 Minuten der Zustand eines absoluten Insulinmangels erreicht sein kann.

Immunkompetenz:
Der Diabetiker hat vielfach eine gestörte Immunkompetenz und neigt deshalb zu gehäuften Infekten und zu septischen Komplikationen.

Energieumsatz:
Der diabetische Patient ist zumeist hyperalimentiert, er neigt zu Adipositas und zu den typischen Zeichen von Überernährung (Hyperlipidämie, Angiopathie, Hyperurikämie). Der Energiebedarf entspricht dem des gesunden Erwachsenen und Untersuchungen mittels indirekter Kalorimetrie ergeben keinen erhöhten Energiebedarf.

Kohlenhydrate (s. Abb. 6.7/1):
Während die Leber Glukose durch Diffusion aufnehmen und große Konzentrationsschwankungen durch die Glukokinase ausgleichen kann, erfolgt die Glukoseaufnahme in den übrigen Geweben mittels eines aktiven, Carrier-vermittelten Transportsystems, das durch Insulin aktiviert wird. Insulin aktiviert in der Leber die Glykogensynthetase und die glykolytischen Enzyme und fördert außerdem die Synthese von Fettsäuren aus Kohlenhydraten und hemmt den Glykogenabbau, die Glukoneogenese und Synthese von Ketonen aus FFS. Im Muskelgewebe fördert Insulin die Glykogensynthese. Im Fettgewebe entsteht durch die Aktivierung des Pentose-P-Zyklus vermehrt Azetyl-CoA, das als Substrat für die Fettsäuresynthese dient; durch die Hemmung des Triglyzeridabbaues wird die lipogenetische Wirkung noch verstärkt. Insulin erhöht auch den Einbau von Aminosäuren in die Proteine und es hemmt die Proteolyse und Harnstoffsynthese (anaboles Hormon).
Beim akuten Insulinmangel kommt es in der Muskulatur und im Fettgewebe zu einer verminderten Aufnahme und Oxidation von Glukose. Das Fettgewebe bildet kaum FFS, dagegen ist die Lipolyse gesteigert, die freien FS und das Glyzerin werden vermehrt an das Blut abgegeben und dann von der Leber aufgenommen. Durch die erhöhte Konzentration von FFS läuft die β-Oxidation verstärkt ab und führt zu einer Anhäufung von Azetyl-CoA, das die Ausgangssubstanz für die Ketonkörper darstellt (Ketonämie, Ketosurie).
Die verminderte Glukoseaufnahme der peripheren Gewebe und die gesteigerte Glukoneogenese in der Leber erhöhen den Blutglukosespiegel (Hyperglykämie). Steigt die Glukosekonzentration auf >180 mg/dl (= 10 mmol/l; Nierenschwelle) an, wird Glukose im Harn (Glukosurie) ausgeschieden.
Der Glukoseanstieg im Blut verändert die Osmolarität (100 mg/dl-Anstieg ~ 5,5 mmol/l), wodurch eine Flüssigkeitsverschiebung von intrazellulär zu extrazellulär und eine verstärkte Diurese erfolgt. Die Glukoseausscheidung führt auch zu einem Energieverlust (1 g ~ 4 kcal).
In jeder Streßsitutation wird diese Symptomatik noch aggraviert und die Blutglukosewerte steigen extrem an (Abb. 6.7/2).

Proteine:
Im Proteinstoffwechsel kann es beim Diabetiker wegen der vermehrten Glukoneogenese zu einer verstärkten Proteolyse (Stickstoffverluste bis 25 g/Tag) kommen, daneben werden aber auch die AS vermindert in Proteine eingebaut (s. Abb. 6.7/1). Im akuten Insulinmangel kommt es zu einem Anstieg verschiedener Plasmaaminosäuren (Anstieg von Asparagin, Glutamin, Valin, Leuzin u. Isoleuzin). Nach neueren Untersuchungen kommt es bei erhöhter Proteinzufuhr (über 20% der Gesamtenergiezufuhr) gehäuft zur Mikroproteinurie, die im Endstadium zum Nierenversagen führen kann.

Fette:
Durch die verstärkte Lipolyse im Fettgewebe steigt die Konzentration der FFS und Ketonkörper im Plasma an (s. Abb. 6.7/1). Da diese Metaboliten insulinunabhängig in die Muskelzelle aufgenommen und verbrannt werden, wird die Glukoseoxidation vermindert. Bei Insulinmangel bildet die Leber auch vermehrt VLDL (vermehrte FFS- und Glyzerinangebot). Bei chronischem Insulinmangel ist die Synthese der Apoproteine vermindert und es wird vermehrt Fett in der Leber abgelagert (Fettleber).

Mineralhaushalt:
Kalium und Phosphat spielen bei der Kohlenhydratverwertung eine wichtige Rolle. Bei Entgleisungen werden häufig Hypokaliämien und Hypophosphatämien (Phosphatdiabetes) beobachtet. In der Rekompensationsphase des Coma

- **Feststellung des Diabetes-Typs:**
  Insulin-dependent DM (IDDM): absolute Insulinpflichtigkeit
  Non-Insulin-dependent DM (NIDDM): erhöhter Insulinbedarf

- **Determinanten der Zuckerkontrolle:**
  Selbstmonitoring der Blutglukosewerte (Stix), Tagesprofil und Harnzucker, glykosyliertes Hämoglobin

- **Vorhandensein von diabetischen Komplikationen:**
  Nephropathie (Flüssigkeitsbilanz, Blutdruck, Medikamentendosierung)
  Neuropathie (kardiovaskuläre Arrhythmien, Hypotension; Gastroparese, Harnblasenstörung; periphere Neuropathie)

- **kardiovaskuläre Befunde:**
  Koronararterienerkrankung, Hypertonie, chronische Herzinsuffizienz

Abb. 6.7/2: Monitoring beim diabetischen Patienten.

diabeticum ist ein erhöhter Phosphatbedarf vorhanden. Bei den Spurenelementen greifen Chrom, Kupfer und Zink in den Kohlenhydratstoffwechsel ein und es kann hier zu Mangelsymptomen kommen bzw. ein Mangel dieser führt zu diabetischen Störungen.

Vitamine:
Riboflavin und Thiamin sind für den Kohlenhydratstoffwechsel von großer Bedeutung und bei Mangelzuständen kann es zu KH-Verwertungsstörungen kommen.

❒ **Therapievorschläge** (Tab. 6.7/1, siehe Anhang)

Die künstliche Ernährung des Diabetikers sollte wie bei der üblichen Nahrungszufuhr der normal verteilten Kost entsprechen, d.h. über 50% der Gesamtkalorien werden in Form von Kohlenhydraten angeboten, ca. 30% als Fett sowie 15 – 25% als Eiweiß.
Der Blutglukosegehalt sollte zwischen 120 und 200 mg/dl (6,7 bis 11 mmol/l) liegen, der Harnglukosegehalt unter 5 g/Tag betragen und es sollten im Harn keine Ketonkörper nachzuweisen sein.
Die Nahrungszufuhr muß relativ gleichmäßig erfolgen, d.h. bei oraler Zufuhr mit möglichst vielen Mahlzeiten (5 bis 8) oder kontinuierlich.
Bei parenteraler Ernährung soll die Nahrungszufuhr adaptierend, d.h. langsam ansteigend erfolgen, denn dadurch können Blutzuckerentgleisungen vermieden werden.

Flüssigkeitszufuhr:
Besteht beim Patienten ein entgleister DM, so ist vorerst der bestehende Flüssigkeitsmangel zu behandeln, da durch die Glukosurie vielfach massive Flüssigkeitsverluste entstehen. Ansonsten entspricht die Flüssigkeitszufuhr dem jeweils zugrundeliegenden Krankheitsbild.

Energiezufuhr:
Da Patienten mit einem DM zumeist übergewichtig sind, muß die Energiezufuhr nach dem Sollgewicht berechnet werden. Der tatsächliche Energiebedarf richtet sich nach dem zugrundeliegenden Krankheitsbild und dem Ausmaß des Streßzustandes, sollte jedoch eher niedriger angesetzt werden (25 – 45 kcal/kg Sollgewicht).

Kohlenhydrate:
Die Kohlenhydratzufuhr soll nach den vorhin beschriebenen Kriterien erfolgen. Die Hälfte der Energiezufuhr sollten dabei die Kohlenhydrate ausmachen (3 – 5 g/kg KG), d.h. bei Berechnung mit Brot-Einheiten bedeutet dies

0,25 – 0,45 B.E./kg KG (1 B.E. ~ 50 kcal ~ 12 g KH) oder
Gesamtkalorien/100 = Anzahl der Broteinheiten
z.B. bei 2000 kcal ergibt dies 20 B.E.

Inwieweit beim Diabetiker Glukoseaustauschstoffe zur Anwendung kommen sollen, ist noch umstritten. Diese erlauben zwar eine höhere Kohlenhydratzufuhr bei niedrigeren Blutglukosewerten, doch sind die Nebenwirkungen zu beachten (siehe Kap. 3.1). Eine Anwendung dieser sollte nur unter Berücksichtigung aller Kontraindikationen erfolgen.
Bei enteraler Ernährung ist die Verwendung von Ballaststoffen zur verzögerten Resorption besonders vorteilhaft.

Proteine:
Die Proteinzufuhr sollte ca. 15 – 20% der Gesamtenergiezufuhr ausmachen, wobei unter Normalbedingungen kein spezielles Aminosäurenmuster erforderlich ist.

Fette:
Wegen der hohen Energiedichte empfiehlt sich die Zufuhr von Fetten als Emulsion, jedoch müssen wegen der häufig bestehenden Dyslipoproteinämien die Blutfette genau kontrolliert werden. Nach einigen Literaturangaben sollen LCT/MCT-Emulsionen gewisse Vorteile gegenüber reinen LCT-Infusionen haben. Die Fettzufuhr liegt bei 1,0 – 1,5 g/kg KG bzw. unter 30% der Gesamtenergiezufuhr.

Spurenelemente und Vitamine:
Der Diabetiker hat einen relativ großen Bedarf an Phosphor (bes. beim schlecht eingestellten DM und in der Rekompensationsphase), Zink, Chrom, Thiamin und Riboflavin.

Enterale Ernährung:
Die enterale Ernährung (Sondenernährung) ist beim Diabetiker nur selten angebracht. Auch die speziell für Diabetiker hergestellten Sondennahrungen beinhalten relativ rasch resorbierbare Kohlenhydrate (hochmolekulare verkleben durch den Kleistereffekt die Sonden). Wird eine Sondenernährung durchgeführt, so soll die Nahrungszufuhr unbedingt kontinuierlich erfolgen, der DM neu eingestellt bzw. das Insulin kontinuierlich zugeführt werden.

Sonstige Maßnahmen:
Bei intravenöser Insulinsubstitution bewährt sich der Insulinperfusor (100 E Humaninsulin/50 ml Trägerlösung = 2 E Insulin/ ml). Eine Zugabe von Albumin bringt keine Vorteile (Absorption von Insulin).

Primäre Insulinzufuhr :

E Insulin/Stunde = Blutglukose (mg/dl)/150

Kontrolle primär alle 2 Stunden, dann nach Bedarf.

Perioperatives Management: Hier sollte immer eine Absprache mit dem Diabetologen (Internisten) erfolgen! Beim diabetischen Patienten ist eine ausführliche Anamnese unbedingt erforderlich, denn eine gute perioperative Einstellung hilft zahlreiche Komplikationen verhindern!

1. Diätpatient: Glukose 5%, bei Auftreten von Azeton (Hungerketazidose) evtl. Glukose 10%
2. nicht insulinabhängiger DM (NIDDM): Bei kurzen Eingriffen und Regionalanästhesie orale Antidiabetika absetzen, Glukose 5% – 10% bis zur Nahrungszufuhr. Bei großen Eingriffen mit längerer Nahrungskarenz Umstellung auf Insulintherapie.
3. insulinabhängiger DM (IDDM): Bei stabilem DM halbe Insulindosis und 0,08 g Glukose/kg KG/Stunde. Bei instabilem DM gleiche Glukosezufuhr wie vorher, wobei der Blutzucker mit obiger Formel zwischen 120 und 240 mg/dl eingestellt wird.

Coma diabeticum: Hier ist primär die Behandlung des Komas durch Flüssigkeits- und Elektrolytzufuhr als intensivmedizinische Maßnahme erforderlich, eine Ernährung während dieser Phase ist kontraindiziert.
Besonders wichtig ist bei Diabetiker das genaue Monitoring: Blutglukose, Harnzucker, Ketonkörper. Die Gefahr für den Diabetiker besteht nicht allein in den hyperglykämischen Zuständen, viel gefährlicher sind die hypoglykämischen Episoden, die im Intensivbereich oft nur schwer erkannt werden und zu schweren zerebralen und sonstigen Schäden führen können.

Literatur

Alberti KG, Gill GV, Elliott MJ (1982): Insulin delivery during surgery in the diabetic patient. Diabetes Care 5 (Suppl): 65

Gavin LA (1989): Management of diabetes mellitus during surgery. West J Med 151: 525

Kleinberger G (1984): Infusionstherapie und parenterale Ernährung bei Patienten mit diabetischer Stoffwechselstörung. Ernährung/Nutrition 8: 547

Löffler G, Petrides PE, Weiss L, Haper HA (1986): Pathophysiologische Chemie. Springer, Berlin

Rosenstock J, Raskin P (1987): Surgery: practical guidelines for diabetes management. Clin Diabetes Rev 1: 181

Waldhäusl W, Kleinberger G, Korn A, Dudczak R, Bratusch-Marrain P, Novotny P (1979): Severe hyperglycemia: effects of rehydration on endocrine derangements and blood glucose concentration. Diabetes 28: 577

Watts NB, Gebhart S, Clark R (1987): Postoperative management of diabetes mellitus: steady state glucose control with bedside algorithm for insulin adjustment. Diabetes Care 10: 722

Wicklmayr M, Rett K, Dietze G (1986): Vergleichende Untersuchungen zur Metabolisierung von MCT/LCT- undLCT-Emulsionen bei Diabetikern. Infusionstherapie 13: 287

Wicklmayr M, Rett K, Baldermann H, Dietze G, Mehnert H (1989): Künstliche Ernährung bei Diabetikern. Infusionstherapie 16: 233

6.8 Der Verbrennungspatient

Bei den Verbrennungen unterscheidet man nach der Schwere des Hitzeschadens drei Grade: 1. Grad: Erythem, 2. Grad: Blasenbildung, 3. Grad: Gewebstod. Die Ausdehnung der Verbrennung wird nach der Neunerregel bestimmt. Bei Verbrennungspatienten ist neben der lokalen Therapie eine optimale systemische erforderlich, bei der die Ernährung einen gewichtigen Platz einnimmt.

❐ Typische pathophysiologische Befunde

Besonders typisch zeigen sich beim Verbrennungspatienten die einzelnen Stadien des Postaggressionszustandes (Tab.6.8/1, siehe Anhang), die durch typische Störungen einzelner Organfunktionen gekennzeichnet sind, und in das gesamte Therapieschema mitinkludiert werden müssen.

Flüssigkeitshaushalt:
In der Initialphase kommt es zu einer Reduktion des zirkulierenden Blutvolumens durch eine vermehrte Verteilung der Proteine, Elektrolyte und des Wassers im Extravasalraum und durch direkte Flüssigkeitsverluste (bis 6 Liter) über die Wundflächen, daraus resultiert eine Hämokonzentration und eine Steigerung der Viskosität. Das Intravasalvolumen muß entsprechend substituiert werden (Abb. 6.8/1), damit es zu keinem Volumenmangel mit prärenalem Nierenversagen kommt.
Nach der Akutphase, die ca. 2 Tage andauert, kommt es zum Stadium der Absorption; diese dauert 5 bis 10 Tage an. In ihr werden die Ödeme in der Peripherie mobilisiert und in das Gefäßbett eingeschwemmt. Dies bedingt einen vermehrten Flüssigkeitsanfall und es kommt zu einem Anstieg des Gesamtkörperwassers (TBW) und des HZV. Die Diurese steigt an und es kann häufig eine Hyperosmolarität beobachtet werden.
Im Stadium der Rekonvaleszenz normalisieren sich das TBW und das HZV.

Hormone und Mediatoren:
Der Stoffwechsel zeigt die typische Umstellung auf den sog. Postaggressionsstoffwechsel (siehe Postaggressionsstoffwechsel), wobei in der Primärphase ein gewisser Verdünnungseffekt zu beobachten ist. Besonders signifikant fallen das Testosteron und die Schilddrüsenhormone ab.

Immunkompetenz:

In der Primärphase kommt es zu einem Abfall fast aller Immunparameter (Immunglobuline, Komplementfraktionen), jedoch normalisieren sich diese Werte innert einiger Tage. Daneben vermindert sich die PMZ und die Leukozytenfunktionen sind eingeschränkt. Dadurch kann in der Primärphase eine erhöhte Infektionsgefährdung beobachtet werden.

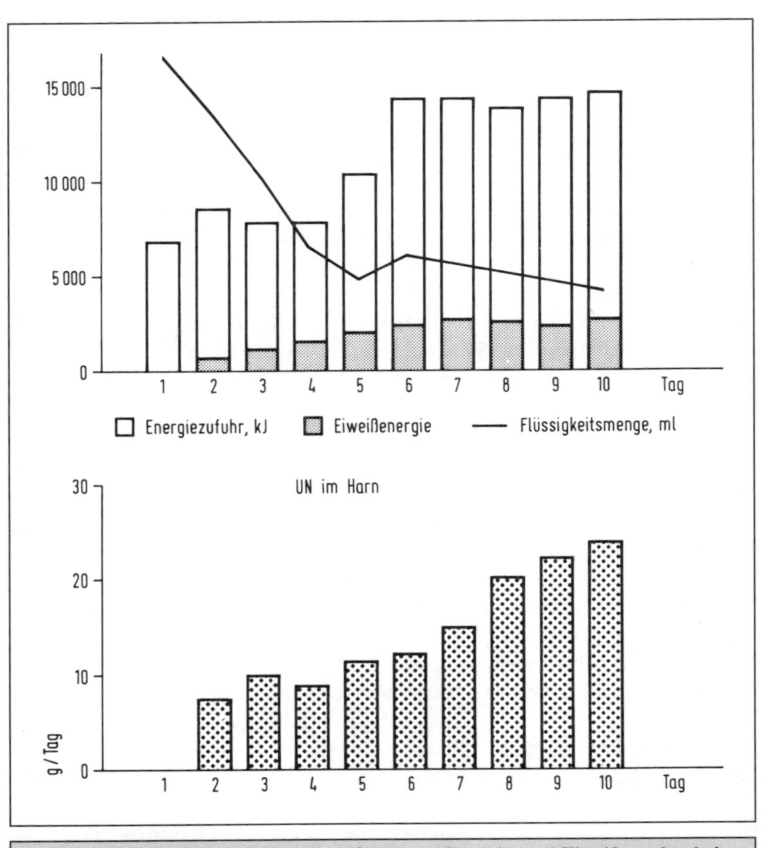

Abb. 6.8/1: Flüssigkeitszufuhr (in ml/Tag) und Energie- und Eiweißangebot bei einem Verbrennungspatienten während der ersten Behandlungstage. Tägliche Produktion an Urea-Nitrogen.

Energieumsatz:
Der Verbrennungspatient zeigt in der Phase II den höchsten Energiebedarf, wobei dieser bis auf 200% des GU ansteigen kann (siehe Abb. 2.3/5). Eine inadäquate Umgebungstemperatur (<24 °C) erhöht den Energiebedarf weiterhin (Wärmeverlust, Kältezittern), Komplikationen wie Sepsis und MOF üben weiters einen Einfluß auf den Energiebedarf aus.

Kohlenhydrate:
Durch den erhöhten Flüssigkeitsbedarf können in der Phase I bei Zufuhr von niederprozentiger Glukose (5%) Blutzuckeranstiege und hyperosmolare Zustände auftreten.

Proteine:
Der Verbrennungspatient weist einen hohen Proteinbedarf auf, die Zeichen der Katabolie sind bei ihm besonders ausgeprägt. Die Harnstoffproduktionsrate kann Werte bis zu 80 g/Tag erreichen und zu deutlich sichtbaren Verlusten der Muskulatur (Armmuskelumfang; „Autokannibalismus") führen. Bei nicht adäquater Zufuhr sind neben erhöhter Infektionsbereitschaft besonders Probleme in der Weaning-Phase und Rehabilitierbarkeit vordergründig. Die Katabolie läßt sich nur schwer beeinflussen (Anabolika, HGH).

Mineralhaushalt:
Während der Phase I kann es zu Hypokaliämie, Hypophosphatämie und zu einem Magnesiummangel kommen, hier ist eine regelmäßige (alle 2 – 4 Stunden) Kontrolle erforderlich. In der Rückflutphase werden durch die Umverteilung häufig Phasen der Hypernatriämie und Hyperosmolarität beobachtet, deshalb sollen in dieser Phase fast ausschließlich natriumfreie Lösungen verwendet werden.

Vitamine:
In der Phase II und III sind wegen des erhöhten Energie- und Substratumsatzes erhöhte Vitaminmengen (B-Komplex, Vitamin C) erforderlich, ansonsten können periphere Neuropathien usw. beobachtet werden.

❒ **Therapievorschläge** (Tab. 6.8/2, siehe Anhang)

Die therapeutischen Maßnahmen müssen sich der jeweiligen Phase anpassen und bedürfen einer genauen Planung. Die Therapie besteht in einer früh einsetzenden Schocktherapie, in einer optimalen Wundbehandlung und einer adäquaten Flüssigkeitstherapie. Daneben helfen eine ausgeglichene Ernährung, die

Infektions- und Schmerzbekämpfung und eine Wärmetherapie, die Komplikationen zu verhindern und die Mortalität zu vermindern. Die Mortalität ist bei diesem Krankengut noch immer sehr hoch (Alter +% Verbrennung).

Flüssigkeitstherapie:
Es wurden verschiedene Schemata erarbeitet, um den Flüssigkeitsbedarf in der Akutphase zu berechnen. Die Formeln berücksichtigen den Prozentanteil an verbrannter Körperoberfläche (nach Neunerregel), das Körpergewicht (kg KG) und einen Faktor (bei der Baxter-Formel: 4):

$$\%\ \textbf{verbrannte KO} \times \textbf{kg KG} \times \textbf{Faktor}$$

Die Hälfte der errechneten Menge wird in den ersten 8 Stunden infundiert. Nach dem ersten Behandlungstag wird die errechnete Flüssigkeitsmenge halbiert, der weitere Flüssigkeitsbedarf errechnet sich nach den klinischen Parametern wie Hämatokrit, Diurese, ZVD, Osmolarität usw., wobei die Remobilisierung der Ödeme zu berücksichtigen ist.
Während der ersten 24 Stunden werden reine Elektrolytlösungen zugeführt, Kolloide werden nur bei stark erniedrigtem KOD (<15 mm Hg am 1. Tag) angeboten. Nach den ersten 24 Stunden werden fast nur mehr elektrolytfreie Lösungen infundiert.

Energiezufuhr:
Am 1. Tag wird Energie nur in minimaler Menge (ca. 500 kcal/Tag) angeboten, anschließend wird die Energiezufuhr adaptierend bis auf 40 – 50 kcal/kg KG aufgebaut. Die Ernährung sollte relativ frühzeitig enteral zugeführt werden.

Proteine:
Am 2. Behandlungstag wird mit der Eiweißzufuhr (25 g/Tag) begonnen, diese wird dann rasch bis auf max. 2 g/kg KG gesteigert.

Fette:
Wegen der hohen Energiedichte sind bei Verbrennungspatienten Fettgaben bes. bei der parenteralen Ernährung geeignet. Die Fettzufuhr kann bis auf 2 g/kg KG gesteigert werden.

Mineralien:
Während am 1. Behandlungstag isoionische Lösungen zugeführt werden sollen, ist die weitere Elektrolytzufuhr mit Vorsicht durchzuführen. Natriumgaben an den Folgetagen können zu hyperosmolaren Zuständen führen. In der Reparationsphase sind hohe Kalium- und Phosphatmengen erforderlich.

Enterale Ernährung:
Eine enterale Nahrungszufuhr sollte früh begonnen werden. Diese kann bei Verbrennungen unter 40% mit kalorien- und eiweißreichen Getränken (Shakes, Sondennahrung) erfolgen. Bei höhergradigen Verbrennungen sollte die enterale Ernährung großzügig eingesetzt werden und nach Möglichkeit rasch die parenterale Ernährung ersetzen (Infektionsgefahr).

Sonstige Maßnahmen:
Neben der üblichen Verbrennungstherapie (Wundbehandlung, antibiotische Therapie mit SDD, Schmerz- und Sedationstherapie, frühzeitige physikalische Therapie und Mobilisation) kann in Phasen der Hyperdynamie eine sympathikolytische Therapie zur Senkung des Energieumsatzes durchgeführt werden. Die Gabe von HGH zur Unterdrückung der Katabolie hat sich noch nicht eindeutig durchgesetzt.

Literatur

Balogh D, Bauer M, Hörtnagl H, Hammerle AF (1980): Plasma catecholamines in burns. Chir Plastica (Berlin) 5: 197

Caldwell FT (1976): Energy metabolism following thermal burns. Arch Surg 118:18

Carlson RG, Miller SF, Finley RK (1987): Fluid retention and burn survival. J Trauma 27: 127

Pocas A (1985): Verbrennungsbehandlung. Med Welt 36: 385

Striebel JP (1978): Spezielle Probleme bei Verbrennungen. In: Eckart J et al. (eds). Grundlagen und Neue Aspekte der parenteralen und Sondenernährung, Bd. 13 der INA. Thieme, Stuttgart

Tompkins RG, Burke JF (1986): Burn therapy 1985: acute management. Intens Care Med 12: 289

Wilmore DW, Orcutt TW, Mason AD (1975): Alteration in hypothalamic function following thermal injury. J Trauma 15: 697

6.9 Der onkologische Patient

Ein großer Teil der Patienten mit fortschreitender Tumorerkrankung zeigt im Laufe der Erkrankung eine Gewichtsabnahme und einen schlechten Ernährungszustand (Malnutrition) und dies führt mit einer Verminderung der Lebensqualität letztendlich zur Verschlechterung der Prognose. Ein zufriedenstellender Ernährungsstatus wäre vor Einleitung einer erforderlichen Tumortherapie wünschenswert, da alle Therapiearten (chirurgische, onkologische und Strahlentherapie) selbst Nebenwirkungen aufweisen, die wiederum den Ernährungszustand negativ beeinflussen.

❐ Typische pathophysiologische Befunde

Bis zu 40% der Tumorpatienten weisen eine Malnutrition auf und die Tumorkachexie ist vielfach typisch für das Endstadium vieler Tumorerkrankungen (Tab. 6.9/1, siehe Anhang). Die Tumorkachexie ist ein multifaktorielles Geschehen, das in beinahe alle Funktionen des Organismus eingreift: Störungen des Wasser- und Elektrolythaushaltes und des Säure-Basen-Haushaltes, katabole Stoffwechsellage mit Störungen des Protein-, Glukose- und Fettstoffwechsels, Veränderungen der hormonelle Homöostase und der Enzymaktivitäten und des Immunstatus.
Diese Veränderungen sind einerseits durch den Tumorstoffwechsel (Nährstoffbedarf des Tumors) und die Streßsituation (Nährstoffbedarf des Patienten), in der sich der Tumorpatient befindet, andererseits auch durch eine aggressive Tumortherapie bedingt.
Als weiterer Faktor in der Pathogenese der Tumorkachexie muß die Anorexie (verminderte oder nichtausreichende Aufnahme) angesehen werden, die nach Ollenschläger in eine psychogene, eine therapieinduzierte und tumorinduzierte unterteilt werden muß. Unbestritten ist auch die Erhöhung des Nährstoffbedarfes beim Tumorwirt durch den Tumor selbst, wobei jedoch keine eindeutige Korrelation zwischen dem Nährstoffbedarf und Größe, Ausbreitung oder Differenzierungsgrad des Tumors sowie der Dauer der Tumorerkrankung besteht. Durch den Tumor kommt es auch zu unterschiedlicher Verwertung der einzelnen Substrate (verminderte Nährstoffverwertung).

Flüssigkeitshaushalt:
Malabsorptionsstörungen (Darmtumoren, Fistelbypasse, Enterokolitiden, Diarrhön) und Flüssigkeitsverluste über Darm und Niere (Erbrechen, Darmfisteln, Diarrhön, renale Verluste bei forcierter Diurese) führen bei diesen Pa-

tienten vielfach zu Wasser- und Elektrolytstörungen. Verschiedene Zytostatika (Cisplatin, Methotrexat, Bleomycin) können auch aufgrund ihrer nephrotoxischen Wirkung zu einem akuten Nierenversagen führen.

Hormone und Mediatoren:
Die Hormone zeigen vielfach Veränderungen, wie sie im Postaggressionsstoffwechsel zu beobachten sind, d.h. Erhöhung der Katecholamine, des Glukagons und des Kortisols. Die Schilddrüsenhormone und die anabolen Hormone sind fast immer erniedrigt und weisen auf die unterdrückte anabole Situation hin. Auch scheinen die Zytokine (TNF, Kachektin) eine wichtige Rolle in der Pathogenese der Tumorkachexie zu spielen. TNF erhöht die Proteolyse und den Proteinumsatz sowie die Synthese und Freisetzung von Akutphasenproteinen. TNF wirkt auch indirekt über veränderte Konzentrationen anderer Hormone (Glukagon, Kortisol, Katecholamine).

Immunkompetenz:
Durch den Proteinmangel kommt es zur Einschränkung der hämatopoetischen Leistung (Anämie, Lymphozytopenie), zur Beeinflussung des Immunsystems (Opsonine, Komplementfaktoren, Immunglobuline) und zu verminderter Ansprechbarkeit auf chemo- und radiotherapeutische Maßnahmen. Die Hautteste, die mit der Prognose der Patienten vielfach korrelieren, sind zumeist negativ.

Energieumsatz:
Beim Tumorpatienten zeigt sich häufig eine Steigerung des Energieumsatzes trotz sinkender Nahrungszufuhr. Diese Steigerung des Energiebedarfes resultiert vor allem auf Kosten forcierter Eiweißstoffwechselprozesse.
Der Verlust an Körpergewicht wird durch eine Abnahme von Fett- und Muskelmasse bei gleichzeitigem Erhalt der viszeralen Organgewichte erklärt. Die im Krankheitsverlauf auftretenden Stoffwechselveränderungen sind dem sog. Hungerstoffwechsel nur begrenzt vergleichbar, da es zu weitreichenden Stoffwechselveränderungen (Katabolie) und zu Abweichungen im Stoffwechsel einzelner Substrate (Aminosäuren) kommt.
Es stellt sich immer wieder die Frage, ob eine vermehrte Energiezufuhr für den Patienten selbst nutzbringend ist oder ob eine solche lediglich das Tumorwachstum fördert. Zahlreiche Untersuchungen konnten jedoch nachweisen, daß eine entsprechende Energiezufuhr den katabolen Effekt einer spezifischen Therapie auffangen und daß durch eine solche ein weiterer Gewichtsverlust vermieden werden kann.

Kohlenhydrate:
Tumorpatienten haben signifikant häufiger pathologische Glukosetoleranztests als Normalpersonen, ebenfalls wurde eine verminderte Insulinempfindlichkeit nachgewiesen. Der Glukose-Turnover ist zumeist gesteigert, verschiedene Tumoren zeichnen sich durch eine erhöhte Laktatproduktion und eine gehemmte Aktivität des Cori-Zyklus aus.

Proteine:
Der Verlust an Muskelmasse ist bei Tumorpatienten ein augenscheinliches Zeichen des Proteinmangels. Dabei ist die Proteinsyntheserate bei häufig gleichzeitig erhöhtem Protein-Breakdown gedrosselt.
Bei den Plasmaaminosäuren zeigt sich vor allem ein Abfall der verzweigtkettigen AS (Valin, Isoleuzin), von Arginin und Zystein (siehe Abb. 3.2/2), während Asparaginsäure und Phenylalanin vielfach erhöht sind. In Untersuchungen konnte gezeigt werden, daß nach Reduktion gewisser AS (Valin, Isoleuzin, Phenylalanin) ein bestimmtes Tumorwachstum (im Tierversuch) inhibiert wurde, während andere AS (Tryptophan, Threonin, Methionin, Leuzin) das Wachstum von Tumor und Organismus gleichermaßen beeinflussen.
Im Harn von Tumorpatienten finden sich häufig Proteine und Proteinabbauprodukte (5-HO-Hippursäure u.a.), die auf eine gestörte Synthese bzw. Metabolisation im Eiweißstoffwechsel hindeuten.
Negative Stickstoffbilanzen (ausgeprägte Katabolie) bei Tumorpatienten weisen auf eine schlechte Ausgangsposition hin.

Fette:
Die Leberverstoffwechselung bei Tumorpatienten ist vielfach gestört. Im fortgeschrittenen Stadium kommt es offenkundig zu einer Fettverarmung, dabei kommt es zu einem Abfall der Neutralfette im Gewebe und zu einem Anstieg des freien Cholesterols und der Phospholipide. Die Ursache mag in einer vermehrten Aktivität von lipolytischen Substanzen (TNF, Interleukin) in der Tumorzelle liegen.

Spurenelemente und Vitamine:
Bei onkologischen Patienten werden z.T. durch die Malabsorption, aber auch durch direkte Effekte Mangelzustände an essentiellen Substanzen (Zink, Kupfer, Nickel; Niazin, Vitamin A) beobachtet. Diese sollen auch für die Geschmacksveränderungen bei diesen Patienten verantwortlich sein.

Verdauung und Resorption:
Beim onkologischen Patienten kommt es häufig durch den Tumor selbst oder durch die Therapie (Bestrahlung, Chemotherapeutika) zu Maldigestion (verän-

derte gastrointestinale Passage, Bakterienüberwucherung, Gastroenteritiden) und Malabsorption (Verminderung oder Schädigung durch Medikamente oder Bestrahlung) der Resorptionsoberfläche, die eine normale Nahrungszufuhr erschweren. Zudem leiden die Patienten vielfach unter Inappetenz, Geschmacksveränderung und gehäuftem Erbrechen und es wird eine Eiweißverlust-Enteropathie beobachtet.

❐ **Therapievorschläge** (Tab. 6.9/2, siehe Anhang)

Die Ernährungstherapie hat sich bei Tumorpatienten noch immer nicht eindeutig durchgesetzt, jedoch wird in neueren Arbeiten der sog. „Immunnutrition" immer mehr Aufmerksamkeit geschenkt. Die künstliche Ernährung ist als adjuvante Therapie dann angezeigt, wenn sich trotz Normalernährung die Stoffwechsellage nicht verbessern läßt und wenn die Allgemeinprognose ein Überleben über längere Zeit (> 1 Jahr) zuläßt. Die Indikation zur adjuvanten künstlichen Ernährung (parenteral und/oder enteral) besteht bei folgenden Maßnahmen bei mangelernährten Patienten:

- perioperativ,
- während einer Chemo- und Bestrahlungstherapie
- als Dauerernährung („home parenteral nutrition" oder „home enteral nutrition")
- bei Palliativeingriffen (?).

Vor Beginn einer Ernährungstherapie sollten der Ernährungszustand des Patienten (Gewichtsabnahme, anthropometrische Daten) genau erhoben und immunologische Untersuchungen (Lymphozyten, Hauttests) durchgeführt werden. Bei chirurgischen Patienten werden die besten Ergebnisse dann erzielt, wenn die Patienten mindestens 14 Tage vor der Operation additiv ernährt werden, diesen Effekt kann auch eine verlängerte postoperative Ernährung nicht wettmachen.

Flüssigkeitszufuhr:
Die Flüssigkeitstherapie richtet sich nach dem jeweiligen Zustand und der Therapieform (Zytostatikatherapie). Da viele Zytostatika eine ausgesprochene nephrotoxische Wirkung zeigen, ist für eine ausreichende Flüssigkeitszufuhr zu sorgen.

Energiezufuhr:
Der Energiebedarf liegt bei diesen Patienten je nach Schwere der Erkrankung und nach der Ausgangslage des Stoffwechsels zwischen 24 und 45 kcal/kg Sollgewicht, wobei der künstlichen Ernährung ein additiver Charakter zukommt.

Ist der Patient in der Lage, selbst größere Energiemengen zu sich zu nehmen, so kann die parenterale Ernährung mit „Periphervenösen Nährlösungen" durchgeführt werden. Der Nahrungsaufbau kann relativ rasch, d.h. mit einer 8- bis 12stündigen Steigerung der Energiemengen um ca. 20% erfolgen, ohne daß eine Stoffwechselentgleisung eintritt.

Kohlenhydrate:
Da bei diesen Patienten vielfach Glukoseverwertungsstörungen auftreten, ist bei Zufuhr größerer Glukosemengen (ca. 5 g/kg KG) eine Insulinsubstitution bei raschem Nahrungsaufbau erforderlich.

Proteine:
Die Aminosäurenzufuhr soll um 1,0 bis 1,5 g/kg KG liegen. Als AS-Lösungen empfehlen sich solche, die ein ausgeglichenes AS-Muster aufweisen, jedoch zielen neuere Untersuchungen auf eine Entwicklung spezifischer AS-Lösungen für onkologische Patienten hin. So steigert z.B. die Zufuhr von Arginin und Glutamin die Lymphozyten-Response und erhöht das Überleben von septischen Tieren.

Fette:
Die Anwendung von Fettinfusionen mit 0,8 bis 1,5 g/kg KG hat sich bei onkologischen Patienten bewährt, bei Hyperlipidämien mit Triglyzeridwerten über 250 mg/dl ist die Fettzufuhr zu reduzieren. MCT-Fette sollen laut neueren Untersuchungen den Effekt einer „Immunnutrition" mit Verbesserung der immunologischen Lage besitzen.

Spurenelemente und Vitamine:
Onkologische Patienten haben einen erhöhten Spurenelement- und Vitaminbedarf. Untersuchungen weisen darauf hin, daß besonders die Zufuhr von Magnesium, Selen, Zink, Vitamin E, Askorbinsäure, Niazin und Pyridoxin eine Verbesserung der Situation herbeiführt.

Enterale Ernährung:
In vielen Fällen ist eine enterale Ernährung (auch über Sonde!) nicht zielführend, da der Patient diese Art der Nahrungszufuhr ablehnt und/oder nur ungenügend verwertet. Eine ballaststofffreie Sondenernährung ist besonders bei Patienten des Ösophagus und des Magen-Darm-Traktes angezeigt, sie wird jedoch nicht von allen Patienten akzeptiert (Geschmack, Sonde). Vielfach wird eine längerdauernde Sondenernährung im Rahmen einer „Home Enteral Nutrition" durchgeführt, jedoch braucht es dafür besonders ausgebildeter Teams.

Sonstige Maßnahmen:
Neben der spezifischen onkologischen Therapie ist eine spezielle psychische Betreuung notwendig, um dem Patienten wirklich zu helfen.

In verschiedenen Ländern haben sich sog. Ernährungsteams entwickelt, die die Heimernährung dieser Patienten durchführen. Eine Spezialform der Langzeiternährung von Tumorpatienten ist die sog. „artificial gut“-Therapie, wobei über einen implantierten Katheter dem Patienten über längere Zeit hindurch vorgefertigte Infusionslösungen mittels Motorpumpen infundiert werden. Die Effektivität der Heimernährung ist z.T. ausgezeichnet, doch sind die bürokratischen Schwierigkeiten noch immer sehr groß (Aufbau eines Ernährungsteams, Übernahme der Kosten, familiäre Mitwirkung).

Literatur

American College of Physicians (1989): Parenteral nutrition in patients receiving cancer chemotherapy. Ann Intern Med 110: 734

Blackburn GL, Maini BS, Bistrian NBR, McDermott JVW (1977): The effect of cancer on nitrogen, electrolyte and mineral metabolism. Cancer Res 37: 2348

Brennan MF (1981): Total parenteral nutrition in the cancer patient. New Engl J Med 305: 375

Dewys WD (1979): Anorexia as a general effect of cancer. Cancer 43 (Suppl): 2013

Merkle NM (1982): Die Rolle der enteralen und parenteralen Ernährung in der Krebstherapie. Fortschr Med 100: 566

Ollenschläger G (1982): Zur Pathogenese und Therapie der Malnutrition in der Onkologie. Z Ernährungswissensch 21: 124

Richter G, Dehnert J (1990): Sondenernährung in der Onkologie. Infusionstherapie 17: 291

Sailer D (1985): Probleme der Ernährung und Führung krebskranker Patienten. Fortschritte Med 103: 361

Schauder P (ed.,1991): Ernährung und Tumorerkrankungen. Karger, München

Schulze B, Buchelt L, Dittemann HW, Mensch KW (1976): Biochemische Untersuchungen zum Problem der Tumorkachexie. Z Krebsforschung 85: 29 u. 85

Theologides A (1979): Cancer cachexia. Cancer 4 (Suppl), 2004

6.10 Der geriatrische Patient

Die zunehmende durchschnittliche Lebenserwartung sowie der ständige Fortschritt der Medizin führen dazu, daß man in der Behandlung im steigenden Maß mit Patienten im fortgeschrittenen Lebensalter konfrontiert wird. Mit fortschreitendem Alter ist eine Zunahme der Polymorbidität (Herz-Kreislauf > Lunge und Atemwege > Diabetes mellitus > Leber > Niere) zu beobachten (Abb. 6.10/1).

❐ Typische pathophysiologische Befunde

Ältere Menschen stellen in vielen wichtigen ernährungsbezogenen Belangen eine sehr heterogene Gruppe dar, so z.B. bezüglich ihres allgemeinen Gesundheitszustandes, des Ausmaßes an körperlicher Aktivität, sozioökonomischer Faktoren und des Alters an sich. So sind sie vielfach „schlecht ernährt", d.h. es besteht häufig eine Kombination von Unterernährung bezüglich essentieller Nährstoffe (Protein, Kalzium, Vitamine) und Überernährung in bezug auf Kohlenhydrate, Fett und Energie.

Flüssigkeitshaushalt:
Die Körperzellmasse nimmt mit zunehmenden Alter ab, wobei dies bei Männern rascher erfolgt. Daneben kommt es zu einer Abnahme des Körperwassers und zwar insbesondere des extrazellulären Wassers. Zudem ist das Durstempfinden und die Wasseraufnahme bei gleichzeitig eingeschränkter Nierenfunktion im hohen Alter mangelhaft.

Organsystem	%-Anteil
Kardiovaskuläres System	46 – 67 %
Respirationstrakt	36 – 53 %
Zentrales Nervensystem	– 14,5 %
Wasser-, Elektrolythaushalt	7 – 56 %
Urogenitalsystem	20 – 25 %
Leber	5 – 6 %
Blut	5 – 42 %

Abb. 6.10/1: Anteil verschiedener Organsysteme bei Erkrankungen im Alter.

Hormone und Mediatoren:
Der alte Mensch unterscheidet sich nur graduell in seiner hormonellen Situation. Zahlreiche Untersuchungen konnten zeigen, daß sich bei verschiedenen Situationen keine generellen Unterschiede zum Menschen im normalen Alter ergeben. Insulin wird auch beim Altersdiabetiker normal produziert, jedoch ist die Ansprechbarkeit der Rezeptoren verändert. Veränderungen zeigen die Sexualhormone, bei denen es zu einer Minderproduktion kommt, ihr Abfall führt zu den typischen Veränderungen im Alter (Involution, Osteoporose).

Immunkompetenz:
Diese ist im Alter vielfach eingeschränkt, dadurch kommt es zu einer erhöhten Infektionsgefährdung. Verändert ist vor allem die zelluläre Abwehr, während die humorale keine typischen Veränderungen zeigt.

Energieumsatz:
Durch die Abnahme der Zellzahl, des Rückganges der Stoffwechselaktivität und der Einschränkung der körperlichen Aktivität sinkt der durchschnittliche Energieverbrauch und damit auch der Energiebedarf (Abb. 6.10/2) ab.

Kohlenhydrate:
Der Diabetes mellitus vom Typ II ist eine typische Alterskrankheit (ca. 20% der Altersgruppe), das Maximum seiner Erstmanifestation liegt in der 6. bis 7. Lebensdekade. Die auf einen definierten Glukosereiz zu beobachtende Insulin-

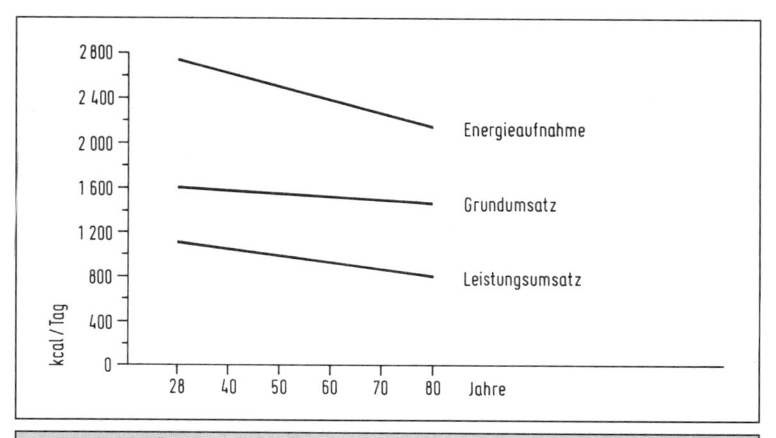

Abb. 6.10/2: Änderungen von Energieaufnahme, Grundumsatz und zusätzlicher Leistungsumsatz im Alter.

antwort ist im Alter weder quantitativ vermindert, noch zeitlich verzögert. Dennoch ist die spezifische Insulinwirkung, erkennbar an der verzögerten Assimilation (Glukoseelimination) aus dem Blut, verzögert. Diese reduzierte Elimination ist vor allem Ausdruck der altersabhängigen Veränderungen an den zellulären Insulinrezeptoren, daneben ist die in der Regel eintretende Abnahme der körperlichen Aktivität sowie die Abnahme der stoffwechselaktiven Körperzellmasse (LBM) zu diskutieren.

Proteine:
Der durchschnittliche Proteinbedarf des gesunden älteren Menschen unterscheidet sich nicht von demjenigen jüngerer Individuen. Es deutet aber manches darauf hin, daß viele ältere Menschen eine höhere Proteinzufuhr benötigen, um das Stickstoffgleichgewicht aufrecht zu erhalten. Daneben zeigen ältere Menschen durch ihre eingeschränkten Organfunktionen (Leber, Niere) eine verminderte Toleranz gegenüber hohen Proteinbelastungen. Manche Studien geben für bestimmte Aminosäuren (Arginin, Lysin) einen erhöhten Bedarf an.

Fette:
Es ist bekannt, daß für die kardiovaskulären Risikofaktoren Cholesterin, LDL-Cholesterin, HDL-Cholesterin und Triglyzeride eine Altersabhängigkeit besteht. Fettstoffwechselstörungen kommen im Alter ausgesprochen häufig vor, ein Grund dafür liegt in der altersabhängigen Abnahme der Aktivität der LDL-Rezeptoren. Bei älteren Menschen besteht in einem großen Prozentsatz eine Übergewichtigkeit im Sinne einer Adipositas. Diese geht mit einer erhöhten Morbidität und Mortalität (ca. 100% über der Sterblichkeit normalgewichtiger Personen) einher.

Mineralhaushalt:
Beim älteren Menschen sind gehäuft Hyponatriämiesyndrome (Serumwerte zwischen 128 und 132 mmol/l) zu beobachten, wobei zwischen Mangel-, Verteilungs- und Verdünnungshyponatriämien zu unterscheiden ist. Die Differentialdiagnose zwischen den einzelnen Formen ist oft schwierig, jedoch für das weitere therapeutische Vorgehen wichtig.
Nicht selten liegt ein durch ungenügende Aufnahme bedingter Kaliummangel vor, der oft noch mit Kaliumverlusten gastrointestinalen und renalen Ursprungs kombiniert ist.
Mit zunehmendem Alter kommt es zu einer Abnahme der Resorptionskapazität für Kalzium (Vitamin-D-Mangel). Dieser führt u.a. zu einem negativen Einfluß auf die Knochenbildung (Osteoporose), dazu kommt die vielfach bestehende körperliche Inaktivität.
Durch den Eisenverlust aus dem Gastrointestinaltrakt (atrophische Magen-

schleimhaut, Divertikulose) scheint ein erhöhter Eisenbedarf (ca. 10 mg/Tag) angemessen.
Vitamine: In höheren Altersgruppen kommt es zu einer Beeinträchtigung der Thiaminverwertung, beim Vitamin C werden vielfach niedrige Blutspiegel beobachtet und infolge des Vitamin-D-Mangels kommt es häufig zur Osteomalazie.

❐ **Therapievorschläge** (Tab. 6.10/1, siehe Anhang)

Die gezielte Ernährung ist im Alter von besonderer Wichtigkeit, denn sie hilft verschiedene Krankheiten und Mangelzustände zu verhindern. Aufgabe einer gesunden Ernährung sollte es sein, jede Adipositas zu vermeiden (Broca-Gewicht ±10%), die Blutglukosewerte 2 Stunden nach der Mahlzeit unter 140 mg/dl (=7,8 mmol/l) zu halten und den Blutcholesterinwert unter 200 mg/dl (=5,2 mmol/l) zu senken.

Flüssigkeitszufuhr:
Der Toleranzbereich für Flüssigkeit ist im Alter geringer (gestörte Nierenfunktion, gestörtes Durstempfinden, kardiale Dekompensation, Ödeme). Bei der parenteralen Ernährung ist die Flüssigkeitszufuhr genau zu bilanzieren (Gewichtskontrolle, Osmolarität, Elektrolyte, Ödeme).

Energiezufuhr:
Sie sollte je nach körperlicher Aktivität 20 – 40 kcal/kg optimales Körpergewicht betragen, dabei sollten die optimalen Nährstoffrelationen eingehalten werden. Die Energiezufuhr soll in mehreren Mahlzeiten erfolgen, damit es nicht zur extremen Insulinmobilisation kommt.

Kohlenhydrate:
Hier sollten 5 g/kg KG nicht überschritten werden, die Zufuhr sollte langsam adaptierend erfolgen. Bei Blutglukosewerten >250 mg/dl ist die Glukosezufuhr entsprechend zu reduzieren.

Proteine:
Der Proteinbedarf liegt bei 1,2 – 1,5 g/kg KG oder durchschnittlich 80 g/Tag, wobei auf eine ausreichende Methionin- und Lysinversorgung zu achten ist.

Fette:
Wegen der hohen Energiedichte sollte Fett ins therapeutische Schema implantiert werden, wobei die tägliche Fettzufuhr auf 80 g/Tag, d.h. auf max. 30% der Gesamtenergiezufuhr beschränkt werden soll.

Sonstige Maßnahmen:
Auch hier sollte frühzeitig auf eine enterale Ernährung umgestiegen werden, da die Verdauungs- und Resorptionskapazitäten nur gering eingeschränkt sind. Bei langzeitiger Nahrungskarenz kommt es hier rasch zur Atrophie der Darmzotten und dadurch wieder zu Sekundärkomplikationen.
Beim alten Menschen mit bestehendem Diabetes mellitus ist eine suffiziente Diabeteseinstellung von besonderer Wichtigkeit. Daneben soll bei diesen Menschen besonders auf Sekundärkomplikationen geachtet und diese suffizient behandelt werden.

Literatur

Andres R (1980): Effect of obesity on total mortality. Int J Obes 4:381

Bolinder J, Östmann J, Arner P (1983): Influence of aging on insulin receptorbinding and metabolic effects of insulin on human adipose tissue. Diabetes 32:959

Food and nutrition board (1980): Recommended Dietary Allowances (9th edition). Nat Acad Sci, Washington

Gofferje H, Lang E (1977): Der geriatrische Patient und seine Ernährung. Infusionstherapie 4:44

Heckers H (1986): Stoffwechsel im Alter. In: Hempelmann G, Salomon F (ed). Der alte Mensch als Patient in der Anästhesie und Intensivmedizin. Bibliomed, Melsungen, pp 39

Lang E (1981): Geriatrie – Grundlagen für die Praxis. Fischer, Stuttgart

Menden E (1990): Die Bedeutung der Ernährung für die Lebenserwartung. Ernährung/Nutrition 14: 403

Schirling A, Brasche Th, Mühlberg W, Platt D (1982): Parenterale Ernährung älterer Patienten. Fortschr Med 100:1599

Steen B (1986). Ernährung im Alter. Triangel 25:33

6.11 Diätetik

Für die Leser, die etwas für ihre eigene Gesundheit tun wollen

Die Diätetik ist die Hygiene der einzelnen Person; sie gibt Regeln, die der Gesunde befolgen muß, um nicht krank zu werden. „Diät" im ursprünglichen Sinn ist nicht allein Ernährung, sondern umfaßt die gesamte Lebensweise. Für die gesunde Ernährung lassen sich bereits in der Bibel und im Talmud folgende allgemeine Vorschriften feststellen:

1. Iß mäßig! Es sterben mehr Menschen am Kochtopf als am Hunger (von der Mahlzeit, an der du dein Wohlgefallen hast, zieh beizeiten deine Hand weg).
2. Iß einfach!
3. Iß langsam! Zerbeiß mit den Zähnen, du findest es in den Füßen wieder.
4. Iß gleichmäßig! Änderung der Lebensweise führt zu Störungen der Verdauung.
5. Wer den vollen Genuß von Essen haben will, soll bei Tag essen! Denn „besser ist, was man mit seinen Augen sieht, als wonach sich das Herz sehnt."

Die Ernährung der westlichen Welt (Abb. 6.11/1) hat sich in den letzten Jahrzehnten mannigfach verändert (größeres Angebot, veränderte soziokulturelle und ökonomische Faktoren, psychologische und soziale Funktion der Nahrungsmittel), jedoch hat dies nicht zu einer Verbesserung der Ernährungs- und Gesundheitssituation der Bevölkerung geführt. Der erhöhte Fett- (insbesonde-

	1955	1990
Fleisch, kg	45	92,5
davon Schweinefleisch, kg	20	54
Zucker und Zuckererzeugnisse, kg	27,4	39,5
Bier, l	68,5	123,2
Wein, l	1,7	23,5
Gesamtalkohol abs., l	3,9	9,7
Kaffee, kg	0,3	4,1
Zigaretten, Stück	1042	1871

Abb. 6.11/1: Veränderungen der Nährstoffzufuhr in den letzten 35 Jahren.

re gesättigte Fettsäuren) und Eiweißanteil auf Kosten der ballaststoffreichen Kohlenhydrate ist mitverantwortlich für viele typische Zivilisationskrankheiten: Adipositas, Hyperlipoproteinämien, Hypertonie und Diabetes mellitus, die vielfach auch gemeinsam auftreten.
Der Pro-Kopf-Verbrauch in Mitteleuropa betrug 1988 3250 kcal an Energie, was den errechneten Bedarf um ca. 35% überstieg. Davon fielen ca. 36% auf Fette, 44% auf Kohlenhydrate, 13% auf Eiweiße und 7% auf Alkohol; der P/S-Quotient (Verhältnis gesättigter zu mehrfach ungesättigten Fettsäuren) lag unter 0,3.

❐ Typische pathophysiologische Befunde

Jeder 4. Mensch in userem Kulturkreis besitzt eine Anlage für Diabetes mellitus, bekannt ist er zur Zeit bei 8 – 10‰. Eine entsprechende Lebensweise (z.B. verminderte Nahrungszufuhr nach dem Krieg, Fehlen von Adipositas) verhindert vielfach das Auftreten eines manifesten Diabetes mellitus. Die Komplikationen einer Diabeteserkrankung sind vielgestaltig (Hypertonie, Niereninsuffizienz, Sehstörungen, periphere arterielle Durchblutungsstörungen) und limitieren vielfach die Lebenserwartung.
10% der Bevölkerung weisen eine Hyperlipidämie auf, die jedoch nur jedem 10. der Untersuchten bekannt ist. Erkenntnisse der letzten Jahre haben gezeigt, daß arteriosklerotische Gefäßveränderungen eine multifaktorielle Ätiologie aufweisen, wobei sich genetische und Umweltfaktoren gegenseitig beeinflussen. Die Koexistenz von Hypercholesterinämie und Hypertonie erhöht das Gefäßrisiko exponentiell (Apoplexie, koronare Herzerkrankung, periphere DB-Störung). Mehrere Studien konnten zeigen, daß durch eine Senkung des Blutcholesterins um ca. 10% die Infarktinzidenz um ca. 13% zurückgeht.
Daneben treten noch andere ernährungsbedingte Stoffwechselstörungen (Hyperurikämie, Hypertonie usw.) gehäuft auf und sie beeinflussen sich gegenseitig im Sinne eines „metabolischen Syndroms“.

❐ Therapievorschläge (Tab. 6.11/1, siehe Anhang)

Aufgabe einer gesunden Ernährung sollte es sein, jede Adipositas zu vermeiden (Broca-Gewicht ±10%), die Blutglukosewerte 2 Stunden nach einer Mahlzeit unter 140 mg/dl (=7,8 mmol/l) zu halten und den Blutcholesterinwert unter 200 mg/dl (=5,2 mmol/l) zu senken .

Energiezufuhr:
Die Nahrungszufuhr soll dem individuellen Energiebedarf angepaßt sein und beträgt je nach körperlicher Aktivität zwischen 20 und 45 kcal/kg Körpergewicht, wobei das jeweilige Körpergewicht als Kriterium anzusehen ist. Ziel sollte es sein, eine Gewichtskonstanz bei 90 – 110% des Broca-Gewichtes zu erreichen.

Kohlenhydrate:
Diese sollen über 55% der Gesamtenergiezufuhr in Form ballaststoffreicher Stärketräger („Essen wie ein Italiener") ausmachen. Die Änderung der täglichen Kohlenhydratbilanz beeinflußt die Aufnahme der KH am folgenden Tag stark (geringe KH-Reserven). Ballaststoffe können von den Verdauungsenzymen nicht abgebaut werden und sind in der Lage, Wasser zu binden, zu quellen und bestimmte Schadstoffe zu adsorbieren. Eine ballaststoffreiche Ernährung (>30g/Tag) führt überdies zu einer nachhaltigen Sättigung, zur Senkung des Serumcholesterins, zu einem indirekten Schutz vor Darmkarzinomen und hilft Blutzuckerspitzen zu vermeiden (verzögerte Glukoseresorption; glykämischer Index).

Proteine:
Sie sollten maximal 15% (bei Erwachsenen = 0,8g/kg Sollgewicht × Tag) der Gesamtenergiezufuhr ausmachen. Proteine haben einen starken Effekt auf die Thermogenese und sind für den Strukturstoffwechsel notwendig, bei einem Überangebot kommt es zur Belastung der Leber- und Nierenfunktion (Mikroproteinurie). Inwieweit pflanzlichen Proteinen der Vorzug zu geben ist, ist noch ungeklärt. Der Genuß von Innereien sollte reduziert werden.

Fette:
Mit maximal 30% der Gesamtenergiezufuhr, davon mindestens 1/3 in Form von ungesättigten Fettsäuren (optimaler P/S-Quotient von 0,5). Der Gesamtfettverbrauch und der von gesättigten Fetten (tierische Fette) muß eingeschränkt und der Anteil der mehrfach ungesättigten Fette (pflanzliche Fette: Sonnenblumen, Weizenkeim, Oliven; Fischöle) erhöht werden. Die Cholesterinzufuhr sollte 300 mg täglich nicht überschreiten.

Mineralien:
Einschränkung des Salzverbrauches (ca. 5 g/Tag) durch Weglassen des Nachsalzens, von konservierten Nahrungsmitteln und Appetitanregern (Salzgebäcke, Happen).

Spurenelemente und Vitamine:
Durch ein angemessenes Angebot an Obst, Gemüse und nicht verarbeiteten Lebensmitteln (Milch, Körner usw.) kann eine ausgewogene Zufuhr der Mikronutrients erzielt werden.

Sonstige Maßnahmen:
Alkoholika sollten reduziert werden und nicht mehr als 5% der Gesamtenergiezufuhr ausmachen. Ein adäquates physisches Training muß integraler Bestandteil einer gesundheitsfördernden Lebensweise sein. Es führt zur Normalisierung der Blutlipidwerte (TG↓↓, LDL-C↓, HDL-C↑, Apo-A1↑), vermindert die Thrombozytenaggregation und erhöht die fibrinolytische Aktivität, wirkt auf die Glukose-Insulin-Regulation (Insulinresistenz↓) und vermindert assoziierte Risikofaktoren (Übergewicht↓, Hypertonie↓, Zigarettenkonsum↓).
Dieses Ernährungskonzept kann als Grundkonzept für fast alle Stoffwechselstörungen betrachtet werden, verschiedene Erkrankungen (Hyperlipidämien, Hyperurikämie usw.) bedürfen einer zusätzlichen spezifischen Behandlung.
Inwieweit spezielle Diäten (Atkins, Hollywood, Mayer, makrobiotische Diät usw.) eine Alternative darstellen, ist eher ungewiß. Es muß vielmehr daran gedacht werden, daß diese unphysiologisch sind und den Organismus extrem belasten können.
Die Vegetarierdiät in ihren spezifischen Ausprägungen scheint im allgemeinen eine sinnvolle Lebensform („Ideologie“) zu sein, da Vegetarier weniger Risikofaktoren aufweisen. Während der Schwangerschaft und der Stillperiode ist eine Vegetarierdiät jedoch nicht sinnvoll (Mangel an Spurenelementen und Vitaminen, Proteinmangel).

Literatur

Brisson GJ (1981): Lipids in human nutrition. Burgess, Engelwood

Elmadfah I, Leitzmann C (eds; 1990): Ernährung des Menschen. Ulmer, Stuttgart, pp. 351

Förster H (1978): Grundlagen der Ernährung und Diätetik. Govi, Frankfurt

Götz M-L, Rabast U (1987): Diättherapie. Thieme, Stuttgart

Hanefeld M (1989): Fettstoffwechselstörungen. Fischer, Jena

Kritchevski D (1979): Diet, lipid metabolism and aging. Fed Proc 38: 2001

Leitzmann C, Winzen A (1983): Vegetarische Kostformen, alternative Ernährung. Akt Ernährungsmed 8: 228

Preuss J (1911): Biblisch-talmudische Medizin. Karger, Berlin; pp 652

Menden E (1990): Die Bedeutung der Ernährung für die Lebenserwartung. Ernährung/Nutrition 14: 403

Stegmann J (1977): Leistungsphysiologie. Thieme, Stuttgart

Anhang

Tab. 2.1/1: Durchschnittlicher Energieverbrauch pro kg Körpergewicht und Minute bei verschiedenen Tätigkeiten (kcal)

Tätigkeit	kcal	Tätigkeit	kcal
Liegen	0,017	Eislaufen	0,08
Sitzen	0,021	Tennis	bis 0,17
Stehen	0,026	Schilanglauf	bis 0,18
Kartenspielen	0,03	Fußball	bis 0,18
Schach	0,04	Bergsteigen	0,15
Gymnastik	0,06	Jogging	0,18
Reiten	0,05	Handball	0,21
Volleyball	bis 0,15	Boxen	0,23
Tanzen	bis 0,075	Marathon	0,31
Schwimmen	bis 0,12	Alpinschilauf	0,25
Radfahren	bis 0,17	Radrennen	0,4
Rudern	bis 0,39	800-m-Lauf	bis 0,9
Golf	bis 0,08	100-m-Lauf (anaerob)	bis 4,0

Tab. 3.4/1: Symptome bei hypophosphatämischen Zuständen

Störung	Symptome
Neuromuskuläre Störungen	- Parästhesien – Muskelschwäche – fibrilläre Muskelzuckungen – Ateminsuffizienz – Hypo- bis Areflexie – Apathie – Koma
Hämatologische Störungen	– hämolytische Anämie – verminderte O_2-Abgabe – verminderte Phagozytose der PMN – verminderte Bakterizidie – verminderte Überlebensdauer der Thrombozyten
Hepatozelluläre Funktionsstörungen Renale Dysfunktion Störungen des Skelettsystems	 – Osteomalazie

Tab. 3.4/2: Spurenelementkonzentrationen im Plasma (Angaben in µmol/l und µg/dl) und im Gesamtkörper (µg/kg Körpergewicht)

Element	Plasma		Körper
	µmol/l	µg/dl	µg/kg KG
Eisen	12,5 – 25,0	70 – 140	60
Zink	13,7 – 16,2	90 – 110	33
Mangan	0,3 – 0,6	1,6 – 3,2	0,2
Kupfer	14 – 28	89 – 180	1,0
Molybdän	0,04	0,4	0,1
Chrom	0,53	2,8	0,02
Selen	0,025 – 0,03	0,2 – 0,24	0,2
Jod	0,47 – 0,7	6 – 9	0,2
Kobalt	0,003	0,018	0,02

Tab. 3.4/3: Empfehlungen für die Zufuhr von Spurenelementen bei normaler Kostzufuhr und bei parenteraler Ernährung (Empfehlung der DAKE/AKE, 1988)

	Normalkost	parenterale Zufuhr	
	mg/Tag	mg/Tag	µmol/Tag
Eisen	12 – 18	0,55 – 4,0	10 – 75
Zink	15	1,4 – 4,9	21 – 75
Mangan	2 – 5	0,15 – 0,8	3 – 14
Kupfer	2 – 4	0,5 – 1,5	7 – 23
Molybdän	0,2	0,02	0,2
Chrom	0,05 – 0,2	0,01 – 0,015	0,2 – 0,3
Selen	0,8 – 2	0,02 – 0,06	0,25 – 0,8
Jod	180	0,1 – 0,15	0,8 – 1,2
Fluorid	1	0,9	49

Tab. 3.4/4: Konzentrationen einzelner Spurenelemente bei industriell hergestellten Zusatzpräparaten (mg/Ampulle)

Präparat	Zink	Mangan	Kupfer	Molyb.	Chrom	Selen	Jod	Kobalt
Elotrace A® (100 ml)	3	0,3	1,2	0,02	–	0,06	0,13	–
Elotrace B® (100 ml)	3	0,3	1,2	0,02	0,012	0,06	0,13	–
Spurenel. „Leopold“®	3	1	1	0,075	–	–	0,12	–
Addamel® (10 ml)	13,1	2,1	31,7	–	–	–	0,13	–
Inzolen (10 ml)®	4	–	2	–	–	–	–	1,6

Tab. 3.4/5: Täglicher Vitaminbedarf für gesunde Erwachsene (Normalbedarf) bei parenteraler Ernährung nach den Empfehlungen der DAKE/AKE (1988) und für Patienten unter hohem Bedarf (Sepsis, Polytrauma)

Vitamin	Menge	Normal-bedarf	AKE/DAKE-Empfehlung	Hoher Bedarf
Vitamin B_1	mg/Tag	1,4 – 1,6	3 – 4	20
Riboflavin	mg/Tag	1,8 – 2,0	3 – 5	20
Niacin	mg/Tag	9 – 15	40 – 50	140
Vitamin B_6	mg/Tag	1,6 – 1,8	4 – 6	28
Biotin	µg/Tag	35	60 – 120	70
Pantothenat	mg/Tag	8	10 – 20	28
Folsäure	µg/Tag	400	160 – 400	500
Vitamin B_{12}	µg/Tag	5	1 mg/3 Mon.	5
Vitamin C	mg/Tag	75	100 – 300	2000
Vitamin A	mg/Tag	0,9 – 1,1	1,8	1,4
Vitamin D	µg/Tag	2,5	5	7
Vitamin E	mg/Tag	12	20 – 40	150
Vitamin K	µg/Tag	70	100 – 150	140

Tab. 3.4/6: Vitaminzusammensetzungen verschiedener im Handel befindlicher Präparate

Vitamin	Menge	Soluvit®	Omnibionta®	Parenterovit®	Vitalipid®	Biosorbin®
Vitamin B_1	mg	1,2	50	250	–	0,35
Riboflavin	mg	1,8	7,3	5,5	–	0,45
Niacin	mg	10	100	160	–	5
Vitamin B_6	mg	2	15	50	–	0,5
Biotin	µg	0,3	–	–	–	0,1
Pantothensre.	mg	10	25	5	–	2
Folsäure	µg	0,2	–	–	–	0,1
Vitamin B_{12}	µg	2,0	–	–	–	1,25
Vitamin C	mg	30	500	500	–	25
Vitamin A	mg	–	5,5	–	750	1,6
Vitamin D	µg	–	–	–	3	2
Vitamin E	mg	–	6	–	–	3,75
Vitamin K	µg	–	–	–	150	0,25

Tab. 4.2/1: Substratzufuhr während der Aufbauphase der parenteralen Ernährung

	Op.-Tag	1. Tag 1.–8. h	1. Tag 8.–16. h	1. Tag 16.–24. h	2. Tag 1.–8. h	2. Tag 8.–16. h	2. Tag 16.–24. h	3. Tag 1.–8. h	3. Tag 8.–16. h	3. Tag 16.–24. h	4. Tag	5. Tag
g KH/kg KG/h	0,025	0,04	0,08	0,12	0,16	0,20	0,24	0,24	0,24	0,24	0,24	0,24
g AS/kg KG/h	–	0,015	0,023	0,03	0,037	0,045	0,052	0,06	0,07	0,07	0,07	0,07
g Fett/kg KG/h	–		–			–			0,0125		0,025	0,045
g KH/70 kg KG/h	42		135			336			400		400	400
g AS/70 kg KG/h	–		35			75			110		118	118
g Fett/70 kg KG/h	–		–			–			20		40	75
Energiezufuhr 70 kg KG/Tag	170		680			1640			2220		2430	2750
Energie/g N	–		92			111			100		103	120

Tab. 4.2/2: Mengenangaben und Infusionsgeschwindigkeit für die getrennte Applikation der Nährlösungen

		Op.-Tag	1. Tag 1.–8. h	1. Tag 8.–16. h	1. Tag 16.–24. h	2. Tag 1.–8. h	2. Tag 8.–16. h	2. Tag 16.–24. h	3. Tag 1.–8. h	3. Tag 8.–16. h	3. Tag 16.–24. h	4. Tag	5. Tag
Kohlenhydratlsg.	%	5		10		20		40		40		60	60
	ml	35	28	56	82	56	70	42	42	42	42	28	28
Aminosäurenlsg.	%	–		10			10			10		15	15
	ml	–	10,5	16	21	26	31,5	36,5	42	49	49	33	33
Fettlsg.	%	–		–			–			10		10	20
	ml	–		–			–			5		10	15,7
Infusionsmenge	ml	840		1700			2100			2100		1700	1850
Menge in ml/kg KG		12		24,5			30			30		24	26

Tab. 4.2/3: Richtlinien für die Zubereitung von Mischinfusionen

- ❐ Herstellung unter sterilen Kautelen
  - Laminar air flow
  - durch eine speziell dafür abgestellte Person
  - in einem speziell dafür adaptierten Raum
  - mit regelmäßiger bakteriologischer Kontrolle

- ❐ Zeitpunkt der Zubereitung und Aufbewahrung
  - unmittelbar vor Anwendung
  - zu einem früheren Zeitpunkt, danach Lagerung im Kühlschrank
  - Lagerung im Kühlschrank über 8 Tage ist nicht angezeigt

- ❐ Zusatzmedikationen
  - Zusätze unmittelbar vor Infusionsbeginn zufügen
  - Verwendung von Einmalspritzen und Nadeln
  - Nadel nicht im Abschlußstopfen belassen
  - Beachtung der Inkompatibilitäten

- ❐ Kennzeichnung der Mischinfusion
  - Name des Patienten
  - Infusionsnummer
  - Datum der Zubereitung und Applikation
  - Angabe von Menge bzw. Konzentration der einzelnen Stoffe
  - Angabe der Zusätze

- ❐ Infusionsgeschwindigkeit und Laufzeit
  - Mischinfusion nach Möglichkeit nur mit Infusionspumpe applizieren
  - gleichmäßige Infusionsabfolge
  - Lösung nicht über 24 Stunden laufen lassen

Tab. 4.2/4: Zusammensetzung von periphervenösen Mischlösungen

500 ml Glukose 20%	107,5 g KH	430 kcal
150 ml Kohlenhydrate 5%		
350 ml Aminosäurenlös. 10%	35 g AS	140 kcal
Elektrolyte nach Bedarf		
Phosphat, Vitamine und Spurenelemente		
1000 ml periphervenöse Lösung I	570 kcal	
Osmolalität	≈ 855 mosmol/l	
1ml periphervenöse Lösung I		
Energiegehalt	≈ 0,57 kcal	
Kohlenhydrate	≈ 0,11 g	
Aminosäuren	≈ 0,035 g	
Energiequotient/g N	≈ 70	
KH : AS : Fett	75 : 25 : 0	
Infusionszufuhr: bis 40 ml/kg KG/Tag	(≈ 22 kcal, 1,4 g Eiweiß)	
400 ml Glukose 20%	80 g KH	320 kcal
350 ml Aminosäurenlösung 10%	35 g AS	140 kcal
250 ml Fettemulsion 10%	25 g Fett	225 kcal
Elektrolyte nach Bedarf		
Phosphat, Vitamine und Spurenelemente		
1000 ml periphervenöse Lösung II	685 kcal	
Osmolalität	≈ 850 mosmol/l	
1 ml periphervenöse Lösung II		
Energiegehalt	≈ 0,7 kcal	
Kohlenhydrate	≈ 0,08 g	
Aminosäuren	≈ 0,035 g	
Fett	≈ 0,025 g	
Energiequotient/g N	≈ 94	
KH : AS : Fett	47 : 20 : 33	
Infusionszufuhr: bis 40 ml/kg KG/Tag	(≈ 27,5 kcal, 1,4 g Eiweiß)	

Tab. 4.2/5: Vor- und Nachteile der periphervenösen Mischlösungen

Vorteile	Nachteile
❒ Periphervenös gut verträglich	❒ Relativ hohes Energiedefizit
❒ Hoher stickstoffsparender Effekt	❒ Relativ großes Infusionsvolumen
❒ Kohlenhydratstoffwechsel wenig gestört	❒ Zeitliche Begrenzung
❒ Einfache und sichere Handhabung	❒ Relativ hohe Kosten

Tab. 4.2/6: Zusammensetzung der Gesamtnährlösungen

500 ml Glukose 20%	150 g KH	600 kcal
500 ml Aminosäuren 10%	50 g AS	200 kcal
Elektrolyte nach Bedarf Phosphat, Vitamine und Spurenelemente		
1000 ml zentralvenöse Lösung I	800 kcal	
Osmolalität	≈ 1200 mosmol/l	
1 ml zentralvenöse Lösung I		
Energiegehalt	≈ 0,8 kcal	
Kohlenhydrate	≈ 0,15 g	
Aminosäuren	≈ 0,05 g	
Energiequotient/g N	≈ 72	
KH : AS : Fett	75 : 25 : 0	
Infusionszufuhr: bis 40 ml/kg KG/Tag	(≈ 32 kcal, 2 g Eiweiß)	
250 ml Glukose 60%	150 g KH	600 kcal
500 ml Aminosäurenlösung 10%	50 g AS	200 kcal
250 ml Fettemulsion 20%	50 g Fett	450 kcal
Elektrolyte nach Bedarf Phosphat, Vitamine und Spurenelemente		
1000 ml zentralvenöse Lösung II	1250 kcal	
Osmolalität	≈ 1200 mosmol/l	
1ml zentralvenöse Lösung II		
Energiegehalt	≈ 1,2 kcal	
Kohlenhydrate	≈ 0,15 g	
Aminosäuren	≈ 0,05 g	
Fett	≈ 0,05 g	
Energiequotient/g N	≈ 125	
KH : AS : Fett	48 : 16 : 36	
Infusionszufuhr: bis 40 ml/kg KG/Tag	(≈ 42 kcal, 1,75 g Eiweiß)	

Tab. 4.2/7: Vorteile der Gesamtnährlösungen

- ❒ Verminderung der nötigen Manipulationen und Anzahl der Konnexionen = Verminderung der Infektionsgefährdung
- ❒ Verbesserte Substratverwertung durch gleichmäßige Zufuhr
- ❒ Verminderung von metabolischen Komplikationen
- ❒ Verbesserte Überprüfbarkeit und erleichterte Überwachung der Therapie
- ❒ Erleichterung der Handhabung = Zeitersparnis
- ❒ Ökonomische Vorteile durch Zeitersparnis und verminderte Anzahl von Pumpen

Tab.4.3/1: Liste für Inkompatibilitäten

Substrat	Inkompatibilitäten
Glukose (pH-Wert zwischen 3,5 und 6,5)	Aminophyllin, lösliche Barbiturate, Zyanokobalamin, Heparin, Antibiotika (Ampicilin, Sulfonamide, Erythromycin, Methicillin)
Aminosäuren	jegliches Zufügen von Arzneimitteln vermeiden! (Abbau säurelabiler Substanzen, allergene Wirkung)
Fettemulsionen	jegliches Zufügen von Arzneimitteln vermeiden! (Zerstören die Emulsion, z.B. Valium)
Elektrolyte und Spurenelemente	
Natriumchloridlösung	Alkohol, Amphotericin
Natriumlaktatlösung	Amphotericin, Tetrazyklin, Suxamethonium
Natriumbikarbonatlösung	Kalzium, Magnesium, Hydrokortison, Insulin, Narkotika (Barbiturate), Noradrenalin, Antibiotika (Methicillin, Vancomycin, Tetrazykline)
Ringer-Laktat-Lösung	Noradrenalin, Amphotericin, Tetrazykline
Kalzium und Magnesium	Karbonat, Hydroxyd, Phosphat
Zink und Mangan	Hydroxyd und Phosphat
Vitamine	siehe Kapitel 3.4

Tab. 4.3/2: Grundsätzliches zur Vermeidung von Inkompatibilitäten

- ❐ Bei medikamentöser Zusatztherapie sollte unbedingt ein Mehrlumenkatheter verwendet werden, bei dem Medikamente und Ernährungstherapie getrennt appliziert werden
- ❐ Das Zumischen von Medikamenten soll nur bei unbedingter therapeutischer Notwendigkeit erfolgen
- ❐ Ist das Zumischen unumgänglich, so soll man sich auf die Zugabe eines Medikamentes beschränken und die evtl. Inkompatibilitäten beachten (Beipackzettel, Inkompatibilitätenliste)
- ❐ Bestimmte Mischungen sollen von vornherein vermieden werden:
  - Mischen von öligen und wäßrigen Lösungen (fettlösliche Vitamine in Glukose oder Aminosäuren)
  - Mischen von größeren Elektrolytmengen (> 100 mmol/l) zu Nährlösungen
  - Mischen von Kalzium, Phosphat und Bikarbonat mit Digitalispräparaten
  - Mischen von Antibiotika mit Infusionslösungen
  - Kombination von Mischinfusionen und alkoholhaltigen Lösungen mit Psychopharmaka, Sedativa
  - Bei geringsten Zeichen einer Inkompatibilität („Aufrahmen“, Farbänderungen) sind die Mischlösungen sofort zu verwerfen

Tab. 4.3/3: Komplikationen unter der Infusionstherapie

- ❐ Flüssigkeitsbelastung
- ❐ Elektrolytentgleisungen
- ❐ Hyperosmolarität
- ❐ Hyperglykämie
- ❐ Harnstoffbelastung
- ❐ Hypertriglyzeridämie
- ❐ Störungen der Substrathomöostase
- ❐ Mangelsymptomatik (AS, Fettsäuren, Mikronutrients)
- ❐ Störungen der Atemfunktionen (vermehrter CO_2-Anfall)
- ❐ Cholestase und Fettleber
- ❐ Critical ill neuropathy

Tab. 4.4/1: Kriterien zur klinischen Überwachung der Infusionstherapie

Allgemeine Befunde	Akzeptanz	Ernährungserfolg
Klinische Symptomatik Krankheitsverlauf Flüssigkeitshaushalt	Psychisches Verhalten (Compliance) Verträglichkeit (Übelkeit, Erbrechen)	Gewichtsverlauf anthropometrische Daten indirekte Kalorimetrie Stickstoffbilanz laborchemische Befunde

Tab. 4.4/2: Untersuchungsprogramm zur Kontrolle der künstlichen Ernährung

	Akutphase	mittelfristige Ernährung	Langzeit-ernnährung
Gewicht	zu Beginn	wöchentlich	14tägig
anthropometrische Daten	zu Beginn	14tägig	14tägig
indirekte Kalorimetrie	nach Bedarf	nach Bedarf	nach Bedarf
N-Bilanz	täglich	nach Bedarf	nach Bedarf
Flüssigkeitsbilanz	täglich	täglich	nach Bedarf
Blutbild	täglich	jeden 2. Tag	wöchentlich
Elektrolyte	täglich	jeden 2. Tag	wöchentlich
Osmolarität	täglich	jeden 2. Tag	wöchentlich
Gesamteiweiß	täglich	jeden 3. Tag	wöchentlich
Blutglukose	täglich	jeden 2. Tag	wöchentlich
Harnzucker	täglich	nach Bedarf	nach Bedarf
Harnstoff	täglich	jeden 2. Tag	wöchentlich
Ammoniak	zu Beginn	nach Bedarf	nach Bedarf
P-Aminosäuren	nach Bedarf	nach Bedarf	nach Bedarf
Harnstoff-Prod.-Rate	täglich	jeden 3. Tag	nach Bedarf
Kurzlebige Proteine	täglich	jeden 3. Tag	nach Bedarf
Triglyzeride	jeden 2. Tag	jeden 3. Tag	wöchentlich
Cholesterin	zu Beginn	wöchentlich	nach Bedarf
Ketonkörper	täglich	wöchentlich	nach Bedarf
Spurenelemente	zu Beginn	nach Bedarf	nach Bedarf

Tab. 5.1/1: Meßmethoden für den Ernährungszustand

Anthropometrische Meßmethoden:
- Körpergewicht zu Körpergröße (Broca, BMI)
- Trizepshautfaltendicke
- Armmuskelumfang

Bilanzuntersuchungen:
- indirekte Kalorimetrie
- Harnstoffproduktionsrate, Bistrian-Index
- Kreatininindex, osmolale Produktionsrate

Biochemische Größen:
- Serumtransferrin, Cholinesterase, (Serumalbumin)
- Immunstatus (Multitest, T4/T8-Ratio, Lymphozyten)

Tab. 5.1/2: Trizepshautfaltendicke in Oberarmmitte in mm (nach Blackburn, gemessen mit einem Präzisions-Caliper)

	Referenz-bereich	90% des Referenz-bereichs	80% des Referenz-bereichs	≤ 70% des Referenz-bereichs
Männer	13,7 – 11,3	11,2 –10,0	9,9 – 8,8	< 8,8
Frauen	18,1 – 14,9	14,8 –13,2	13,1 –11,6	< 11,6

Tab. 5.1/3: Armmuskelumfang in Oberarmmitte in cm (nach Blackburn, gemessen mit einem Präzisions-Caliper)

	Referenz-bereich	90% des Referenz-bereichs	80% des Referenz-bereichs	≤ 70% des Referenz-bereichs
Männer	27,8 – 22,8	22,7 –20,2	20,1 –17,7	< 17,7
Frauen	25,5 – 20,9	20,8 –18,6	18,5 –16,2	< 16,2

Tab. 5.2/1: Indikation zur parenteralen Ernährung

Patient kann nicht essen:

- ❐ Läsionen und Erkrankungen des Gesichtsschädels und der Schluckstraße (Kieferverletzung, Mundverletzungen, Zahnstatus)
- ❐ Bewußtlosigkeit (traumatisches Koma, Stoffwechselstörungen, Endokrinopathien)
- ❐ Obstruktionen des Gastrointestinaltraktes (Ösophagusmalignom oder Stenose, Struma, Arteria lusoria, Achalasie, Pylorusstenose, Duodenalstenose)
- ❐ Erbrechen

Patient darf nicht essen:

- ❐ iatrogenes Hungern (langdauernde Diagnostikverfahren, postoperatives Hungern)
- ❐ Läsionen (Operationen) und Erkrankungen des Gesichtsschädels und der Schluckstraße (Mund– und Kieferoperationen, Schädelbasisfraktur)
- ❐ Operationen des Gastrointestinaltraktes (Ösophagus, Magen, Pankreas, Darm)
- ❐ inadäquater Substratverlust (Substratverlust bei Maldigestion: gastrische Maldigestion, hepatobiliäre Maldigestion, bakterieller Overgrowth, M. Crohn, Kolitis; Substratverlust bei Malabsorption: postoperative Malabsorption, angeborene Enzymopathien, Neoplasien, Endokrinopathien; Eiweißverlustsyndrom)
- ❐ Erbrechen und Diarrhön

Patient will nicht essen:

- ❐ Hungern (Appetitlosigkeit, Anorexia, Psychosen, Schmerzzustände, Strahlentherapie)
- ❐ Fehlernährung (inadäquate Nahrungszufuhr, Onkologie)
- ❐ Übelkeit

Tab. 5.2/2: Checkliste für eine parenterale Ernährung

Patientendokumentation

Diagnose: Geschlecht [M] [W]
Eingriff: Größe (cm) [ ]

			Punkte	
I. **Alter**				
	bis 60 Jahre		0	
	über 60 Jahre		1	[ ]
II. **Gewicht**		Ist-Gewicht (kg) [ ]		
	Abweichung vom Broca-Gewicht	bis +10%	0	
		+10% bis +20%	1	
		über +20%	2	
		bis –10%	1	
		unter –10%	2	[ ]
III. **Änderung des KG im letzten Vierteljahr**				
		< 5%	0	
		–5 bis –10%	1	
		–11 bis –15%	2	
		unter –15%	3	
		über +10%	1	[ ]
IV. **Eiweißstatus**				
	Albumingehalt (g/l)	über 35	0	
		unter 35	1	
		unter 30	2	[ ]
V. **Operative Belastung oder sonstige Streßsituation**	voraussichtliche – tatsächliche Harnstoffproduktionsrate in g			
		< 20	0	
		20 – 30	1	
		30 – 40	2	
		> 40	3	[ ]
Summe		Bereich 0 – 11 Punkte		[ ]

Tab. 5.3/1: Auswahlkriterien für eine adäquate Ernährungstherapie

- ❒ Wie ist der **Ernährungsstatus** des Patienten?
- ❒ Wie ausgeprägt ist das **Trauma** und die Katabolie?
- ❒ Wie lange dauert die **Nahrungskarenz?**
- ❒ Bestehen zusätzliche **Stoffwechsel- oder Organstörungen?**
- ❒ Welche **Überwachungsmöglichkeiten** bestehen?
- ❒ Welchen **Applikationsweg** wählt man?
- ❒ Wie sind die l**okalen Gegebenheiten** (Intensivstation, offene Station usw.)?
- ❒ Welchen **Ausbildungsstand** weist das Personal auf?

Tab. 6.1/1: Allgemeine Therapierichtlinien für die postoperative Therapie

- ❒ Spezifische Flüssigkeits- und Elektrolyttherapie
- ❒ evtl. Dopamin und Diuretika
- ❒ ausreichende Analgosedierung
- ❒ Energiezufuhr: 25 - 45 kcal/kg Körpergewicht
- ❒ Kohlenhydrate: am Operationstag max. 50 g, dann langsam steigernd auf max. 6 g/kg KG. Bei Laktat >7 mmol/l Reduktion
  In der unmittelbaren postoperativen Phase Verwendung von Xylit erlaubt!
- ❒ Eiweiß: ca. 1,0 - 1,5 g/ kg KG, bei katabolen Zuständen bis auf max. 2,0 g/kg KG ansteigend
  Ausgeglichenes Aminosäurenmuster, bei Hyperammoniämie Reduktion!
- ❒ Fette: bis max. 1,5 g/kg KG, bei Hypertriglyzeridämien (> 250 mg/dl) Reduktion
- ❒ Parenterale Ernährung: ausgeglichener Aufbau zur raschen Adaptation nach den einzelnen Infusionsregimes (periphervenös, zentralvenös). Gleichmäßige Zufuhr!
- ❒ Enterale Ernährung: Nach Ausschluß von Kontraindikationen und einer Darmatonie ab der ersten Defäkation
- ❒ Sonstige Therapie: Heparinisierung, antibiotische Prophylaxe, frühzeitige Mobilisierung, Physiotherapie. Bei Hyperkatabolie evtl. Anabolika oder HGH

6.1/2: Checkliste für die Durchführung der postoperativen Infusionstherapie (nach Schmitz, 1985)

Ernährungszustand (EZ) Gewichtsabnahme (GA)		Katabolie (Kb) Schwere des Eingriffes/Therapie (Th)		Voraussichtliche Nahrungskarenz	
– guter EZ / keine GA	**0**	– leichte Kb/geringe Th/kleine Chirurgie	**0**	1 – 2 Tage	**0**
– reduzierte EZ/ GA < 2 kg/2 Monate	**2**	– mittlere Kb/mittlere Th, Chirurgie od. Trauma	**1**	3 – 7 Tage	**2**
– stark reduzierte EZ/ GA > 2 kg/2 Monate	**3**	– schwere Kb/ ausgeprägte Th	**3**	> 7 Tage	**5**

Tab. 6.1/3: Infusionsregime für die postoperative Infusionstherapie (nach Schmitz, 1985)

Gesamtpunkte		
0 – 3 Konzept I	4 – 6 Konzept II	> 6 Konzept III
Flüssigkeit und Elektrolyte	periphervenöses Konzept oder Aufbaustufe des zentralvenösen Konzeptes	zentralvenöse Komplettlösung mit Fett
Glukose bis 100 g/Tag, Ringer-Laktat, phys. NaCl	Glukose bis 200 g/Tag Aminosäuren bis 75 g/Tag Elektrolyte, Spurenelemente und Vitamine nach Bedarf	Glukose bis 400 g/Tag Aminos. bis120 g/Tag Fette bis 100 g/Tag Elektrolyte, Spurenelemente und Vitamine nach Bedarf

Tab. 6.2/1: Empfehlungen zur Ernährungstherapie bei polytraumatisierten Patienten

- Spezifische Flüssigkeits- und Elektrolyttherapie
- Frühzeitige operative Stabilisierung (Kraniotomie, Laparotomie, Osteosynthese)
- Energiezufuhr: 30 – 50 kcal/kg Körpergewicht
- Kohlenhydrate: am Aufnahmetag max. 100 g, dann langsam steigernd auf max. 5 g/kg KG. Bei Laktat >7 mmol/l Reduktion. Evtl. Insulinsubstitution und Glukoseersatzstoffe
- Eiweiß: ca. 1,0 – 1,5 g/kg KG, bei katabolen und septischen Zuständen bis auf max. 1,6 g/kg KG ansteigend
- Fette: bis max. 1,5 g/kg KG, bei Hypertriglyzeridämien (> 250 mg/dl) und Hyperglykämie Reduktion
- Parenterale Ernährung: ausgeglichener Aufbau zur raschen Adaptation, Nahrungszufuhr in Flüssigkeitstherapie einbauen. Gleichmäßige Zufuhr!
- Enterale Ernährung: Ausschluß gastrointestinaler Läsionen, Streßulkus und Darmatonie. Frühzeitiger Aufbau ab dem 4. Behandlungstag
- Sonstige Therapie: Vorbeugung einer ARDS durch entsprechende Atemaugmentation oder Beatmung. Selektive Darmdekontamination bei Langzeitbeatmung. Suffiziente Schmerztherapie (PDA, Blockaden, Analgosedierung). Frühzeitige Mobilisation! Antikatabole Therapie in Extremfällen (β-Blocker, Anabolika, HGH)

Tab. 6.3/1: Empfehlungen zur Ernährungstherapie bei septischen Patienten

- ❒ Spezifische Flüssigkeitstherapie (ca. 80 – 100 ml/Stunde)
- ❒ entsprechende Atemtherapie (Augmentation: CPAP, BIPAP, SIMV; Beatmung: CMV, HFV)
- ❒ Therapie der zugrundeliegenden Erkrankung
- ❒ Energiezufuhr: 25 – 50 kcal/kg Körpergewicht, je nach Krankheit
- ❒ Kohlenhydrate: am Aufnahmetag max. 100 g, dann langsam steigernd auf max. 5 g/kg KG. Bei Blutglukose >11 mmol/l und /oder Laktat >7 mmol/l Reduktion
- ❒ Eiweiß: ca. 1,0 – 1,5 g/ kg KG, bei katabolen und septischen Zuständen bis auf max. 1,6 g/kg KG ansteigend
- ❒ Fette: in der Weaning-Phase bis max. 2,0 g/kg KG ansteigend, bei Hypertriglyzeridämien (> 250 mg/dl) und Hyperglykämie Reduktion
- ❒ Parenterale Ernährung: ausgeglichener Aufbau zur raschen Adaptation, Nahrungszufuhr in Flüssigkeitstherapie einbauen. Gleichmäßige Zufuhr!
- ❒ Enterale Ernährung: In der Weaning-Phase sollte die enterale Ernährung reduziert bzw. auf eine fettreiche Diät umgestellt werden
- ❒ Sonstige Therapie: Selektive Darmdekontamination bei Langzeitbeatmung. Suffiziente Schmerztherapie (PDA, Blockaden, Analgosedierung). Frühzeitige Mobilisation!

Tab. 6.4/1: Empfehlungen zur Ernährungstherapie bei beatmeten Patienten

- Aktive Behandlung der Infektion (operativ, antibiotisch, immunologisch)
- Spezifische Flüssigkeits- und Kreislauftherapie (CI >50%, DO_2 >50%, $\dot{V}O_2$ >30% über dem Normwert; positive Bilanz; kristalloide und kolloidale Lösungen)
- Energiezufuhr: im Stadium IV keine Energiezufuhr, ansonsten ansteigend auf 30 – 50 kcal/kg Körpergewicht
- Kohlenhydrate: am Aufnahmetag max. 100 g, dann langsam steigernd auf max. 5 g/kg KG. Bei Blutglukose > 11 mmol/ und Laktat >7 mmol/l Reduktion
  Evtl. Insulinsubstitution und Glukoseersatzstoffe (nicht im Stadium IV)
- Eiweiß: bis auf max. 1,6 g/kg KG ansteigend
  Bei ansteigendem Ammoniak (>120 µmol/l) Reduktion der Zufuhr
- Fette: bis max. 1,5 g/kg KG, bei Hypertriglyzeridämien (> 250 mg/dl) und Hyperglykämie Reduktion
- Parenterale Ernährung: ausgeglichener Aufbau zur raschen Adaptation, Nahrungszufuhr und Flüssigkeitstherapie getrennt. Gleichmäßige Zufuhr!
- Enterale Ernährung: Ausschluß gastrointestinaler Kontraindikationen. Frühzeitiger Aufbau ab dem 4. Behandlungstag (CDD)
- Sonstige Therapie: Vorbeugung eines ARDS (MOF) durch entsprechende Atemaugmentation oder Beatmung. Suffiziente Schmerztherapie (PDA, Blockaden, Analgosedierung). Frühzeitige Mobilisation!

Tab. 6.5/1: Empfehlungen zur Ernährungstherapie bei niereninsuffizienten Patienten

- ❐ Spezifische Flüssigkeits- und Elektrolyttherapie
- ❐ Nierenersatztherapie (Hämofiltration, Hämodialyse, Phase II und IV)
- ❐ Energiezufuhr: 35 – 45 kcal/kg Körpergewicht
- ❐ Kohlenhydrate: am Aufnahmetag max. 100 g, dann langsam steigernd auf max. 6 g/kg KG. Evtl. Insulinsubstitution. Keine Glukoseersatzstoffe!
- ❐ Eiweiß: ab dem 2. Behandlungstag bei Nichtdialysepatienten 0,6 – 0,8 g/kg KG, bei Dialysepatienten bis auf 1,2 g/kg KG ansteigend; nicht während der Dialyse
  Bedarfsadaptierte Nierenlösungen (Histidin- und Argininzusatz, nichtessentielle AS)
- ❐ Fette: bis max. 1 g/kg KG, bei Hypertriglyzeridämien (> 250 mg/dl) Reduktion
- ❐ Parenterale Ernährung: ausgeglichener Aufbau zur raschen Adaptation, Nahrungszufuhr in Flüssigkeitstherapie einbauen. Gleichmäßige Zufuhr!
- ❐ Enterale Ernährung: Gefahr des Eiweißüberangebotes

Tab. 6.5/2: Infusionsmischlösung zur Ernährung niereninsuffizienter Patienten

250 ml Glukose 60%	150	g KH	600	kcal
500 ml spez. Aminosäurenlösung 10%	50	g AS	200	kcal
250 ml Fettemulsion 20%	50	g Fett	450	kcal

Elektrolyte nach Bedarf
Phosphat, Vitamine und Spurenelemente

1000 ml Nierenlösung	1250	kcal
1ml Nierenlösung	~1,25	kcal
Energiequotient/g N	~130	
KH : AS : Fett	48 : 16 : 34	

Infusionszufuhr: bis 20 ml/kg KG/Tag (25 kcal, 1 g Eiweiß)

Tab. 6.6/1: Empfehlungen zur Ernährungstherapie bei leberinsuffizienten Patienten

- Spezifische Flüssigkeits- und Elektrolyttherapie (Kalium, Phosphat)
- Energiezufuhr: 30 – 40 kcal/kg Körpergewicht
- Kohlenhydrate: am Aufnahmetag max. 100 g, dann langsam steigernd auf max. 6 g/kg KG. Evtl. Insulinsubstitution. Bei Laktat >7 mmol/l Reduktion. Keine Glukoseersatzstoffe!
- Eiweiß: ca. 0,6 – 0,8 g/ kg KG, bei katabolen Zuständen bis auf max. 1,2 g/kg KG ansteigend
  Bedarfsadaptierte Leberlösungen (verzweigtkettige AS, Reduktion der zyklischen AS)
- Fette: bis max. 1 g/kg KG, bei Hypertriglyzeridämien (> 250 mg/dl) Reduktion
- Parenterale Ernährung: ausgeglichener Aufbau zur raschen Adaptation, Nahrungszufuhr in Flüssigkeitstherapie einbauen. Gleichmäßige Zufuhr!
- Enterale Ernährung: Gefahr der Eiweißimbalance, zu hoher Eiweißanteil
- Sonstige Therapie: Im Präkoma bzw. Koma Therapie mit L-Valin (1 ml/kg KG und Stunde), Mannit 10%. Therapie mit Laktulose und Antibiotika

Tab. 6.6/2: Infusionsmischlösung zur Ernährung leberinsuffizienter Patienten

250 ml Glukose 60%	150	g KH	600	kcal
500 ml spez. Aminosäurenlösung 5%	25	g AS	200	kcal
250 ml Fettemulsion 10%	25	g Fett	225	kcal

Elektrolyte nach Bedarf
Phosphat, Vitamine und Spurenelemente

1000 ml Leberlösung	925	kcal
1ml Leberlösung	~0,925	kcal
Energiequotient/g N	~190	
KH : AS : Fett	65 : 11 : 24	

Infusionszufuhr: bis 35 ml/kg KG/Tag (32,5 kcal, 0,88 g Eiweiß)

Tab. 6.7/1: Empfehlungen zur Ernährungstherapie bei diabetischen Patienten

- ❒ Spezifische Flüssigkeits- und Elektrolyttherapie im Coma diabeticum (ausreichendes Flüssigkeitsangebot, Kalium, Phosphat)
- ❒ Energiezufuhr: 30 – 40 kcal/kg „Soll"-Gewicht
- ❒ Kohlenhydrate: 50 – 60% der Gesamtenergiezufuhr, d.h. Gesamtenergie/100 = Broteinheiten. Max. 5 g/kg Sollgewicht. Evtl. Glukoseaustauschstoffe, Ballaststoffe!
- ❒ Eiweiß: ca. 0,8 – 1,2 g/kg KG oder max. 22% der Gesamtenergiezufuhr, bei katabolen Zuständen bis auf max. 1,6 g/kg KG ansteigend
- ❒ Fette: bis max. 1 g/kg KG, bei Hypertriglyzeridämien (> 250 mg/dl) Reduktion
- ❒ Parenterale Ernährung: ausgeglichener Aufbau zur raschen Adaptation. Gleichmäßige Zufuhr!
- ❒ Enterale Ernährung: Gefahr der Blutglukoseentgleisung! Kontinuierliche Zufuhr und Neueinstellung des Diabetes
- ❒ Sonstige Therapie: Im Präkoma bzw. Koma keine Ernährungstherapie, nur Flüssigkeit

  Insulinperfusor: 100 E/50 ml Trägerlösung = 2 E Insulin/ml

  Indikationen zur Insulintherapie während einer Operation:

  immer:

  1. alle insulinpflichtigen Patienten (IDDM u. NIDDM)
  2. Pat. mit NIDDM mit chron. Hyperglykämie (Nüchternzucker >180 mg/dl und glykosyl. Hb >0,1)

  variabel: Pat. m. NIDDM eingestellt m. Diät oder oralen Antidiabetika unter guter Kontrolle (NBZ <180 mg/dl, HbA1 0,08-0,1; Op-Dauer < 2 Stunden, keine Glukosezufuhr geplant)

Tab. 6.8/1: Die einzelnen Phasen des Streßstoffwechsels und ihre Auswirkungen beim Verbrennungspatienten

Akute Schockphase (Phase I)
(Dauer ca. 48 Stunden)

- ❒ Reduktion des zirkulierenden Blutvolumens
- ❒ Massive Flüssigkeits- und Eiweißverluste
- ❒ Wärmeverlust
- ❒ Hormonelle Umstellung mit Verdünnungseffekten
- ❒ Neigung zu Reflux und Darmatonie

Phase der Absorption (Phase II)
(Dauer einige Tage)

- ❒ Erhöhtes zirkulierendes Volumen
- ❒ Gefahr der Elektrolytentgleisung (Natrium)
- ❒ Erhöhter Sympathikotonus („Flow phase“)
- ❒ Massive Toxinresorption und Infektionsgefahr
- ❒ Gefahr eines MOF (Sepsis, Niere, Lunge)
- ❒ Ausgeprägte Katabolie („Autokannibalismus“)

Phase der Reparation (Phase III)
(Dauer einige Wochen)

- ❒ Normalisierung der Katabolie
- ❒ Vermehrter Energie- und Substratbedarf (Eiweiß, Spurenelemente, Vitamine)
- ❒ Neigung zum Hungerstoffwechsel
- ❒ Auftreten von Spätinfektionen

Tab. 6.8/2: Empfehlungen zur Ernährungstherapie bei Verbrennungspatienten

- ❒ Spezifische Flüssigkeits- und Elektrolyttherapie (BAXTER-Formel)
- ❒ Lokale Verbrennungsbehandlung
- ❒ Wärmetherapie und entsprechende Analgosedierung
- ❒ Energiezufuhr: am Aufnahmetag max. 400 kcal, dann langsam ansteigend auf 40 – 50 kcal/kg KG
- ❒ Kohlenhydrate: am Aufnahmetag max. 100 g, dann langsam steigernd auf max. 5 g/kg KG
- ❒ Eiweiß: ab dem 2. Behandlungstag von 25 g bis auf max. 1,6 g/kg KG ansteigend; Korrektur evtl. nach HPR
- ❒ Fette: ab dem 3. – 4. Behandlungstag bis max. 2 g/kg KG
- ❒ Parenterale Ernährung: ausgeglichener Aufbau zur raschen Adaptation, Nahrungszufuhr in Flüssigkeitstherapie einbauen
- ❒ Enterale Ernährung: bei leichten Verbrennungen von Beginn an, ansonsten ab dem 4. Behandlungstag (erfolgter Defäkation). Verwendung eiweißreicher Präparate, Obstsäfte, Drinks. Bei Umstellung auf Normalnahrung Gefahr der Minderernährung
- ❒ Hyperdyname und hyperkatabole Zustandsbilder: β-Blocker und evtl. HGH bei HPR über 80 g/Tag

Tab. 6.9/1: Ursachen der Mangelernährung onkologischer Patienten

- ❒ Mangelernährung (größerer Gewichtsverlust in den letzten 2 Monaten)
- ❒ Anorexie und Erbrechen
- ❒ Maldigestion und Malabsorption
- ❒ „Hunger"- und Postaggressionsstoffwechsel
- ❒ Mangelnde Immunkompetenz
- ❒ Pathologische Glukoseverwertung (Laktatanstieg)
- ❒ Negative Stickstoffbilanz
- ❒ Aminosäurenfehlverwertung und pathologisches Aminosäurenmuster
- ❒ Fettfehlverwertung und Verarmung

Tab. 6.9/2: Empfehlungen zur Ernährungstherapie bei onkologischen Patienten

- ❒ Klare Indikationsstellung (unerwarteter Gewichtsverlust > 5 kg innert 2 Monate, niedriger Albuminwert < 3g/dl, Katabolie mit BUN/Kreatinin > 15)
- ❒ Parenterale oder Sondenernährung als adjuvante Therapie
- ❒ Energiezufuhr: 25 – 45 kcal/kg Sollgewicht
- ❒ Kohlenhydrate: langsam steigernd auf max. 5 g/kg KG
  Evtl. Insulinsubstitution und Glukoseersatzstoffe
- ❒ Eiweiß: ca. 1,0 – 1,5 g/ kg KG, bei katabolen und septischen Zuständen bis auf max. 1,6 g/kg KG ansteigend. Ausgewogenes Aminosäurenmuster
- ❒ Fette: bis max. 2 g/kg KG, bei Hypertriglyzeridämien (> 250 mg/dl) und Hyperglykämie Reduktion
- ❒ Parenterale Ernährung: ausgeglichener Aufbau zur raschen Adaptation. Steigerung alle 8 bis 12 Stunden. „Home parenteral nutrition“
- ❒ Enterale Ernährung: Frühzeitiger Aufbau evtl. mit CDD (Diarrhön als Kontraindikation). Evtl. „Home enteral nutrition“
- ❒ Sonstige Therapie: psychische Betreuung

Tab. 6.10/1: Empfehlungen zur Ernährungstherapie bei alten Patienten

- Entsprechende Flüssigkeitstherapie (ca. 80 – 100 ml/Stunde), geringe Toleranzbreite
- suffiziente Therapie der zugrundeliegenden Erkrankung
- Energiezufuhr: 20 – 40 kcal/kg Körpergewicht, je nach Krankheit
- Kohlenhydrate: am Aufnahmetag max. 100 g, dann langsam steigernd auf max. 5 g/kg KG. Bei Blutglukosewerten über 250 mg/dl ensprechende Reduktion
- Eiweiß: ca. 1,2 - 1,5 g/ kg KG, ausreichende Methionin- und Lysinversorgung
- Fette: max. auf 80 g/Tag ansteigend, bei Hypertriglyzeridämien (> 250 mg/dl) und Hyperglykämie Reduktion
- Parenterale Ernährung: ausgeglichener Aufbau zur raschen Adaptation, Nahrungszufuhr in Flüssigkeitstherapie einbauen. Gleichmäßige Zufuhr!
- Enterale Ernährung: möglichst frühzeitige enterale Ernährung, Bedachtnahme auf den hohen Kohlenhydratanteil

Tab. 6.11/1: Allgemeine Empfehlungen zur gesunden Ernährung

Empfehlung	Herkunft des Nahrungsbestandteiles
Einschränkung des Gesamtfettverbrauches und der gesättigten Fette	Butter, fette Wurst, fettes Fleisch, Hartkäse, Vollmilch, Sahne, Mayonaisen, fette Soßen
Erhöhung des Anteils der mehrfach ungesättigten Fette	Sonnenblumen-, Soja-, Lein-, Weizenkeimöl, Diätmargarine, Makrelen, Hering
Erhöhung des Anteils der einfach ungesättigten Fette	Olivenöl
Einschränkung der Cholesterinaufnahme	Eigelb, Hirn, Leber, Niere, Zunge
Mäßigung bei Mono- und Disacchariden	Zucker, Süßigkeiten, Eis, Kuchen, Teigwaren, Gebäck
Erhöhung komplexer Kohlenhydrate und Ballaststoffe	Vollkornbrot, Reis, alle frischen und gefrorenen Gemüse, frisches Obst, Hülsenfrüchte, Kleieprodukte
Einschränkung des Salzverbrauchs	Salz, mit Salz konservierte Nahrungsmittel: Wurst, Speck, Schinken, Hering, Kraut, Gurken; Appetitanreger: Salzgebäck, Nüsse, Häppchen

Sachwortverzeichnis